Ökologie

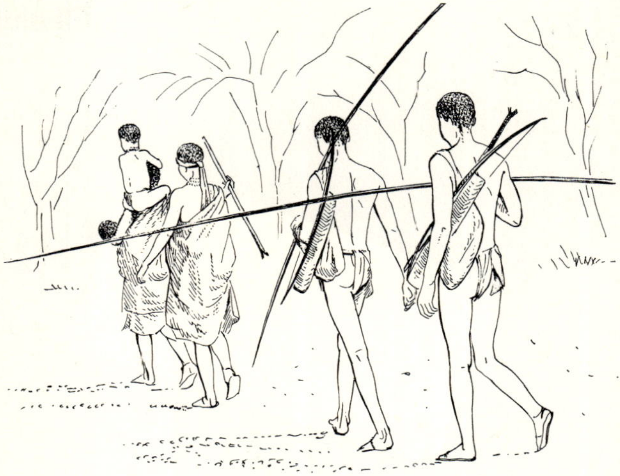

Die Kung-Buschleute sind ein hellhäutiger afrikanischer Stamm des Jäger-Sammler-Typs. Hier verlassen 2 Männer ein Lager, um nächtlich lebende Springhasen aufzustöbern. Die Frauen (hier mit Kindern) beteiligen sich eher am Sammeln von vegetarischem Material. Solche Stämme stehen in ihrer physiologisch-ökologischen Kondition, ihrem Bevölkerungswachstum und in ihrer Wechselwirkung zur belebten Umwelt noch in einem tragbaren „Gleichgewicht zur Natur“. Text S. 188 ff. Nach einem Foto von I. DeVore.

Bruno Streit

Ökologie

Ein Kurzlehrbuch

79 Abbildungen in 155 Einzeldarstellungen,
22 Tabellen

1980
Georg Thieme Verlag Stuttgart · New York

Dr. Bruno Streit, Dozent
Zoologisches Institut der Universität Basel
Rheinsprung 9
CH-4051 Basel

CIP-Kurztitelaufnahme der Deutschen Bibliothek
Streit, Bruno:
Ökologie : e. Kurzlehrbuch / Bruno Streit. –
Stuttgart, New York : Thieme, 1980.
ISBN 3-13-583501-1

Satz und Druck: Druckhaus Dörr, Inh. Adam Götz, Ludwigsburg, gesetzt auf Linotype System 5 (202)

ISBN: 3-13-583501-1 5 4 3 2 1 0

Vorwort

Dieses Kurzlehrbuch soll in erster Linie für Studenten, die schon die Grundbegriffe der Ökologie in allgemeinen Biologievorlesungen gehört haben, eine Hilfe zu einem tieferen Verständnis ökologischer Problemstellungen sein. Es ist aber so konzipiert, daß es auch für Mediziner und Studierende anderer Fachrichtungen eine knappe Einführung bieten kann. Für Spezialisten einer ökologischen Teildisziplin soll es einen gedrängten Überblick über die allgemeine Ökologie bieten.

Je kürzer ein Lehrbuch ist, umso schwieriger und willkürlicher (und damit subjektiver) wird die Stoffauswahl. Ich habe mich bemüht, trotz des knappen Umfangs möglichst viele verschiedenartige Aspekte zu berücksichtigen. Dabei wurde aber doch immer wieder an Einzelbeispielen auf die grundsätzliche Komplexität und die Tiefe der Probleme hingewiesen und auch auf die Tatsache, daß wir vieles noch nicht verstehen.

Die Ökologie bietet nicht einfache Lösungen unserer brennenden Umweltprobleme. Sie kann aber zum Verständnis für die zugrunde liegenden Wechselwirkungen und Systemeigenschaften aus ihrer Sicht beitragen.

Für verschiedene Hilfestellungen, Kritiken und Durchsicht möchte ich namentlich den Herren F. Bärlocher, H.-J. Elster, U. Rahm, R. Schenker, D. Thommen und R. Wehner danken. Frau S. Bousani fertigte mehrere Zeichnungen nach Vorlagen an. Ferner möchte ich auch meiner Frau Sigrid für ihre vielfältige Hilfe danken. Dem Thieme-Verlag sei für die saubere Ausstattung des Buches bestens gedankt.

Für kritische Hinweise bin ich jederzeit dankbar.

Basel, im Sommer 1980 B. Streit

Inhaltsverzeichnis

1. Zur Geschichte der Ökologie und ihrer Probleme

Ökologie läßt sich, ähnlich wie viele naturwissenschaftliche Fachgebiete, nicht scharf gegen Nachbardisziplinen abgrenzen. Zwar tauchte der Begriff der „Ökologie" schon 1858 bei H. THORAU (4) auf und erhielt um 1866–1869 durch E. HAECKEL (1834–1919) eine erste Definition, zunächst etwa im Sinne der physiologischen Ökologie, d. h. als Beziehung zwischen Organismus und Umwelt. Später definierte er Ökologie mehr im Sinne eines „Haushalts der Natur". Der Erkenntniswert und der Lehrinhalt dieser Wissenschaft blieben aber lange unklar, nur ungenau definierbar, schienen nicht durch einheitliche Methoden zusammengehalten zu werden und blieben teilweise sogar in ihrer Wissenschaftlichkeit direkt umstritten – so z. B. bei MAX HARTMANN.
Viele Fragestellungen und naturwissenschaftliche Untersuchungsprogramme betreffen jedoch das Studium der Beziehung zwischen Organismenpopulationen untereinander und in Wechselwirkung mit der physikalischen und chemischen Umwelt und haben dadurch enge Gemeinsamkeiten in ihren generellen Problemstellungen und Methoden. Die unmittelbare praktische Bedeutung ökologischer Forschung ist für einzelne Teilbereiche schon längere Zeit bekannt (s. folgende Abschnitte), der innere Zusammenhang zwischen verschiedenen Teildisziplinen der Ökologie ist aber erst in neuerer Zeit anerkannt worden. Eine einheitliche ökologische Theorie ist sogar erst im Aufbau begriffen.
Von den ursprünglich mehr oder weniger unabhängigen Bereichen ökologischer Forschung seien im folgenden einige kurz charakterisiert:

1. **Neugier an der Natur,** speziell an den Kleinformen der Süßwassertiere, hat im 17. und 18. Jahrhundert zu einer starken Zunahme der Kenntnis über diese Organismen geführt und Grundlagen für die spätere biologische und ökologische Erforschung geliefert. R. VON ROSENHOF (1705–1759), O. F. MÜLLER (1730–1784), J. CH. SCHÄFFER (1718–1790), J. A. E. GOEZE (1731–1793) und viele andere gehören in diese Kategorie. Mit der Entwicklung von Planktonnetzen (1845) durch J. MÜLLER (1801–1858) und der Verbesserung der quantitativen Fangtechnik durch V. HENSEN (1887) konnte auch das marine Plankton intensiv studiert werden. 1872 wurde erstmals mit dem Forschungsschiff „Challenger" in großem Rahmen eine meeresbiologische Expedition gestartet, die 4 Jahre dauerte und ein riesiges Fundmaterial einbrachte (1, 5). Viele Erkenntnisse konnten überhaupt erst als Folge der Entwicklung geeigneter Untersuchungsmethoden und -praktiken gewonnen werden. – Was die Planktonnetze für die Gewässerkunde waren, war der „Berlese-Apparat" (nach BERLESE, 1905) zur Gewinnung von Bodenarthropoden für die Bodenbiologie.
2. Einen ganz anderen Ausgangspunkt hatten die Anfänge der **Populationsökologie.** Quantitative Beschreibungen der menschlichen Bevölkerung lieferten GRAUNT (1662) und MALTHUS (1798). Der belgische Statistiker QUETELET

(1796–1874) führte mathematische Aspekte ein, und sein Schüler VERHULST leitete 1838 die von ihm so genannte „logistische" Kurve des Populationswachstums ab. Detaillierte populationsdynamische Untersuchungen an Labororganismen wurden 1913 von CARLSON mit Hefezellen und 1934 von GAUSE mit *Paramecium* durchgeführt. GAUSE führte ab 1932 bereits Konkurrenzuntersuchungen mit zwei Arten der gleichen Gattung durch (sowohl bei Hefezellen wie bei Paramecium) und begründete damit die späteren Forschungsrichtungen über Wechselwirkungen verschiedener Populationen im experimentellen Maßstab.– Unabhängig von dieser mehr theoretischen Richtung sind populationsökologische Erkenntnisse auch in der Fischereibiologie und in der Schadinsektenökologie (v. a. der Forstentomologie) entwickelt worden. Auch populationsdynamische Untersuchungsmethoden an Planktonorganismen (Rotatorien, Cladoceren) wurden unabhängig davon erarbeitet. Wichtige Aspekte haben auch zahlreiche populationsgenetische Untersuchungen an Insekten (z. B. *Drosophila*), Landschnecken, höheren Pflanzen und an Mikroorganismen beleuchtet. – In allen Teilgebieten hat es ein jahrzehntelanges Nebeneinanderherforschen gegeben.

3. Wieder einen ganz anderen Ausgangspunkt hatte die **Produktionsökologie.** Die Frage nach dem optimalen Ertrag in der Landwirtschaft führte LIEBIG (1803–1873) zur Formulierung des Minimumgesetzes, das die Bedeutung des limitierenden Faktors herausstreicht. Später, im 3. Viertel des 20. Jahrhunderts, hatte der produktionsbiologische Aspekt der Gewässer eine aktuelle Bedeutung, als Phosphat, das in den Binnengewässern die Rolle des Minimumstoffes gespielt hatte, in exponentiell zunehmender Weise in Seen gefunden wurde und dort zu einem rasanten Anstieg der Primärproduktion mit allen ihren Folgeerscheinungen führte. Das bewirkte einerseits einen raschen Ausbau von Ringleitungen um Seen oder die Einführung der dritten Reinigungsstufe in den Kläranlagen. Anderseits wurden damit auch intensive Untersuchungen über die ökophysiologischen Grundlagen des Pflanzenwachstums, der Zooplankton- und Fischproduktion im Gewässer angeregt. – Ausgangspunkte für die tierische Produktionsökologie waren Probleme bei der Fischereibiologie und bei der Haustierhaltung zur Nahrungsgewinnung. Hier lag das Hauptproblem im optimalen Verhältnis von Ertrag zur Futtermenge.

4. Auch die **hygienische** und **epidemiologische Forschung** hat vielerlei Zusammenhänge zwischen Populationen aufgeklärt. Viele ökologisch-physiologische Grundlagen sind in diesem Forschungsgebiet wegen der akuten Bedeutung für die Gesundheit des Menschen und der Haustiere besonders intensiv untersucht worden.

5. Die systematische **ökologische Grundlagenforschung** hat ihre Wurzeln in der Mitte des letzten Jahrhunderts. Auf dem Gebiet der mikrobiellen Ökologie kommt zweifellos den Entdeckungen PASTEURS (1822–1895) eine Schlüsselrolle zu, dessen Erkenntnis von der Bedeutung der mikrobiellen Aktivität ein wichtiges Umdenken bewirkte. Grundsätzliche Erkenntnisse über die ökophysiologischen Leistungen der Bodenorganismen erarbeitete um 1897 S. N. WINOGRADSKY (1856–1953) und lenkte den Blick auch auf den allgemeinen Stoffhaushalt in Ökosystemen. – Tierische Vertreter des Bodens wurden unter ökologischen Gesichtspunkten wohl erstmals von CH. DARWIN 1881 untersucht: Er zeigte die große Bedeutung der Regenwürmer für die Struktur und den Stoffhaushalt des Bodens auf. – Die systematische *Süßwasserökologie* hat

sich von verschiedenen Seiten her entwickelt: einmal aus den schon erwähnten frühen hydrobiologischen Untersuchungen, zum anderen auch aus dem Versuch heraus, den See als ein geordnetes System mit einer zu untersuchenden Struktur und Funktion zu betrachten. S. A. FORBES nannte 1886 ein solches Gewässer daher bereits einen „Mikrokosmos", ein Begriff, der später auf experimentelle Ökosysteme angewendet wurde, während wir ein Gewässer heute als Ökosystem bezeichnen, wenn wir die Struktur und Dynamik der Stoffumsatzprozesse ins Auge fassen. Der Begriff des Ökosystems, der sich im terrestrischen und marinen Bereich oft etwas weniger scharf fassen läßt, geht im übrigen offenbar auf den Pflanzenökologen TANSLEY (1871–1955, (3)) zurück. Das allgemeine Konzept des „Ökosystems" wurde aber um 1920–1930 von verschiedenen Leuten entwickelt, so etwa auch von WOLTERECK und THIENEMANN. Beobachtungen über die Temperaturschichtung in Seen durch SIMONY (1850), FOREL (1901), BIRGE (1910) und andere, die Sauerstoffschichtung durch HOPPE-SEYLER (1897), die Beziehung zwischen Morphometrie des Sees, Sauerstoffschichtung und Bodentierbesiedlung durch THIENEMANN (ab 1909), die Beziehung zwischen dem Zooplankton und seinen Nahrungsgrundlagen durch WOLTERECK (1928) und zwischen dem Nährstoffhaushalt und dem Fischertrag durch ELSTER (1944) zeigen Stufen der Erkenntnis, daß der See mit all seinen belebten und unbelebten Funktionen ein geordnetes System ist. Genauere, teilweise experimentelle Untersuchungen zum Stoffhaushalt im Gewässer wurden etwa durch GAARDER und GRAN 1927 mit der Bestimmung des Photosynthesesauerstoffs eingeführt. Untersuchungen zur Eisen- und Phosphordynamik im geschichteten See wurden durch EINSELE, ELSTER und viele andere ab etwa 1936 durchgeführt. Energiebilanzen wurden ab 1939 für einzelne Süßwassertierarten bekannt (IVLEV an Tubifexwürmern), ab 1957 für ganze Süßwasserökosysteme (H. T. ODUM 1957, J. M. TEAL 1957). Alle diese und viele weitere Untersuchungen führten zum Erkenntnisgebäude der Limnologie, d. h. der Lehre von den Binnengewässern als Ökosystemen, und lassen hier die bisher fundiertesten ökologischen Zusammenhänge erkennen (2).

6. Schließlich hat die gesteigerte **Verantwortung** gegenüber der belasteten „Umwelt" des Menschen zu einem verstärkten Interesse an ökologischen Beziehungen geführt. Hierzu gehören Verunreinigungs- und Eutrophierungsprobleme in Gewässern, thermische Belastungen durch Kühlwasser, ein intensiver Pestizideinsatz aus hygienischen Gründen (zur Elimination von Krankheitserregern) oder zur landwirtschaftlichen Ertragssteigerung, radioaktive Gefahren, Möglichkeiten und Grenzen der Energienutzung, und viele weitere Probleme. Dies hat auch bei primär nicht an Grundlagenforschung interessierten Stellen eine Untersuchung ökologischer Auswirkungen und Zusammenhänge angeregt. Die Komplexität und der innere Zusammenhang wurden zunehmend offensichtlicher, doch hinkt die ökologische Grundlagenforschung oft hinter den Erfordernissen der Praxis nach. Wollte man Kläranlagen beispielsweise erst dann bauen, wenn die ökologischen Beziehungen der am Abbau beteiligten Mikroorganismen völlig geklärt sind und damit erst einen optimalen Bau erlauben würden, so stünde auch heute noch nirgendwo ein Klärwerk. Die praktische Erprobung und die Erfahrung haben hier trotz teilweise fehlender Grundlagen gute Ergebnisse gebracht. Sicher können aber viele aktuelle Maßnahmen durch intensive Grundlagenforschung weiter optimiert werden.

Jedenfalls gehört zum ökologischen Arbeiten in der Forschung wie in der Praxis ein Basalwissen, ohne das die Zusammenhänge nicht erkannt werden können. Allgemeine Wechselwirkungen zwischen zwei Populationen laufen oft nach dem gleichen formalen Schema ab. Hierbei kann es sich um ein Ciliaten-Bakterien-Wechselwirkungssystem im Belebtschlamm einer Kläranlage handeln oder um die Problematik, die bei der Dezimierung einer bedrohten Säugerart durch andere Tiere oder den Menschen entsteht. Die ökophysiologischen Grundlagen sind in den beiden Beispielen grundlegend verschieden. Die allgemeiner gültigen formalen Zusammenhänge zwischen Populationen bewirken jedoch, daß Biozönosen und Ökosysteme wiederum eine Reihe recht allgemeingültiger Eigenschaften zeigen gegenüber der physikalischen oder chemischen Umweltbeeinflussung. Diese Zusammenhänge zu erläutern, ist ein Hauptzweck der folgenden Kapitel.

2. Populationsökologie

Die Veränderung der Größe und der Struktur von Populationen ist der wichtigste Aspekt, der von der **Populationsökologie** (oder **Demökologie**) beschrieben und analysiert wird. Genaue Datenerfassung, exakte Beschreibung und schließlich Deutung der gefundenen Beziehungen sind die Hauptaufgaben dieses Teilgebietes der Ökologie. Die mathematische Interpretation von Daten hat zwei Funktionen zu erfüllen. Erstens regt sie zu Hypothesen an. Zweitens ist eine saubere Beschreibung der Daten in mathematischer Form die Grundvoraussetzung für eventuelle Modellbildungen.

2.1. Wachstum von Populationen

2.1.1. Allgemeine Formeln und Beziehungen

Populationen von Tieren, Pflanzen oder Mikroorganismen leben auf einem bestimmten Areal, in einem bestimmten Volumen Wasser oder einem Volumen Erde oder Sediment. Die Größe der Population kann entweder in Anzahl Individuen pro Arealgröße beschrieben werden oder als Biomasse pro Arealgröße. Bei größeren Organismen ist die Angabe in Individuenzahlen das üblichere, bei kleineren Organismen aber oft die Angabe in Biomasse. Unter **Biomasse** wird eine charakteristische Größe verstanden, wie z. B. „mg Protein pro Liter" bei Bakterien oder die Größe „mg Chlorophyll pro Liter" bei Algenpopulationen. Weitere Beispiele sind: Trockenmasse, Frischmasse, Stickstoffgehalt pro Volumen oder Fläche usw. Im folgenden beschränken wir uns zunächst auf die Angabe **Individuen** pro Arealgröße.

Eine Population kann sich nach verschiedenen Gesetzen vermehren oder reduzieren. Das Wachstum einer Population ist meist einfacher zu beschreiben als der Populationsrückgang. Es folgen einige Beispiele für wachsende Populationsgrößen:

Zur Zeit t =	0	1	2	3	4	5	6	

findet man beispielsweise die folgenden Individuenzahlen:

	N_0	N_1	N_2	N_3	N_4	N_5	N_6	
	4	10	16	22	28	34	40	*(1)*
	4	8	16	32	64	128	256	*(2a)*
	4	6	9	14	20	30	46	*(2b)*

(1) ist ein **lineares Wachstum.** Die Änderung der Individuenzahlen (ΔN) in jeweils gleichen Zeitabschnitten (Δt) ist stets gleich groß, folgt also der Beziehung *(3)*:

$$\frac{\Delta N}{\Delta t} = \text{konstant} \tag{3}$$

und ist in unserem Falle *(1)* gleich 6. Wird vernachlässigt, daß die Vermehrung in diskreten Schritten vor sich geht, ist folgende Umformung zulässig:

$$\frac{dN}{dt} = c, \text{ oder integriert: } N_t = c \cdot t + N_0 \qquad (4)$$

(N = Anzahl Individuen zum Zeitpunkt t, t = Zeit, c = Konstante, N_0 = Anzahl Individuen zum Zeitpunkt t = 0)

Lineares Wachstum tritt relativ selten auf und meist nur über kurze Zeiträume. Wesentlich häufiger findet man **exponentielle Wachstumsformen** gemäß den Zahlenfolgen *(2a)* und *(2b)*. Wieder können wir, unter Vernachlässigung der in Wirklichkeit diskret ablaufenden Vermehrung, eine differentielle wie eine integrale Beziehung formulieren:

$$\frac{dN}{dt} = r \cdot N, \text{ integriert: } N_t = N_0 \cdot e^{r \cdot t} \qquad (5)$$

(r heißt spezifische Zuwachsrate oder „intrinsic rate of natural increase" oder auch „innate capacity for increase". In der Mikrobiologie, Algen- und Protozoenforschung wird oft „μ" anstatt „r" geschrieben.)

Für die Reihe *(2a)* berechnet sich r zu 0,693 (= ln 2), für die Reihe *(2b)* zu 0,405. Exponentielles Wachstum tritt immer dann auf, wenn der Vermehrungsrate der Organismen sowie aller ihrer Nachkommen kein oder aber ein konstanter Gegendruck entgegensteht. Eine bestimmte Population von Planktonalgen kann unter optimalen Bedingungen alle 12 Stunden ihre Biomasse verdoppeln. Sobald die Nährstoffe aber limitierend wirken, beispielsweise die Phosphatversorgung erschöpft ist, schlägt das exponentielle Wachstum um und kommt zum Stillstand. Anderseits ist es keine Bedingung für exponentielles Wachstum, daß alle Faktoren optimal sein sollen. Es ist durchaus möglich, daß in dem oben angegebenen Beispiel das Licht suboptimal war und bei besserer Lichtversorgung eine höhere Zuwachsrate zu erzielen ist, so daß beispielsweise alle 8 Stunden eine Biomasseverdopplung auftritt. Die maximale Zuwachsrate, die eine bestimmte Art erlangen kann, ist die sogenannte maximale spezifische Zuwachsrate r_{max}. Sie ist allein noch von den speziellen Vermehrungseigenschaften des Organismus abhängig. So ist beispielsweise r_{max} für Bakterien gewöhnlich viel höher als für Algen, da sich diese kleinen Prokaryonten viel rascher teilen können als Eukaryonten. Die Verdopplungszeit einer *Escherichia-coli-Zelle* beträgt bei 37 °C unter Optimalbedingungen nur 20 Minuten. Die längsten Verdopplungszeiten haben große Holzgewächse und große Wirbeltiere. Allerdings folgt das Populationswachstum dieser beiden Organismengruppen in der Natur selten reinen Exponentialgesetzen.
Exponentielles Wachstum tritt auch dann auf, wenn neben einer kontinuierlichen Vermehrung der Individuen auch ein kontinuierlicher Ver-

lust auftritt. Beispielsweise könnte die oben zitierte Algenpopulation gleichzeitig von filtrierenden Zooplanktern konsumiert werden, und die Verdopplungszeit könnte sich auf 24 Stunden erhöhen. Die spezifische Zuwachsrate r ist dann die Summe zweier gegenläufiger Prozesse. Wir können dann eine individuelle „Geburtsrate" b (von *b*irth rate) und eine individuelle Mortalitätsrate m (von *m*ortality rate) unterscheiden und die Individuenänderung als Folge von Geburts- und Mortalitätsraten beschreiben:

$$\frac{dN_b}{dt} = b \cdot N \quad \text{und} \quad \frac{dN_m}{dt} = m \cdot N \tag{6}$$

$$\frac{dN}{dt} = \frac{dN_b}{dt} - \frac{dN_m}{dt} = (b-m) \cdot N \tag{7}$$

(dN_b = Änderung der Individuenzahl aufgrund der „Geburtsrate",
dN_m = Änderung der Individuenzahl aufgrund der Mortalitätsrate)

Ist (b – m) zufällig genau gleich Null, bleibt die Populationsgröße konstant. Ist (b – m) sogar negativ, so nimmt die Größe der Algenpopulation allmählich ab, folgt aber immer noch einem Exponentialgesetz. Ein Beispiel für eine exponentiell abnehmende Populationsgröße ist die folgende Zahlenreihe (r berechnet sich hier zu –0,357):

200 140 98 69 48 34 24 16 *(8)*

Schematisch ist in der Abb. **1** ein exponentielles Wachstum einer Algenpopulation bei optimalen Bedingungen (r_{max}), bei suboptimalen Bedingungen (r_1, z. B. bei Lichtmangel), bei zusätzlich leichtem Verlust

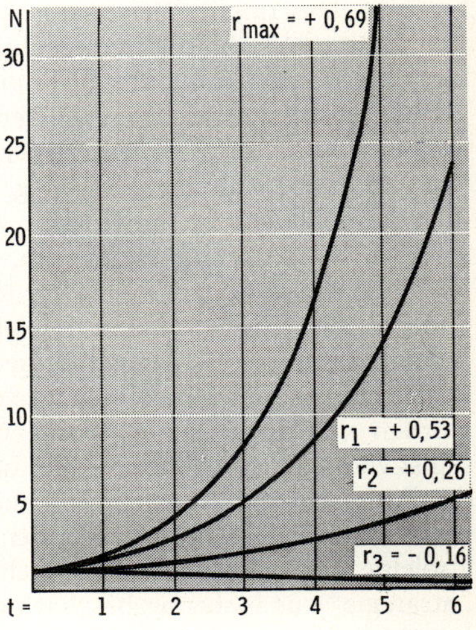

Abb. **1** Exponentielle Änderung der Individuenzahl im Laufe der Zeit. Auf der Abszisse ist die Zeiteinheit angegeben, auf der Ordinate die Anzahl Organismen (in unserem Textbeispiel also z. B. Millionen Algenzellen pro Liter). Angegeben sind die r-Werte gemäß der exponentiellen Wachstumsformel:

$$\frac{dN}{dt} = rN,$$

bzw. $N_t = N_0 \cdot e^{r \cdot t}$ (bei $N_0 = 1$).

durch Zooplankterfraß (r_2) und bei starkem Verlust durch Zooplankterfraß (r_3) dargestellt. In diesem letzten Fall nimmt die Populationsdichte durch Fraß exponentiell ab, obwohl sich die Algen immer noch exponentiell vermehren. In der Planktonkunde wird ein solcher Fall, bei dem das Zooplankton die Dichte des Phytoplanktons direkt kontrolliert, als „grazing effect" bezeichnet. Im Frühjahr kann es in Seen nach einem starken Algenwachstum zu einem „Klarwasserstadium" kommen, in welchem die Algen praktisch verschwunden sind, aber sehr viele Zooplankter gefunden werden. Dies ist vermutlich die Folge solcher Wechselbeziehungen, doch sind hier noch viele Fragen offen.

2.1.2 Vergleich von r_{max}-Werten

Es wurde schon darauf hingewiesen, daß sich eine Bakterienpopulation alle 20 min einmal verdoppeln kann. Nehmen wir an, wir hätten zum Zeitpunkt Null ein Bakterienindividuum von der Größe 1 µm × 1 µm × 1 µm = 1 µm^3. Nach 6 Stunden hätte sich dieses Individuum zu einer Population (genauer einem Klon) von 2^{18} = 262 144 µm^3 entwickelt und hätte somit etwa die Größe eines Pantoffeltierchens. Nach 12 h hätte es etwa die Größe einer Stubenfliege, nach 18 h diejenige eines 20 kg schweren Hundes, nach 24 h diejenige eines Mehrfamilienhauses von 47 m Länge, 10 m Breite und 10 m Höhe. Schließlich wäre es nach 1 Tag, 19 h und 20 min bereits größer als die Erde, d. h. über 10^{39} µm^3 = 10^{12} km^3.

Dieses Beispiel zeigt erstens, daß exponentielles Wachstum höchstens über kurze Zeit mit r_{max} auftreten kann. Zweitens erhebt sich die Frage, wie es denn möglich ist, daß andere Organismen mit geringerem r_{max} überhaupt gegenüber diesen schnell wachsenden Formen konkurrenzfähig sind. Das rasche Wachstum hat aber auch seine Nachteile für die Population. Innerhalb kürzester Zeit sind nämlich die Nahrungsgrundlagen erschöpft. Dann wird die Population aussterben oder auf eine sehr geringe Dichte zurückfallen müssen, oder aber in einen Latenzzustand (Ruhezustand) verfallen. Kleine Organismen, wie Bakterien oder auch Wasserflöhe (Daphnien), haben gewöhnlich sehr resistente Dauerstadien ausgebildet, die ungünstige Zustände überdauern können und jederzeit wieder schlüpfen können, wenn sich die Nahrungsversorgung wieder verbessert hat. Zudem werden sie mit Wind und Wasser oder an anderen Organismen haftend leicht an Orte verfrachtet, wo noch unausgeschöpfte Nahrungsvorräte sind. Größere Organismen, die weder Dauerstadien ausbilden noch passiv verfrachtet werden können, würden sich durch ein maßloses Wachstum innerhalb kürzester Zeit selbst vernichten. Sie haben daher oft ein komplexes Regulationssystem des Populationswachstums verwirklicht. Im Gegensatz zu den kleinen rasch wachsenden Formen können sie gröbere Nahrung aufnehmen, also eine andere Rolle im Ökosystem spielen (d. h. sie haben eine andere „Strategie" zur Nahrungsbeschaffung entwickelt). Ein hoher r_{max}-Wert ist also nur **ein** Einpassungsmechanismus unter verschiedenen möglichen. – Im folgenden sind einige typische Werte für r_{max} und für die minimale Verdopplungszeit unter r_{max}-Bedingungen zusammengestellt (Tab. **1**). Die minimale Verdopplungszeit berechnet sich zu $\frac{\ln 2}{r_{max}}$.

Dies sind, wie erwähnt,alles Maximalwerte von r, bzw. Minimalwerte für die Verdopplungszeit. In der Natur können sie unter günstigen Bedingungen für kurze Zeit auftreten. Die Verdopplungszeiten liegen nach Tab. **1** bei Prokaryonten bei einer viertel bis zu einigen Stunden, bei Einzellern zwischen etwa 4 h und etwa 1 Tag, bei Metazoen mit vegetativer und parthenogenetischer Fortpflanzung bei ½–4 Tagen, bei anderen Metazoen und auch bei den höheren Pflanzen hingegen meist bei weit längeren Zeiträumen. Vgl. auch Abb. **22d**, S. 71.

Tabelle **1** Werte für r_{max} und für die minimale Verdopplungszeit (nach 1–5, 7–9).

Organismengruppe	r_{max} (d^{-1}) [d = Tag]	minimale Biomasseverdopplungszeit
Prokaryonten		
Enterobacteriaceae (z. B. *Escherichia coli*)	33–67	15–30 min
viele Bodenbakterien	7–17	1–2½ h
Nitrosomonas, Nitrobacter	1,7–3,3	5–10 h
Eukaryonten		
1. Einzeller		
verschiedene bakterienfressende Ciliaten	0,8–4,3	4–20 h
Tintinnidae (marine Planktonciliaten)	0,7–1,4	12–24 h
Diatomeen	um 1,4	um 12 h
2. Metazoen		
a) mit vegetativer und parthenogenetischer Vermehrung		
Rotatorien (Nemathelminthes)	0,2–1,4	0,5–3,5 d
Cladoceren (Crustacea)	0,2–0,6	1,2–3,5 d
Naididae (Oligochaeta)	0,2	4 d
Aphidina (Insecta)	0,3–0,5	1,5–2,8 d
b) mit bisexueller Vermehrung		
Süßwasserschnecken, verschiedene Süßwasserinsekten	0,01–0,03	20–100 d
Microtus arvalis (Feldmaus)	0,02	35 d
3. Metaphyten (höhere Pflanzen), vgl. auch Tab. **9**		
Sämlinge von Annuellen (Einjährigen)	0,1–0,3	2–6 d
Sämlinge von Holzgewächsen	0,01–0,17	4–49 d
Sämlinge von 2jährigen Pflanzen *(Heracleum sphondylium, Anthriscus sylvestris)*	0,05–0,10	7–13 d

2.2. Regulation der Populationsgröße

2.2.1. Formalismus des stabilen und des oszillierenden Gleichgewichts

Populationen wachsen nie unbeschränkt exponentiell. Meist dauert die exponentielle Phase sogar höchstens einige wenige Generationen lang. Dann läßt sich eine allmähliche Abnahme des Populationswachstums beobachten. Sofern der Wendepunkt der Kurve auf der halben Höhe der Asymptote liegt und noch einige weitere Bedingungen erfüllt sind, läßt sich die Dichteänderung wie folgt differentiell beschreiben (sog. **logistische Formel,** vgl. Abb. **2a, b**):

$$\frac{dN}{dt} = r \cdot N \cdot \frac{K - N}{K} \tag{9}$$

(K = Kapazität, d. h. der Asymptotenwert)

Wie läßt sich diese Gleichung *(9)* biologisch interpretieren? Durch Ausmultiplizieren kann man die rechte Seite umformen und erhält dann:

$$\frac{dN}{dt} = r \cdot N - \frac{r}{K} N^2 \tag{9a}$$

Der Subtrahend $\frac{r}{K} N^2$ wird also dem exponentiellen Verlauf angegliedert und wirkt zunächst (bei geringem N) noch kaum, nimmt dann aber mit dem Quadrat zu. Viele Hemmwirkungen, die das Populationswachstum in der Natur begrenzen, wirken irgendwie über den Kontakt der Einzeltiere, d. h. sie müssen sich bei zunehmenden Kontaktmöglichkeiten quadratisch hemmend auswirken. Beispiele für solche negativen Kontaktwirkungen sind z. B. die Konkurrenz um Nährstoffe zwischen zwei Individuen, das Aneinanderstoßen von Arealen oder der Streß bei Übervölkerung. Alle diese Faktoren wirken regulierend auf das Populationswachstum.

Die logistische Formel ist das einfachstmögliche Modell zur Beschreibung eines durch Regulationsfaktoren begrenzten Populationswachstums. Es tritt am reinsten in statischen (abgeschlossenen) Kulturen von Mikroorganismen auf. Höhere Organismen zeigen meist keinen konstanten Plateauwert, sondern pendeln mehr oder weniger regelmäßig um einen Mittelwert. Die Ursache hierfür kann im folgenden liegen:
Nähert sich die Dichte einer Population der Kapazität K, so „schießt" die Population sehr oft über K hinaus, bevor sie dann sehr abrupt und stark zurückgeht. Die Reaktion der Population ist also verzögert, dafür dann aber umso drastischer. Gerade bei größeren Tieren wirkt dann ein Mangel an Nahrung erst mit erheblicher Verzögerung auf die Reproduktionsrate, nämlich erst in der nächsten Generation, was unter Umständen mehrere Jahre später sein kann. Auch wenn man die Ursachen längst nicht immer erkennen kann, so läßt doch oft schon die

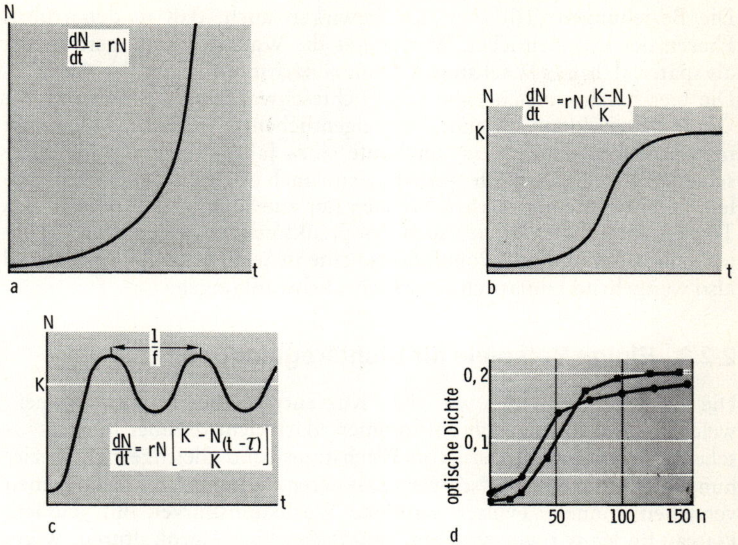

Abb. **2** Wachstumskurven von Populationen: **a** Exponentielle Wachstumskurve. **b** Logistische Wachstumskurve. Die stärkste Populationszunahme befindet sich an der Stelle des stärksten Anstiegs der Kurve, also bei K/2. Wird durch kontinuierliche Individuenwegnahme dieser Anstieg beibehalten, so liefert die Population optimalen „Ertrag". **c** Logistische Wachstumskurve mit Reaktionszeitverzögerung τ, Frequenz f und Periodenlänge $1/f$. **d** Wachstumskurve einer Kultur der Diatomee *Nitzschia actinastroides* als Beispiel für einen sigmoiden Wachstumsverlauf. • = N-limitiert, ▪ = nicht N-limitiert. Als einfach zu messender Biomasseparameter wurde hier die optische Dichte gewählt (Extinktion bei 720 nm). Die Ausgangskonzentration war in den beiden Versuchen etwas verschieden; daher „hinkte" die nichtlimitierte Kultur zunächst etwas nach.

Annahme eines einfachen „Verzögerungsgliedes" in der logistischen Gleichung eine gute Beschreibung dieser beobachteten Oszillationen zu. Wenn die **Reaktionszeitverzögerung** τ wirkt, so lautet die Gleichung nun (vgl. Abb. **2c**):

$$\frac{dN}{dt} = r \cdot N \cdot \left(\frac{K - N_{(t-\tau)}}{K}\right) \qquad (10)$$

Diese Gleichung läßt sich nicht mehr explizit integrieren, sondern muß mit numerischen Verfahren gelöst werden.

Bei höheren Organismen, die eine Tragzeit, eine Brutzeit oder etwas äquivalentes aufweisen, kann man noch eine **Reproduktionszeitverzögerung** ϱ – als Zeit von der Anlage des Embryos bis zum Schlüpfen – unterscheiden und dann die folgende Formel zugrunde legen:

$$\frac{dN}{dt} = r \cdot N_{(t-\varrho)} \cdot \left(\frac{K - N_{(t-\tau)}}{K}\right) \qquad (11)$$

Die Beziehungen *(10)* und *(11)* bewirken auch, daß in den frühen Phasen des exponentiellen Wachstums die Wachstumsrate geringer ist als später, d. h. das Wachstum kommt zunächst nur zögernd in Gang.
Die hier beschriebenen Fälle von Dichteschwankungen werden in der Ökologie **„Zyklen“** genannt. Von eigentlichen **„Oszillationen“** spricht man hingegen dann, wenn im Laufe eines Jahres starke Dichteunterschiede auftreten, die sich jährlich, wenn auch ungleich stark, wiederholen. So entwickeln sich viele Mücken nur zur Sommerzeit, oder in den Tropen nur zur Regenzeit. Auch Zooplanktonarten zeigen oft im Frühjahr ein Maximum der Populationsdichte in Seen. „Oszillationen“ sind also weitgehend klimatisch verursachte Schwankungen.

2.2.2. Einige Beispiele für Dichteregulationen

Die Exaktheit, mit der wir viele Kurventypen beschreiben können, welche in der Natur auch vorkommen, darf nicht darüber hinwegtäuschen, daß es eine Vielzahl von Wachstums- und Gleichgewichtsbeziehungen gibt, die wir nur schwer analysieren und in ihren Mechanismen verstehen können. Typisch **sigmoide Wachstumskurven mit stabilem Plateau** finden wir, wie erwähnt, zum Beispiel bei **Algenkulturen.** Wenn eine Algenkultur unter ganz bestimmten Licht-, Temperatur- und Nährstoffbedingungen gehalten wird, wächst sie, unter Umständen nach einer anfänglichen Verzögerungs-(oder lag-)Phase, exponentiell bis zu einem bestimmten Plateauwert an (Abb. **2d**). An diesem Punkt wirkt irgendein Faktor begrenzend. Im Beispiel der Abb. **2d** wurde das Nitrat, das ursprünglich zugegeben worden war, aufgebraucht. Der als NO_3^- zugegebene Stickstoff lag jetzt in der Kultur als Protein vor. In einem zweiten Versuch wurde mehr Stickstoff zugegeben. Die gesamte Proteinmenge, die jetzt bis zu den stationären Plateaubedingungen produziert worden war, war höher, aber prozentual weniger stark, als es der NO_3^--Zugabe entsprochen hätte. Jetzt war wahrscheinlich ein anderer Faktor begrenzend geworden. (In Frage kommen am ehesten das Phosphat oder das Silizium.) Derartige Wachstumskurven können im Frühjahr auch in einem See beobachtet werden. Allerdings ist das Plateau nie sehr stabil und in natürlichen Biotopen gewöhnlich nur kurz.
Diese einfache, nicht oszillierende Wachstumskurve wird oft auch bei **Bakterienkulturen** gefunden. Die Ursache für das Einschwenken der Wachstumskurve in eine Kapazitätsgrenze K mag allerdings selbst bei den einfachsten Mikroorganismen zum Teil auch komplexere Ursachen haben. So ist beispielsweise auch eine gegenseitige Hemmung der Individuen von einer kritischen Dichte an denkbar, wie sie durch Abgabe bestimmter Verbindungen ins Medium oder vielleicht auch durch gegenseitige Berührungsreize auftreten können.
Einfache sigmoide Wachstumskurven sind auch für **höhere Tiere** beschrieben worden, scheinen aber eher selten zu sein. Eine langfristig

stabile Plateauphase wurde beispielsweise für die *Wölfe* auf der etwa 90 km langen Royalinsel im Oberen See (USA) festgestellt, (vgl. Abb. **15**), wo im Laufe einer 10jährigen Beobachtung stets nur etwa 20 Tiere gezählt wurden. Die Steuerung der Wolfsdichte, die unter anderem über die Beutebiomasse (hier ein Elch) erfolgt, ist im einzelnen allerdings recht kompliziert (1, 18).

Wie derartige Dichteregulationen grundsätzlich auftreten können, ist bei Kleinsäugern intensiv untersucht worden. **Spitzhörnchen** der Art *Tupaja glis*, primitive Säugetiere, die zwischen den Insektenfressern und den Primaten stehen, können unter günstigen Bedingungen im Käfig gehalten werden und bekommen auch Nachwuchs. Sobald das erste Junge aber geschlechtsreif wird, löst dies bei den Eltern eine Reaktion aus, die wir als „Streß" bezeichnen. Streß ist ein kompliziertes verhaltensphysiologisches Phänomen, das man bei Wirbeltieren oft beobachten kann. Bei den Tupajas ist es äußerlich am Sträuben der Schwanzhaare zu erkennen, einer muskulären Reaktion, der beispielsweise beim Menschen noch die „Gänsehaut" entspricht. Bei diesen Streßreaktionen wird bei Wirbeltieren das adrenocorticotrope Hormon (ACTH) aus der Hypophyse ausgeschüttet, welches die Nebennierenrinde zu verstärkter Adrenalinausschüttung anregt. Das bewirkt eine Freisetzung und Oxidation von im Körper gespeicherten Kohlenhydraten und erlaubt dadurch eine erhöhte Aktivität und z. B. auch eine erhöhte Fluchtbereitschaft. Es wird auch die Durchblutung der Niere gedrosselt, was zu einer Erhöhung des Harnstoffpegels und damit nach längerer Zeit zu einer Vergiftung führen kann. Streß kann also zum Sterben mancher Individuen aufgrund einer inneren Vergiftung führen oder aber aufgrund eines hypoglykämischen Schocks (Entleerung der Zuckerreserven). Diese letzteren Phänomene sind offenbar für plötzliche Zusammenbrüche mancher Nagerpopulationen verantwortlich. Bei den Tupajas bewirkt Streß in unserem Falle meist nur eine Verzögerung der Geschlechtsreife. Teilweise bilden geschlechtsreife Tiere ihre Geschlechtsorgane zurück. Die Jungen werden unter Umständen nicht mehr als Artgenossen sondern als Nahrung betrachtet und gefressen. Dieses Verhalten der Tiere führt automatisch zu einer gewissen Selbstregulation der Populationsdichte. – Ob allerdings derartige Beziehungen, die an Laborpopulationen gewonnen wurden, auch in der gleichen Weise in der Natur wirken – die im Gegensatz zu einem Gehege meist räumlich offen ist – ist durchaus nicht klar (4).

Die **Flußmützenschnecke** *Ancylus fluviatilis*, eine auf Gerölluntergrund lebende Wasserlungenschnecke, zeigt eine relativ niedere Wachstumsgeschwindigkeit. Auch unter optimalen Bedingungen wächst das Tier im Freiland nie sehr rasch. Um seine Endgröße von etwa 5–8 mm Schalenlänge zu erreichen, benötigt es annähernd ein Jahr. Dabei schlüpft es mit bereits 1 mm Schalenlänge. Bei näherer Analyse stellt man nun fest, daß dieses Tier immer wieder Freßpausen einschaltet, die je nach Jahreszeit sehr unterschiedlich lang sind, nämlich einige Minuten bis einige Tage. In bestimmten Jahreszeiten, so v. a. im Winter, frißt es überhaupt selten und wächst dann auch nicht. Nichtfressende Tiere halten sich bevorzugt an den Geröllflanken oder der Geröllunterseite auf, fressende Tiere bevorzugt an der Gerölloberseite. Ein bestimmter, von der Temperatur gesteuerter Prozentsatz der Tiere ist stets an der Gerölloberseite und relativ aktiv umherwandernd, der Rest an den Steinflanken oder der Unterseite, die zwar geschütztere Besiedlungsorte sind, aber weniger Nahrung zur Verfügung stellen. Die alternativen Aktivitätsphasen und zufälligen Wanderrichtungen bewirken, daß die Tiere auch an die mosaikartig im Gewässer verteilten Nahrungsalgen gelangen, die auf manchen Steinen wachsen. Offenbar ist langfristig diese Freß-, Ruhe- und Wanderstrategie optimal für das Überleben der Population. Würden die Tiere an einem Ort verharren und ihn zunächst leerfressen, könnte die Population viel eher örtlich aus Nahrungsmangel zusammenbrechen. Zwar verhält sich das Einzeltier für den Experimentator völlig undeterminiert, was das Wandern, Ruhen oder die tägliche Freßintensität betrifft, doch der Prozentsatz der Individuen in einer Population, der etwas Bestimmtes tut, ist aufgrund meßbarer Parameter, wie Tiergröße, Temperatur und Algendichte, recht genau vorhersagbar und führt für die Gesamtpopulation zu einer gleichmäßigen Ausbreitung im Gewässer und einer örtlichen Dichteregulation (12).

Der Übergang vom stationären zum **oszillierenden Gleichgewicht** ist fließend. Im Berliner Grunewald zeigte die Gelbhalsmaus von 1952–1973 zyklische Dichteschwankungen, wie aus dem Vorkommen in Eulengewöllen geschlossen wurde. Alle 3 Jahre wurde ein neues Maximum erreicht. Woher diese Zyklusschwankungen kommen, ist nicht bekannt. Witterung oder Nahrungsangebot scheiden als Ursache aus (17). – Von 1845–1936 schwankte die Schneehasenpopulation *(Lepus americanus)* in Kanada regelmäßig. Etwa alle 9–10 Jahre zeigten die Fangzahlen ein Maximum, beziehungsweise ein Minimum. Der wichtigste Räuber, der Luchs (*Lynx canadensis*), machte diese Dichteschwankungen sekundär mit, d. h. er paßte sich den Schwingungen an und folgte ihnen mit einer gewissen Zeitverzögerung nach (Abb. 3).

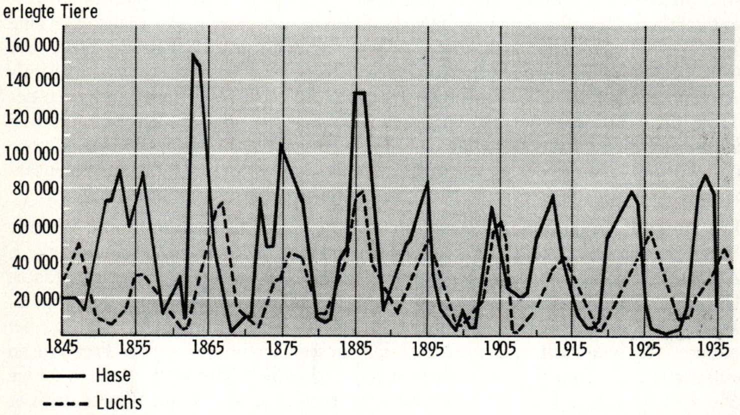

Abb. **3** Zyklische Bestandsschwankungen von Hasen-*(Lepus americanus)* und Luchspopulationen *(Lynx canadensis)* in Kanada nach der Anzahl von Fellen, die an die Hudson Bay Company verkauft wurden. Periodenlänge 9–10 Jahre. Solche Fangzahlen sind allerdings immer stark von wirtschaftlichen und modischen Strömungen mitbeeinflußt und müssen daher mit großer Vorsicht für populationsdynamische Berechnungen verwendet werden. – Die Hasen zeigen auch bei Abwesenheit von Luchsen die Abundanzschwankungen (z. B. auf der Anticosti-Insel) (nach verschiedenen Autoren).

Dieses Beispiel wurde früher oft als Räuber-Beute-Beziehung interpretiert, was vom Formalismus der Abundanzschwankungen her auch durchaus gerechtfertigt wäre (vgl. Kap. 2.7.). Trotzdem ist wahrscheinlich eher die zuerst angegebene Interpretation richtig, denn die Dichteschwankungen des Hasen sind auch in den Gegenden zu finden, wo der Luchs nicht vorkommt. Eine genaue Analyse der Ursachen des Zyklus steht allerdings noch aus (2, 10, 14–16).

Dichteschwankungen dieser Art lassen sich oft durch die oben angegebenen Formeln mehr oder weniger gut beschreiben, doch liegen erst wenige wirklich detaillierte Analysen vor. Bei planktischen Rotatorien der Art *Brachionus calyciflorus* sind regelmäßige Dichteschwankungen unter Laborbedingungen näher untersucht worden. In einer Zucht unter konstanten Bedingungen blieb die Individuendichte nicht konstant, sondern zeigte, vor allem bei höheren Temperaturen, regelmäßige Dichteschwankungen. Bei 20 °C variierte zum Beispiel die Dichte zwischen rund 20 und 100 Tieren pro ml. Ein Maximum wiederholte sich etwa alle 10–12 Tage (Abb. 4). Die Ursache konnte wie folgt aufgeklärt werden: Bei zunehmender Populationsdichte vermindert sich die verfügbare Nahrungsmenge pro Tier. Lebensdauer und Vermehrungsrate sinken und die Populationsdichte vermindert sich. Die Angleichung folgt aber stets nur mit einer Verzögerung, da zwischen der Nahrungsaufnahme und der Geburt notwendigerweise eine gewisse Zeitspanne

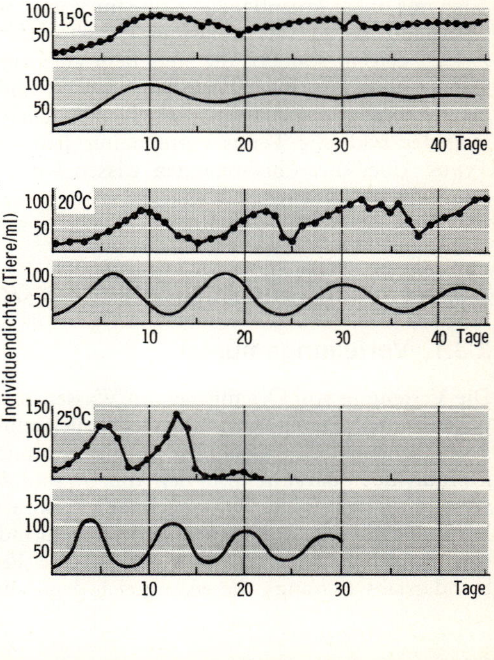

Abb. **4** Vergleiche empirischer Populationen mit Computersimulationen (jeweils untere Kurve) beim Rädertier *Brachionus calyciflorus* bei 3 verschiedenen Temperaturen. Den Simulationen liegt die logistische Wachstumsfunktion mit einfacher Zeitverzögerung zugrunde; sie sind offensichtlich gute Annäherungen an die empirischen Befunde und erlauben es daher, diese Befunde zu deuten (aus 3).

liegt. Das führt dann jeweils zum Hinausschießen der Population über die jeweilige Kapazität. Die Kurven sind interpretierbar als logistische Wachstumsfunktion mit einer Reaktionszeitverzögerung gemäß der Formel *(10)*. Die Computersimulation solcher Modellfunktionen und der Vergleich zwischen Simulation und Realität lassen in solchen Fällen gewisse Schlüsse auf die tatsächlich zugrunde liegenden Mechanismen zu (Abb. 4). Erst der Vergleich mit dem Freiland würde aber in solchen Fällen Gewißheit darüber verschaffen, ob solche Modellvorstellungen grundsätzlich auf die Natur übertragen werden dürfen (3, 5).
Ein anderes interessantes Beispiel, das in seiner grundsätzlichen Art vielleicht weiter verbreitet ist, sei im folgenden noch zum Abschluß erwähnt: Die amerikanische Feldmaus *Microtus pennsylvanicus* zeigt, wie viele andere Nager (z. B. Lemminge) starke Dichteschwankungen mit einer mittleren Periodenlänge von 3–4 Jahren. Zwar sind stets auch geringere jahreszeitliche Periodizitäten zu finden, doch ist der mehrjährige Zyklus der auffallendere. Während der Wachstumsphase eines Zyklus wandern relativ viele Weibchen im Fortpflanzungsalter aus dem Heimatbereich aus. Es sind dies vorwiegend Tiere, die einer Überbevölkerung gegenüber intolerant sind, aber eine hohe Fortpflanzungsrate haben. Zurück bleiben Tiere mit niederem Wandertrieb, geringer Fortpflanzungsrate und hoher Sterberate. Sie zeigen häufiges Aggressionsverhalten. Es kommt also zu einer Trennung **genotypisch unterschiedlicher Individuen**. Bei sehr geringer Dichte sind aber dann wieder Individuen mit hoher Fortpflanzungsrate im Vorteil und gewinnen wieder die Oberhand. Es gibt verwandte Arten, wie *Microtus breweri,* die keine Zyklen zeigen, sondern die stets dem Genotyp mit häufigem Aggressionsverhalten, geringer Fortpflanzungsrate und niederem Wandertrieb bei *Microtus pennsylvanicus* entsprechen. Je nach äußeren Bedingungen mag der zyklische Typus vorteilhafter sein oder aber der azyklische Typus. Über diese Bedingungen wissen wir aber zur Zeit noch sehr wenig (8, 10, 13–16).

2.3. Verteilung und Ausbreitung der Organismen im Raum

2.3.1. Verteilungsmuster

Die Verteilung von Organismen im Wasser, im Boden oder an anderen Orten kann auf einige Grundmuster zurückgeführt werden: In der Abb. 5 sind schematisch Ausschnitte aus Flächen mit den einzelnen Punkten als Individuen dargestellt. In der Abb. 5a sind die Individuen „zufällig" verteilt, in der Abb. **5b** „regelmäßig", in der Abb. **5c** „gehäuft". Bestimmt man die durchschnittliche Anzahl Individuen pro abgegrenztem Teilgebiet, so ergibt sich bei **5a** eine Varianz (= Quadrat der Standardabweichung), die etwa gleich dem Mittelwert ist, bei **5b** eine

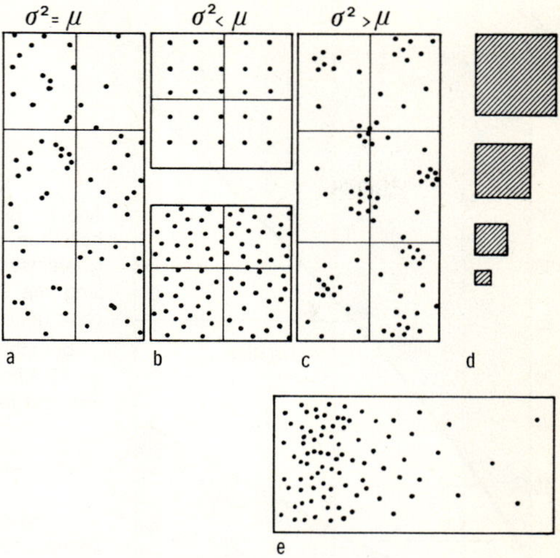

Abb. 5 **a** $\sigma^2 = \mu$, zufällige Verteilung; **b** $\sigma^2 < \mu$, regelmäßige Verteilung (oben idealer Fall, unten realer Fall); **c** $\sigma^2 > \mu$, gehäufte Verteilung. **d** Es sind schematisch unterschiedliche Probengrößen dargestellt, die der Erhebung zugrunde liegen können. **e** Verteilung gemäß einem Dichtegradienten. Das Dichtemaximum liegt nahe dem linken Rand.

Varianz kleiner als der Mittelwert, bei **5c** eine Varianz größer als der Mittelwert. Mittelwert und Varianz geben hier also Auskunft über die Art der Verteilung. Natürlich ist die Größe der gewählten Stichproben wichtig, denn bei sehr kleinen Probeflächen und auch bei sehr großen (Abb. **5d**) kann man die Art der Verteilung nicht mehr unmittelbar bestimmen.

Die Verteilung in Abb. **5a** zeigt ein **„zufälliges"** Verteilungsmuster (englisch: random). Eine solche Organismenverteilung kommt dann zustande, wenn praktisch keine Wechselwirkungen zwischen den Individuen auftreten, die Organismen sich also, wenn sie beweglich sind, wie in einem Diffusionsvorgang störungsfrei aneinander vorbeibewegen können. Dieser Verteilungstyp ist offenbar eher selten in der Natur verwirklicht. Ob er vorliegt, kann man beispielsweise mit dem χ^2-Test und der in der Abb. **6** dargestellten Graphik bestimmen. Man berechnet den Wert χ^2 einer Anzahl von Proben. Liegt er innerhalb des schraffierten Bereichs, so kann man mit 95% Sicherheit auf eine Zufallsverteilung schließen. Andernfalls liegt eher eine gehäufte oder eine regelmäßige Verteilung vor. Beispiele für zufällige Verteilung bieten z. B. seltene Bodenarthropoden oder im Meer seltene Polychaeten (15).

Der Verteilungstyp in Abb. **5b** heißt **„regelmäßig"** (regular). Er tritt z. B. bei Wüstensträuchern auf, die alle einen großen Individualabstand voneinander einhalten und so die geringen Niederschlagsmengen optimal ausnutzen können. Auch Waldbäume zeigen oft eine derartige Verteilung. Bei Tieren führt ein Territorialverhalten oft zu einem derartigen Verteilungsmuster. In linearer Ausdehnung kennt man dieses Muster auch von manchen Vögeln, wie etwa Möwen, die eine recht konstante „Individualdistanz" einhalten, wenn sie auf einer Stange oder einem Draht sitzen.

Das verbreitetste Verteilungsmuster ist das in der Abb. **5c** gezeigte **„gehäufte"** Auftreten in Form von Aggregationen (contagious, clumped, aggregated). Je

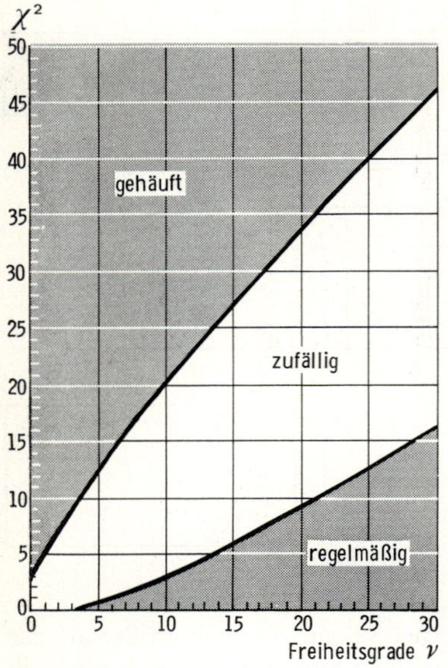

Abb. **6** Signifikanzbereich von χ^2. Innerhalb des schraffierten Bereichs ist die Übereinstimmung mit einer Zufallsverteilung mit 95% Wahrscheinlichkeit gesichert (aus 6).

χ^2 berechnet sich aus den Ergebnissen von Stichproben gemäß der Abb. **5** mit Hilfe der folgenden Formel:

$$\chi^2 = \frac{s^2 \cdot (n-1)}{x} = \frac{\Sigma\,(x - \bar{x})^2}{\bar{x}}$$

s = Standardabweichung, n = Zahl der Stichproben, $\nu = n - 1$. (Die Abb. **5** und **6** sind als Beispiel eines statistischen Prüfvorgangs zur Ermittlung des Verteilungsmusters anzusehen. Es gibt viele weitere Tests [15].)

nach Organismengruppe spricht man auch von Herden, Schwärmen, Clustern, Kolonien, Beständen, Horsten usw. In Horsten auftretende Gräser, Herdentiere, Bakterien auf Substratpartikeln, Kleinarthropoden im Waldboden und viele weitere Beispiele könnten hier genannt werden. Diese Aggregationen können selber wieder entweder regelmäßig oder zufällig im Raum verteilt sein.

Schließlich beobachtet man sehr oft **Gradienten** in der Dichteverteilung, d. h. die Organismenzahl pro Flächeneinheit nimmt in horizontaler oder in vertikaler Richtung allmählich ab (Abb. 5e). Der Verlauf der Abnahme, ob linear, exponentiell oder abrupt, kann sehr verschieden sein. Typischerweise findet man Gradienten v. a. im stehenden Gewässer oder im Boden in vertikaler Richtung. Ausschlaggebend ist im See die einseitig gerichtete Veränderung im Lichtangebot, im Sauerstoffgehalt und in anderen Faktoren. Die Algen nehmen daher in diesen Biotopen im großen ganzen von oben nach unten ab, die Bakterien oder die Tiere aber zeigen andere Verteilungsmuster.

Wichtig für die Analayse solcher Verteilungen ist die Größe des gewählten Untersuchungsausschnittes und das Problem, ob man die Analyse sinnvollerweise wirklich auf Individuen oder aber auf zusammengehörende Individuengruppen, z. B. Pärchen, Familien oder Sippen aufbauen soll. Innerhalb einer Säugerherde oder eines Insektenschwarms können die Individuen durchaus zufällig oder regelmäßig verteilt sein, während der Schwarm selber ein gehäuftes Auftreten von Individuen innerhalb der Umgebung darstellt. Die Schwärme selber können aber wieder entweder regelmäßig, zufällig oder gehäuft zu finden sein. Der Sinn und Zweck der statistischen Analyse der Verteilungsmuster ist der, daß das Muster beschrieben werden kann und daß gewisse Hypothesen über die Wechselwirkungen zwischen den Gliedern der Population untereinander oder zur Umwelt aufgestellt werden können. Ferner muß das Verteilungsmuster bekannt sein, wenn man ein Untersuchungsprogramm im Freiland sinnvoll und mit vertretbarem Aufwand durchführen will, denn jede Art einer Probenentnahme beruht auf gewissen Annahmen über das Verteilungsmuster.

Bei **höheren** Pflanzen ist das Verteilungsmuster (die „Soziabilität") für viele Arten festgelegt, bei einigen allerdings auch variabel. So findet man gewöhnlich den Wiesenpippau, den gelben Enzian und *Orchis*- und *Ophrys*-Arten einzeln und zufällig. Die Rasenschmiele, der Gemeine Wurmfarn und das Gemeine Labkraut findet man in Kleingruppen oder Horsten. Schilf und Bärenlauch schließlich findet man meist in großen Herden. Verantwortlich für diese unterschiedlichen Muster sind Eigenheiten der Ausbreitung wie auch der Konkurrenz.

2.3.2. Bewegungs- und Ausbreitungsmuster („dispersal")

Die oben beschriebenen Verteilungen sind bei beweglichen Organismen jeweils nur Momentaufnahmen. Der Verteilungstyp kann allerdings im Laufe der Zeit trotzdem erhalten bleiben. Oftmals wechselt er aber auch. Manche Vögel, die zur Fortpflanzungszeit ein Territorialverhalten und somit eine regelmäßige Verteilung zeigen, können sich im Herbst zu großen Schwärmen zusammenfinden (also eine gehäufte Verteilung zeigen). Änderungen im Verteilungsmuster sind oft gekoppelt mit Änderungen im Ausbreitungs- und Fortbewegungsmuster.

Wir können die **individuelle Mobilität** von der **Gruppenmobilität** unterscheiden. Innerhalb einer Herde afrikanischer Huftiere können sich die Individuen recht frei bewegen, doch muß oft eine gewisse „Individualdistanz" zwischen den Einzeltieren erhalten bleiben. Dieses Verhalten findet man bei den Giraffen und den meisten Büffeln (Bovidae). Im Gegensatz zu diesen „Distanztypen" lassen die „Kontakttypen" direkte Berührung zu. Zu dieser Gruppe gehören die meisten Unpaarhufer, die Schweine, die Flußpferde, die Elefanten und z. B. auch die Affen.

Bei Säugetieren und vielen anderen Tieren können die Bewegungsabläufe recht kompliziert sein und nur in Form von Diagrammen optimal dargestellt werden. Das Gebiet, über das ein Säuger üblicherweise zieht, um seinen normalen Aktivitäten nachzugehen, ist das **Wohngebiet** (Heimatgebiet, Aktionsraum, home range). Säuger streifen praktisch nie willkürlich über ein Gebiet, sondern haben ganz bestimmte Pfade und Aufenthaltsstellen für bestimmte Funktionen. In der Abb. 7 ist schematisch ein Wohngebiet mit den wichtigsten Funktionsstellen dargestellt. Heime erster und auch höherer Ordnung sind über „Pfade" oder „Wechsel" mit Stellen verbunden, die der Ernährung, dem Urinieren

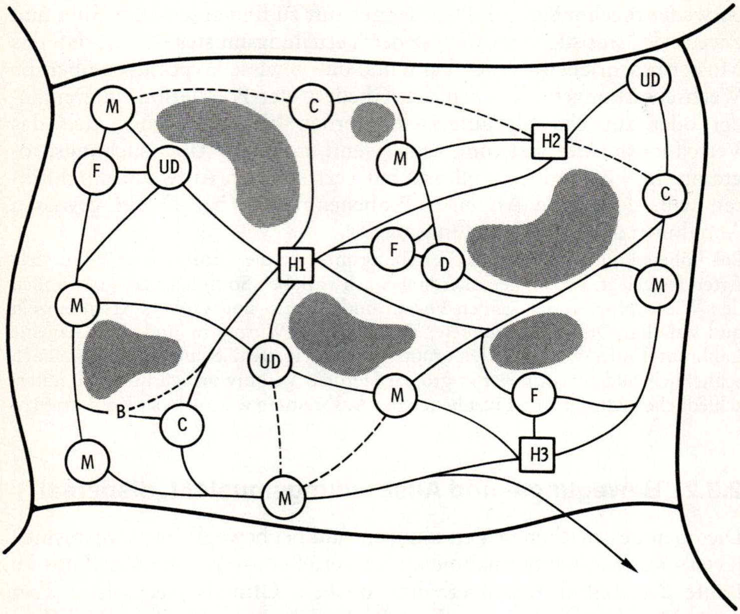

Abb. **7** Wohngebiet (= home range) eines Säugetiers. ——— = Hauptpfad, - - - - = Nebenpfad, H1 – H3 = Heim 1. bis 3. Ordnung, F = Ort oder Gebiet der Ernährung, UD = Ort des Urinierens und der Defäkation, M = Markierungsstelle (geruchlich, optisch, akustisch) Wasseraufnahme, B = Badeplatz, C = Ort für „Komfort"-Verhalten (z. B. Termitenhügel zum Abreiben des Körpers), 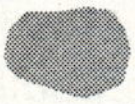 = Hindernis (nach HEDIGER). – Niedere Tiere (z. B. Milben, Schnecken) kennen oft keine „Wohngebiete", sondern wandern „zufällig" durch das Biotop. Beschreiben lassen sich solche Bewegungen nach den Gesetzen des „random walk"-Modells (14).

und Defäkieren, dem Markieren und eventuell dem Trinken, dem Baden und weiteren Aktivitäten dienen. Aneinandergrenzende Wohngebiete können sich durchaus etwas überlappen. Unter bestimmten Bedingungen nennt man ein solches Gebiet ein **Territorium**, so z. B. bei Murmeltieren oder bei Maulwürfen. Maulwurfshaufen in der Natur kennzeichnen das ungefähre Jagdgebiet, das v. a. der Ernährung dient. Es wird außerhalb der Paarungszeit streng gegen Artgenossen verteidigt. Das Heim 1. Ordnung – hier der sogenannte Wohnbau, der eine mit Moos, Laub und Wurzeln ausgepolsterte Höhle ist – liegt gewöhnlich unter einem auffallend großen Erdhügel oder auch versteckt unter einer Hecke. Alle 3–6 Stunden geht der Maulwurf aus dem Wohnbau ins Jagdgebiet auf Nahrungssuche.

Im großen Ganzen steigt die **Größe** des Wohngebiets einer Tiergruppe nach einer doppelt-logarithmischen Beziehung zum Körpergewicht an, ähnlich wie dies für Stoffwechselfunktionen in der Abb. **22a** gezeigt wird, doch hängt die Wohngebietsgröße auch vom Ernährungstyp und von der Nahrungsdichte ab. So haben 5 g schwere räuberische Säuger (z. B. Spitzmäuse) oftmals ein Wohngebiet von rund 1000 m^2, solche von 5 kg (z. B. Füchse) eines von etwa 5×10^6 m^2. Die Wohngebiete herbivorer Säuger sind im Durchschnitt 10–100mal kleiner (7).

Treten Wanderungen größeren Umfangs auf, so spricht man von **Migrationen.** Damit meint man ein Sichentfernen oder Zuwandern einzelner bis vieler Individuen oder aber der Gesamtpopulation. Beispiele für Tiere mit Migrationsverhalten sind die Wanderheuschrecken (Formen aus der Familie der Acridiidae): Unter bestimmten Bedingungen, wie etwa der Ballung der Tiere bei Dürre um wenige feuchte Plätze, kommt es zu einem Umschlagen der Solitariaphase (Einzelgängerphase) in die Gregariaphase (Schwarmphase). Schon die Larven beginnen sich dann in einer bestimmten Richtung fortzubewegen und die aus ihnen hervorgehenden Imagines setzen fliegend die Wanderung fort (13). Auch Populationen des Berglemmings, *Lemmus lemmus*, wandern als Folge einer lokalen Überpopulation in ihrer Heimat in Nordskandinavien oft zu einem großen Teil ab und bewegen sich in einer Richtung immer weiter, bis sie umkommen. Beide Erscheinungen können als eine recht grobe Regulationseinrichtung für die Populationsdichte gesehen werden.

Mehr regelmäßiger und periodischer Art sind die **Wanderungen vieler Fischarten** zwischen Süßwasser und Meer (Lachse, Aale) und die **Vogelzüge.** Eine Kausalerklärung für die Entstehung dieser Phänomene ist schwierig und fast durchweg umstritten. Sie dürften zumindest teilweise auf erdgeschichtliche Vorgänge, wie Kontinentaldrift oder Eiszeiten zurückzuführen sein. In der ostafrikanischen Serengetisteppe macht das Wildebeest (ein Gnu, *Connochaetes*) regelmäßige jahreszeitliche Wanderungen. Hierdurch paßt es sich vor allem dem durch die Regen- und Trockenzeit unterschiedlichen Nahrungsangebot an. Es gibt hier allerdings auch nichtwandernde lokale Populationen, so zum Beispiel in dem in der Nähe liegenden Ngorongorokrater (1, 12, 15).

Um einer Übervölkerung oder ungünstigen Umweltbedingungen auszuweichen, gibt es aber auch noch andere Möglichkeiten, als abzuwandern. Viele Organismen bilden unter solchen Bedingungen Ruhestadien aus: Wasserflöhe der Gattung *Daphnia* bilden Dauereier aus, die „Ephippien“; Säugetiere der gemäßigten Breiten gehen teilweise zum Winterschlaf über, einem Zustand stark reduzierter physiologischer Aktivitäten.

Kleine Tiere mit typischen Ruhestadien, also zum Beispiel Protozoen, Rotatorien, Tardigraden, Cladoceren und viele andere, werden leicht **durch Wasser und Wind verbreitet.** Aktive Bewegung dient bei diesen Tieren praktisch nie der Ausbreitung. Diese Tiere gleichen in dieser Hinsicht den Mikroorganismen und vielen Pflanzen, die ebenfalls eigentlich nur passive Ausbreitungsstadien haben. Viele Organismen, sowohl Pflanzen wie Tiere, werden auch durch bewegliche größere Trägertiere verbreitet („**Phoresie**"). Viele kleinere Tiere, wie etwa Milben, heften sich an andere Tiere, wie fliegende Insekten, fest und lassen sich tragen. Pilzsporen können durch viele Bodentiere verbreitet werden, die die Sporen fressen und an anderen Stellen unverdaut wieder abgeben. Der Knöterich (*Polygonum sp.*) wird oft von Kaninchen der Art *Sylvilagus floridanus* gefressen, bleibt durchschnittlich 6 Stunden im Darmsystem und hat die Möglichkeit, in dem Gebiet, das das Tier in dieser Zeit durchstreift, im Kot abgegeben zu werden und an einem neuen Standort zu keimen. Zwar keimen viele Früchte nicht mehr nach dem Verdauungsprozeß, ein gewisser Prozentsatz bleibt aber meist keimfähig (17). Im übrigen ist diese sogenannte **„Zoochorie"** durch Säugetiere vor allem in den Tropen verbreitet, durch Vögel tritt sie auch bei uns häufig auf (etwa bei den Pflanzengattungen *Prunus, Fragaria, Rosa, Rubus, Vaccinium, Paris* und anderen). In früheren Erdzeiten spielten wahrscheinlich, wie aus Fossilfunden hervorgeht, die Reptilien eine große Rolle, heute sind von dieser Tierklasse aber nur einige Schildkröten- und Eidechsenarten von einer gewissen Bedeutung.

2.4. Demographie komplexer Populationen

Bei der bisherigen Beschreibung des Wachstums, der Regulation und der Verteilung der Organismen im Raum haben wir weitgehend außer acht gelassen, daß Populationen oft aus statistisch nicht einheitlichem Material bestehen. In einer Population leben oft männliche und weibliche Individuen, juvenile, fortpflanzungsfähige und alte Formen, deren prozentuale Anteile (**Geschlechterverhältnis** und **Alterszusammensetzung** [= Altersaufbau]) sich immer wieder ändern. Will man in einer detaillierten Analyse den unterschiedlichen Stellenwert einzelner Glieder der Population erfassen, so müssen differenziertere Verfahren zur Anwendung gelangen.

Die Problematik soll zunächst anhand einiger anschaulicher Kurven erläutert werden. In der Abb. **8a** ist auf der Abszisse das Alter der Organismen vom Zeitpunkt des Schlüpfens bis zum Tod dargestellt. In der Ordinate ist im logarithmischen Maßstab der Anteil jeweils noch überlebender Individuen aufgetragen, beginnend mit 1 (= 100%) zum Zeitpunkt Null. Drei grundsätzlich unterschiedliche Typen von **Überlebenskurven** können auftreten: Eine sehr hohe Mortalität zu Beginn der Entwicklung und eine relativ geringe in späteren Stadien (Typ III) ist der häufigste Fall. Eine mehr oder weniger gleichbleibende Mortalitätsrate ist, wenn von den allerjüngsten Jugendstadien abgesehen wird, für viele höhere Pflanzen, für viele Vögel, Fische und den Süßwasserpolyp *Hydra* gefunden worden (Typ II). Der Prozentsatz eliminierter Individuen, bezogen auf die jeweils noch überlebenden, ist stets etwa gleich. Bei

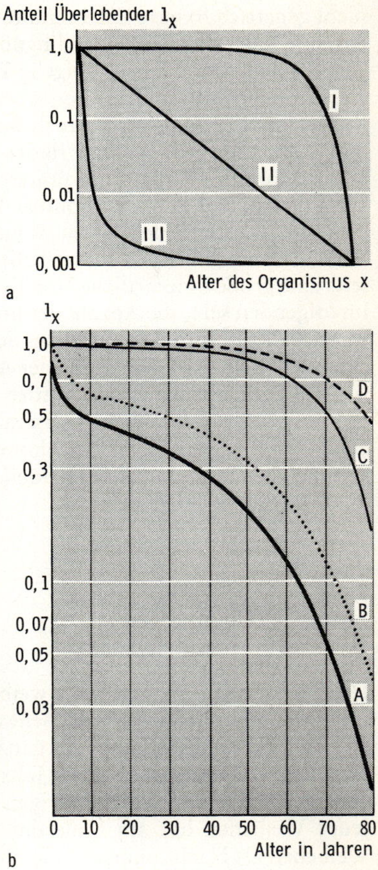

Abb. **8** **a** Die Grundformen der Überlebenskurven. Die Ordinate ist im logarithmischen Maßstab eingeteilt (Überlebende in Bruchteilen von 1). **b** Vier Beispiele für Überlebenskurven menschlicher Populationen. A = Indien um 1901, B = Neger in den USA von 1900–1902, C = Japan um 1960, D = weiße Frauen in den USA 1975 (nach verschiedenen Autoren).

vielen Vögeln ist zwar anfangs eine hohe Sterblichkeit der Küken zu beobachten, danach aber ist die Sterbequote pro Jahr recht konstant, z. B. in allen Altersklassen um 50% beim Rotkehlchen oder der Kohlmeise (für Männchen und Weibchen etwas unterschiedlich), um 25% bei der Lachmöwe, ca. 18% beim Höckerschwan, ca. 6% beim Papageientaucher und ca. 3% beim Königsalbatros (5). Einige wenige Individuen jeder Population sind daher bei diesen Vögeln recht alt, so ist z. B. 1 von 1000 Rotkehlchen 10 Jahre alt (denn $0{,}5^{10} = 0{,}00098$), während 500 von 1000 höchstens 1 Jahr alt sind. Schließlich gibt es noch den Typ I, der dann auftritt, wenn die Jungorganismen sorgsam vor Schad- und Feindwirkungen behütet werden; er ist also z. B. typisch für Laborpopulationen. Wichtig ist, daß diese 3 Kurventypen oftmals

nicht genetisch fixierte Eigenschaften darstellen, sondern daß bestimmte Arten je nach den Umweltbedingungen in einen anderen Typ umschlagen können. Der Mensch zeigt in hoch zivilisierten Kulturen eher den Typ I, in primitiven Kulturen aber eher den Typ II (Abb. 8). – Die Kurven sind bei näherer Betrachtung oft mehr oder weniger stufenförmig ausgebildet, d. h. man findet abwechselnd Phasen niederer und hoher Mortalitätsraten q_x (s. unten). Beim Bärenlauch *(Allium ursinum)* kann man z. B. 4 Phasen erhöhter Mortalität feststellen: im Embryonalstadium, während der ersten Winterruhe, im Alter von etwa 3 und schließlich nach etwa 6 Jahren (Altersphase) (2). Seggen zeigen anderseits eine große innerartliche Variabilität im Kurvenverlauf (5).
Im folgenden sei l_x die Anzahl der im Alter x jeweils noch Überlebenden, wenn die Zahl zum Zeitpunkt des Schlüpfens gleich 1 gesetzt wurde. Sie entspricht also der Ordinate in der Abb. 8. Die durchschnittliche Anzahl von Jungorganismen pro Adulttier und pro Zeiteinheit im Alter x sei m_x; bei zweigeschlechtlichen Organismen rechnen wir die durchschnittliche Anzahl weiblicher Nachkommen pro adultem Weibchen. Die Summe aller Produkte dieser beiden Größen heißt dann die **Nettoreproduktionsrate** (R_o):

$$R_0 = \sum_{x=0}^{\text{max. Alter}} l_x m_x \qquad (12)$$

Diese Größe sagt aus, wieviele weibliche Nachkommen jedes weibliche Individuum im Laufe seines Lebens durchschnittlich zur Welt bringt. Es soll hier illustrationshalber ein ganz einfaches Beispiel untersucht werden: Eine Nagetierart möge 4 Jahre alt werden. Jedes Jahr überleben aber nur die Hälfte des bisherigen Bestandes (also Überlebenstyp II). Jedes Weibchen hat am Ende des 1. Jahres durchschnittlich 6 junge Weibchen als Nachkommen (und ebensoviele Männchen, die hier unberücksichtigt bleiben). Am Ende des 2. Jahres hat es 5 Junge, am Ende des 3. Jahres 1 Junges. Im 4. Jahr stirbt es. Die Nettoreproduktionsrate berechnet sich jetzt wie folgt:

x	= 0	1	2	3	4		
l_x	= 1	0,5	0,25	0,125	0,0		
m_x	= 0	6	5	1	–		
$\sum l_x m_x$	= 0	+ 3	+ 1,25 +	0,125 +	0	= $\mathbf{R_0}$	= **4,375**

Das bedeutet also, daß jedes Weibchen 4,375 weibliche Jungtiere zur Welt bringt, oder – anders ausgedrückt – nach jeder Generation vermehrt sich die Population um diesen Faktor 4,375. Als „Generation" oder besser „Generationszeit" bezeichnet man die mittlere Zeitspanne zwischen der Geburt der Eltern und der Geburt der Nachkommen. Sie berechnet sich in dem Fall zu $(1 \cdot 6 + 2 \cdot 5 + 3 \cdot 1) / (6 + 5 + 1) =$ 1,58 Jahre. – Da die Größen l_x und m_x aus Freilanddaten oft nicht direkt zur Verfügung stehen, sind für manche Tiergruppen spezielle Berechnungsverfahren erarbeitet worden (1).

Zusätzlich können wir noch die **altersspezifische Mortalitätsrate** (abgekürzt q_x) und die **altersspezifische Lebenserwartung** (abgekürzt e_x) berechnen. q_x ist die Anzahl der Mortalitätsfälle in der Beobachtungsperiode dividiert durch die Anzahl Überlebender zu Beginn der Beobachtungsperiode. Sie ist in diesem Beispiel zu je 50% angenommen worden.

Um e_x zu erhalten, müssen wir vorher die Werte $L_x = \frac{l_x + l_{x+1} \cdot x}{2}$ und $T_x = \sum_{x}^{\text{max. Alter}} L_x$ berechnen. Dann ist $e_x = \frac{T_x}{l_x}$. Für die Altersstufen 0–4 ergibt sich somit folgende Reihe für q_x und e_x:

Alter x	=	0	1	2	3	4
q_x	=	0,5	0,5	0,5	0,5	–
l_x	=	1	0,5	0,25	0,125	0,0
L_x	=	0,75	0,375	0,1875	0,0625	–
T_x	=	1,375	0,625	0,25	0,0625	–
e_x	=	1,375	1,25	1,0	0,53	–

Ein frisch geborenes Individuum hat also eine mittlere Lebenserwartung von 1,375 Jahren, wenn es aber 1 Jahr überlebt, hat es auch dann noch eine Lebenserwartung von 1,25 Jahren.

Nun existiert eine Beziehung zwischen diesen Lebensdaten x, l_x und m_x und der spezifischen Zuwachsrate r. Man kann r nicht einfach aus dem Zuwachs der Population berechnen, weil sonst sehr langwierige Untersuchungen nötig wären. Zudem interessiert einen oft auch der momentane r-Wert einer Population, den man überhaupt nur aus den Lebensdaten berechnen kann. Die Beziehung zwischen den vier Größen läßt sich nicht explizit ausdrücken, d. h. man kann nicht eine Variable als Funktion der anderen ausdrücken, sondern nur implizit wiedergeben:

$$\sum_{x=0}^{\text{max. Alter}} l_x m_x e^{-rx} = 1 \qquad (13)$$

In der Praxis arbeitet man mit bequemen festen Zeitintervallen. Für theoretische Untersuchungen arbeitet man mit unendlich kleinen Intervallschritten, so daß die folgende von L. EULER abgeleitete Integralgleichung zustande kommt:

$$\int_{x=0}^{\text{max. Alter}} l_x m_x e^{-rx}\, dx = 1 \qquad (14)$$

Diese Gleichung wurde von A. J. LOTKA (1907) zuerst in der Ökologie angewendet und heißt in diesem Fach seither **Euler-Lotka-Gleichung.** Die Berechnung von r aus dieser Gleichung ist wegen des impliziten Charakters der Formel meist nur mit Iterationsprogrammen lösbar, indem man zunächst einen willkürlichen Wert für r einsetzt und dann entsprechend dem Ergebnis korrigiert. Für den Spezialfall, daß die spezifische Zuwachsrate r gleich Null ist, geht der Ausdruck *(13)* über in:

$$\int_{x=0}^{\text{max. Alter}} l_x m_x e^{-0 \cdot x} = l_x m_x = 1$$

Das heißt, die Nettoreproduktionsrate R_0 – vgl. *(12)* – ist gleich 1. Ein R_0 von unter 1 würde bedeuten, daß die Populationsgröße abnimmt.

Steht kein programmierbarer Rechner zur Verfügung, so ist die Berechnung etwas langwierig. Für bestimmte Tiergruppen sind unter Berücksichtigung der speziellen Reproduktionseigenschaften vereinfachte Formeln entwickelt worden, beispielsweise für Blattläuse (Aphidina) oder Spinnmilben (Tetranychidae) (11).

Liegt in einer Population eine stabile Altersverteilung vor, die sich bei gleichmäßigem Wachstum auch in Zukunft nicht mehr ändert, so gilt folgende vereinfachte Beziehung:

$$r = \frac{\ln R_0}{\text{Generationszeit}}$$

Um das Prinzip an einem Beispiel kennenzulernen, berechne man den r-Wert der hypothetischen Nagerart (S. 24). Man setze zunächst einen willkürlichen Wert ein und korrigiere dann je nach dem Ergebnis. Als Hilfsmittel verwende man einen Taschenrechner, der Potenzrechnungen mit der Basis e berechnen läßt. Nach diesem Iterationsprogramm erhält man einen Wert von r = 1,22 (Jahr $^{-1}$). Ein Einsetzen der obigen (hier wegen instabilem Altersaufbau nicht zulässigen) Formel für r würde den zu niederen Wert r = 0,93 ergeben.

Es läßt sich jetzt auch berechnen, wieviele Nachkommen ein Weibchen eines beliebigen Altersstadiums zur nächsten Generation beisteuert. Dieser **„Reproduktionswert im Alter x“**, kurz v_x genannt (von „reproductive *v*alue“), ist die Anzahl weiblicher Nachkommen, die in diesem Moment von Weibchen mit dem Alter x oder älter erzeugt werden, dividiert durch die Anzahl Weibchen, die in diesem Moment das Alter x haben. Wir verzichten hier auf eine Herleitung und geben nur die fertige Formel, die R. A. FISHER (1930) hergeleitet hat, wieder:

$$v_x = \frac{e^{rx}}{l_x} \cdot \int_{x}^{\text{max. Alter}} e^{-ry} l_y m_y dy \qquad (15)$$

(Das y dient zur Bezeichnung aller Altersstufen, die das Weibchen von x bis zum Maximalalter durchläuft.)

Der Reproduktionswert v_x ist eine wichtige Größe zur Festlegung der optimalen Jagd, Fischerei und der Tierzucht, und liefert ferner interessante Hypothesen in der theoretischen Ökologie und Evolutionsforschung. In der Abb. 9 sind eine typische Überlebenskurve eines **Säugers** nach Typ II–III dargestellt, ein typischer Verlauf des Wertes m_x mit juveniler (noch nicht fortpflanzungsfähiger) und seniler (nicht mehr fortpflanzungsfähiger) Phase und, darauf aufbauend, der Reproduktionswert v_x. (Die aufgezeichneten Werte entstammen einer menschlichen Population, der grundsätzliche Verlauf gilt aber auch für andere Säuger; vgl. auch Kap. 5.1.) Das Entfernen eines alten Tieres aus der Population durch Jagd oder Wegfang wirkt sich nicht auf die Anzahl der Individuen in der folgenden Generation aus. Das Wegfangen eines sehr jungen, noch nicht fortpflanzungsfähigen Tieres, hat dagegen einen

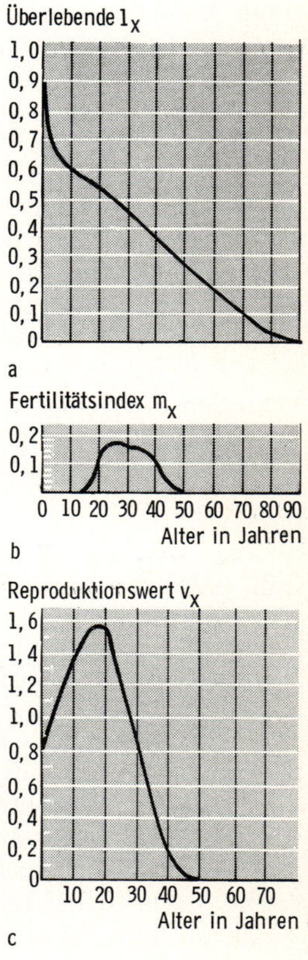

Abb. **9** Überlebenskurve (Ordinate hier linear aufgetragen!), **b** Fertilitätskurve (= Abhängigkeit des Wertes m_x vom Alter), **c** Kurve des Reproduktionswertes (= Fortpflanzungswertes) v_x. Die dargestellten Werte wurden aus einer menschlichen Population gewonnen (Frauen in Taiwan im Jahre 1906), doch gelten diese Kurven in ihrem generellen Verlauf auch für viele Tierarten (nach HAMILTON, aus 10).

erheblichen Einfluß auf die Größe der zukünftigen Generationen. Am kritischsten ist aber der Wegfang zur Zeit des höchsten Reproduktionswertes, der oft am Anfang der Fertilitätsphase liegt. Natürlich kann man sich nicht auf den Wegfang alter Individuen beschränken, weil erstens diese Altersphase bei vielen Tieren recht kurz ist, zweitens ist das gezielte Wegfangen bestimmter Altersgruppen in der Praxis oft recht schwierig, drittens ist der Ertragswert alter Individuen oft zu gering, so daß ein geringerer Ertrag an jüngerem Material erwünschter sein kann. Ein Beispiel für die Schwierigkeit dieser Fang- und Jagdstrategie in der Praxis liefert die folgende Beobachtung über die **Felchenfischerei** aus dem Bodensee: Schon seit vielen Jahren wurde mit konstanten Maschenweiten der Netze gearbeitet, um Jungfische mit einem hohen Reproduktionswert zu schonen. Durch die Eutrophierung des Bodensees wuchsen die Fische in den 60er Jahren erheblich rascher heran und hatten das Schonmaß schon in einem Alter erreicht, als viele noch gar nicht abgelaicht hatten. Dadurch fing man viel zu stark die Individuengruppen mit dem stärksten Reproduktionswert heraus. Die Folge davon war, daß die Fangerträge trotz der besseren Nahrungsgrundlage, die für die Fische als Folge der Eutrophierung eingetreten war, geringer wurden. Man mußte das Schonmaß hinaufsetzen und schont damit wieder die Tiere mit dem höchsten Reproduktionswert.
Für einen tierischen Räuber ist es am „sinnvollsten“, seine Beute dann zu verzehren, wenn sie einen niedrigen Reproduktionswert hat. Dadurch erhält er der Beute die Fähigkeit, sich weiter stark zu vermehren und damit seine Nahrungsgrundlage zu bilden. Tatsächlich fressen viele Raubtiere besonders junge, alte und kranke Beutetiere, die allesamt einen niedrigen Reproduktionswert haben. Hier bestehen interessante Beziehungen zwischen Ernährungsstrategien und Reproduktionsstrategien in Räuber-Beute-Systemen, die sich in der Evolution in der Form von Gleichgewichten herausgebildet haben könnten. Leider verstehen wir auf diesem Gebiet noch recht wenig.

2.5. Evolution und Selektion populationsökologischer Kenngrößen

Wenn eine Art in ein Gebiet gelangt, in dem die ökologische Nische, die eben diese Art besetzt, noch offen ist, so kann sie sich unter Umständen rapide vermehren, d. h. hohe r-Werte erlangen. Das gilt für Mikroorganismen, die auf Kot oder tierische Leichen gelangen; es gilt für „Würmer“ verschiedenster Art (Nematoden, Oligochaeten), die auf solchen frischen Abfall gelangen; es gilt für Cladoceren (Wasserflöhe), die sich im Frühjahr stark vermehren, nachdem ihre Futterorganismen, planktonische Algen, sich ebenfalls stark vermehrt haben, oder es gilt für die Wildkaninchen, die in Australien epidemische Ausmaße angenommen haben, nachdem sie in dieses von Hasenartigen bisher freie Gebiet gelangt waren. Solche „explosionsartigen“ Massenvermehrungen mit oft katastrophalem Zusammenbruch bei Erreichen oder Überschreiten der Kapazität K zeigen aber nicht alle Organismen. Bäume überschreiten die zulässige maximale Dichte gewöhnlich nicht, weil aus Raum- und Lichtmangel, vielleicht auch aus anderen Gründen, bei Erreichen der Kapazität K keine weiteren Individuen mehr hochkommen. Viele Vögel und Säuger haben bestimmte Territorien, die sie verteidigen und die einer Übervölkerung entgegenwirken. Wie schon früher erwähnt wurde (S. 13), zeigen manche Tiere bei höherer Dichte verminderte Nachwuchszahlen und wirken damit selbstregulierend. Man hat daher zwei Grenztypen von Organismen unterschieden, bei denen die Evolution zur Herausbildung entweder der erstgenannten Kennzeichen – **r-Strategen** – oder der zweiten Kennzeichen – **K-Strategen** – geführt hat. Im ersten Fall wurde (unter anderem) eine möglichst hohe Wachstums-

Tabelle **2** Einige Unterschiede bei r- und K-Selektion (nach 12).

betrachteter Gegenstand	r-Selektion	K-Selektion
1. Klima, Nahrungsgrundlage	variabel, nicht voraussagbar, unsicher	ziemlich konstant und/oder voraussagbar variabel, sicherer
2. Mortalität	oft katastrophenartig, oft dichteunabhängig	mehr dichteabhängig
3. Populationsgröße	in der Zeit variabel, kein Gleichgewicht, normalerweise weit unterhalb K der Umwelt	oft ziemlich konstant in der Zeit, Gleichgewicht bei oder nahe K der Umwelt
4. besiedelte Areale	unsaturierte Ökosysteme oder Teile davon, ökologische Vakua, oft jährliche Wiederbesiedlung	saturierte Ökosysteme, Wiederbesiedeln nicht notwendig
5. intra- und interspezifische Konkurrenz	variabel, oft schwach	normalerweise intensiv
6. Selektionsbedingungen begünstigen:	a) rasche Entwicklung b) hohes r_{max} c) frühe Reproduktion d) kleines Körpergewicht e) einmalige Reproduktion der Individuen	a) langsame Entwicklung b) größere Konkurrenzeignung c) verzögerte Reproduktion d) größeres Körpergewicht e) mehrmalige Reproduktion der Individuen
7. Lebensdauer	kurz; bei höheren Pflanzen und Tieren gewöhnlich weniger als 1 Jahr	lang; bei höheren Pflanzen und Tieren gewöhnlich länger als 1 Jahr

rate r, im zweiten Fall ein möglichst konstantes K herausselektioniert. r-Strategen leben meist unterhalb der Kapazitätsgrenze K, K-Strategen aber an der Kapazitätsgrenze K. In der Evolution müssen hier zwei unterschiedliche Optimierungstendenzen verwirklicht worden sein. Die hauptsächlichen Unterschiede sind in der Tab. 2 zusammengestellt.

Es seien hier einige wenige erläuternde Beispiele gegeben: Unter den Oligochaeten hat sich eine Gruppe von relativ kleinen Vertretern, die Familie der Naididae, auf eine weitgehend asexuelle Vermehrung durch einfache Abschnürung des Körpers und Teilung eingestellt. Die umständlichere sexuelle Vermehrung, wie wir sie etwa von den Regenwürmern kennen, wird nur selten und in manchen Populationen offenbar überhaupt nicht mehr durchgeführt. Dafür können sich diese Würmer unter günstigen Bedingungen sehr rasch vermehren. Bei 19–20 °C treten im Labor Verdopplungszeiten von nur etwa 4 Tagen auf (vgl. Tab. 1, S. 9). Diese Tiere leben auf Steinen oder Wasserpflanzen und fressen Algen und andere Nahrungspartikel. Es gibt daneben im Süßwasser an den gleichen Standorten auch Schnecken, Insektenlarven oder Kleinkrebse, die ähnlich alles fressen, was sie mit ihren unterschiedlichen Freßmechanismen von der Unterlage aufnehmen können. Diese Tiere mit viel kleinerem r_{max} sind aber längst nicht so anpassungsfähig an sich rasch verändernde Nahrungsangebote. Es sind eher K-selektionierte Tiere. Jedes Ökosystem hat aber wahrscheinlich für bestimmte Freßaufgaben sowohl langfristig stabile Populationen als auch kurzfristig adaptierbare Populationen; die Biozönose als ganzes zeigt also eine Mischstrategie. (r- und K-Selektionierte treten zusammen auf.) Untersuchungen in dieser Richtung fehlen aber noch weitgehend (18).

Im Laufe der Entwicklung von Ökosystemen (d. h. im Laufe einer Sukzession, vgl. Kap. 4.2.2.) nehmen durchschnittlich die K-selektionierten Organismen an relativer Häufigkeit zu. Unter den Pflanzen gibt es die Einjährigen (sog. Annuellen) die nur einmal rasch wachsen, blühen, fruchten und dann wieder vergehen. Neue Individuen können dort hochkommen, wo die Samen hingelangen und günstige Entwicklungsbedingungen bestehen. Gegenüber diesen typischen r-Selektionierten gibt es größere Organismen, wie manche Bäume, die viel kleinere r_{max}-Werte haben, aber, wenn sie einmal hochgekommen sind, die kleinen Annuellen stark im Wachstum unterdrücken können, indem sie viel zu wenig Licht auf den Boden gelangen lassen. Daher sind unsere Buchenwälder so arm an Bodenpflanzen. Viele dieser langlebigen Pflanzen geben aber auch Stoffe ab, die andere Pflanzen am Wachstum hindern, beispielsweise phenolartige Verbindungen, wie *Erica scoparia* (2). Es gilt aber hier das, was oben für die Tiere gesagt wurde: r- und K-Selektionierte kommen gewöhnlich mosaikartig nebeneinander vor, denn manchmal ist der eine im Vorteil, manchmal der andere. Auch viele *Wüstenpflanzen* sind Annuelle. Dort wo sich aber perennierende (ausdauernde) Pflanzen haben niederlassen können, sorgen sie durch wachstumshemmende Stoffe dafür, daß andere Pflanzen nicht hochkommen. Die abgegebenen, sogenannten allelopathischen Substanzen, wirken oft spezifisch auf nur eine oder wenige Arten (vgl. Kap. 2.6.1.) (6).

K-Selektionisten können sich durch die möglichst vollständige Ausnutzung von Nährstoffen oder Beuteorganismen optimieren, aber auch durch Einsetzen immer aggressiverer Konkurrenzmechanismen, wie es die allelopathischen Substanzen sind. Man hat diesen zweiten Fall auch als **„α-Selektion“** bezeichnet (nach dem Koeffizienten α im Konkurrenzmodell von LOTKA-VOLTERRA, auf das

wir nicht eingehen). Die zuletzt genannten Beispiele sind also Resultate solcher α-Selektionen.
Ein weiteres Problem optimaler populationsökologischer Anpassung ist das folgende: Warum pflanzen sich manche Organismen nur einmal im Leben fort („big bang reproduction"), andere aber kontinuierlich über eine längere Zeitspanne? Zunächst würde man denken, eine Population mit Individuen, die sich immer wieder reproduzieren („ iteroparous"), ist gegenüber einer Population mit sich nur einmal reproduzierenden (= „semelparous") Individuen im Vorteil. Wir können das Problem hier nicht näher behandeln und wollen nur festhalten, daß der r-Wert für das Populationswachstum unter sonst gleichen Bedingungen überraschenderweise in beiden Fällen fast gleich groß ist (5). Eine Verlängerung der **Reproduktionsperiode** hat also nicht eine Erhöhung von r zum Ziel, erlaubt aber, gewisse zufällige ungünstige Umweltkonstellationen besser zu überdauern. Eine längere Reproduktionsperiode ist aber gewöhnlich auch mit verstärktem Körperwachstum gekoppelt. Ferner ist bei vielen Organismen die Anzahl der Fortpflanzungsprodukte direkt von der Körpergröße abhängig. Der Übergang von der Einmalreproduktion zur Mehrfachreproduktion ist also im Zusammenhang zu sehen mit einer größeren Körpergröße, verbesserten Auseinandersetzungsmöglichkeiten mit der Umwelt und generell auch mit einem Übergang von einer eher r-strategisch ausgerichteten Lebensart zu einer K-Strategie. Man kann vielerlei derartige Beziehungen sowohl bei der Sukzession von Ökosystemen sehen, wie auch bei der Evolution der Organismen und damit der Anpassungsmechanismen (1, 3, 7, 9, 11, 13–15, 17).

2.6. Zwischenartliche Konkurrenzsysteme

Hat eine Organismenart geeignete Nahrungsgrundlagen und auch sonst „günstige" Umweltbedingungen gefunden, so ist für ein rasches Populationswachstum entscheidend, ob Konkurrenten im Spiel sind. Konkurrenten sind Angehörige einer anderen Art, die zumindest an einen Faktor gleiche Ansprüche stellen, so daß dieser Faktor schließlich begrenzend wirkt. Es kann sich hierbei um die Nahrung handeln, um Nistplätze oder um Wasserstellen in der Wüste. Dabei befassen wir uns in der Ökologie weniger mit **„historischen"**, jetzt nicht mehr wirkenden Konkurrenzen, die letztlich zur Artaufspaltung führten, als mit **aktuellen Konkurrenzen.**
„Historische Konkurrenz" hat – zusammen mit weiteren Mechanismen – bewirkt, daß Arten, die gleiche Ansprüche hatten, sich in ihren Ansprüchen verschieden entwickelt haben. Diese Konkurrenz wirkt aber heute längst nicht mehr, sondern die Arten übernehmen jetzt verschiedene Funktionen im Ökosystem oder, wie man oft sagt, besetzen unterschiedliche ökologische **„Nischen"**. Für dieses „Aufteilen der Ressourcen" hat sich der englische Ausdruck **„resource partitioning"** eingebürgert (5, 7). So haben sich die *Darwinfinken*, die vor einigen Millionen Jahren auf die Galapagosinseln kamen, vielleicht unter Mitwirkung von Konkurrenzbeziehungen auf ganz unterschiedliche Ernährungsweisen und Nahrungsspektren spezialisiert (Abb. **10a**). Dort, wo

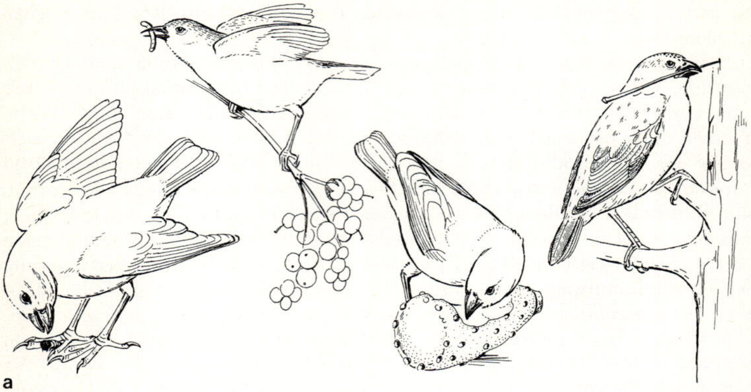

a

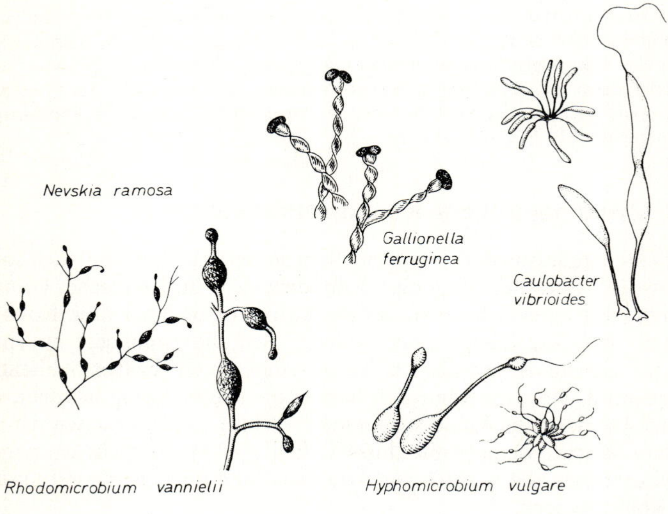

b

Abb. **10** **a** 4 Arten der Darwinfinken (Geospizinae) von den Galapagosinseln. Ein Beispiel für unterschiedliche Anpassungswege mit Artaufspaltung (keine Konkurrenz mehr!). Von links nach rechts: Großer Baumfink *(Camarhynchus psittacula)* – vorwiegend Insektenfresser, Sängerfink *(Certhidea olivacea)* – baumbewohnender Insektenfresser, Kleiner Grundfink *(Geospiza fuliginosa)* – im Boden nach Pflanzennahrung suchend, Spechtfink *(Camarhynchus pallidus)* – stochert mit einem Kaktusdorn nach verborgenen Insekten (Werkzeuggebrauch!) (nach verschiedenen Autoren). **b** 4 Arten „gestielter“ Bakterien. Zum möglichen Anpassungswert vgl. Text (aus SCHLEGEL: Allgemeine Mikrobiologie. 4. Aufl. Thieme, Stuttgart 1976).

der Große Grundfink fehlt, besetzt z. B. der Spechtfink zusätzlich dessen ökologische Nische. Ganz allgemein kann man die adaptive Radiation im Laufe des Aufblühens einer Organismengruppe in der Evolution als ein Zeugnis für Nischenaufteilung sehen, also für die genetische Fixierung auf eine Aufgabe, die nicht mehr zu einer aktuellen Konkurrenzsituation mit anderen Arten führt. Es gibt allerdings Übergänge zwischen „historischen" und „aktuellen" Konkurrenzen. So sind manche Diatomeen unter den *Planktonalgen* dank sehr effektiver Phosphataufnahmesysteme in der Lage, auch bei geringen P-Konzentrationen im Gewässer zu leben. Bei diesen niedrigen P-Konzentrationen können manche Grünalgen kaum gedeihen, d. h. sie zeigen sehr langsame Wachstumsraten (vgl. Abb. **43**, S. 134). In einem P-armen Gewässer sind daher die Diatomeen gegenüber den Grünalgen im Vorteil, in P-reichen Gewässern aber die Grünalgen, weil diese bei hohen Konzentrationen rascher wachsen als die Diatomeen. Man kann dies als „aktuelle" Konkurrenz um Nährstoffe betrachten oder auch als „historische", wenn man annimmt, daß die beiden Algengruppen verschieden effektive P-Aufnahmesysteme entwickelt haben, um sich möglichst „aus dem Wege" zu gehen (13). Eine andere Möglichkeit, aktuelle Konkurrenz zu meiden, liegt dann vor, wenn zwei Arten sich bei zwei unterschiedlichen Temperaturoptima entwickeln und sich so jahreszeitlich oder geographisch aus dem Wege gehen.

2.6.1. Arten ohne Eigenbewegung

Festsitzende Arten oder Arten mit geringer Eigenbewegung wirken oft über Stoffe aufeinander, die sie ans Medium abgeben. Verbindungen, die von Mikroorganismen ans Medium abgegeben werden und das Wachstum anderer Mikroorganismen hemmen, heißen **Antibiotika.** Stoffe, die von höheren Pflanzen abgegeben werden und höhere Pflanzen am Wachstum hindern, heißen **allelopathische Substanzen**. Man kann solche Verbindungen, die ganz unterschiedliche chemische Strukturen haben, im Boden und im Gewässer finden, doch ist die Konzentration oft so niedrig, daß noch weitgehende Unklarheit darüber besteht, wieweit sie wirklich die Artenzusammensetzung in einer Biozönose kontrollieren können.

Actinomyceten sind eine Gruppe myzelartig wachsender **Bakterien**, die im Boden und im Gewässer weit verbreitet sind, und viele schwer zersetzbare Naturstoffe, wie Cellulose und Chitin, abbauen. Im Meer werden an den chitinösen Schalen abgestorbener Planktonkrebse oft große Mengen Actinomyceten gefunden. Sie produzieren unter diesen Bedingungen beachtliche Mengen Antibiotika, die wahrscheinlich dafür verantwortlich sind, daß praktisch Reinkulturen dieser Actinomyceten auf diesen Substraten wachsen. Sobald das Chitin zersetzt ist, ver-

schwindet diese Population und wird durch eine andere ersetzt. Es gibt durchaus andere Prokaryonten, die Chitin abzubauen vermöchten; sie werden aber am Wachstum gehindert, sind also nicht konkurrenzfähig (11).
Wie erwähnt, ist die Antibiotikakonzentration in natürlichen Ökosystemen, zum Beispiel im Boden, außerordentlich gering. Anderseits ist die Zahl der isolierbaren Verbindungen sehr groß. Vielfach werden diese Verbindungen vielleicht nur in geringsten Raumeinheiten, wie oben am Beispiel des abgestorbenen Planktonkrebses, in größeren und damit auch wirksamen Mengen produziert. Aus der Energetik des Wachstums ist anderseits bekannt (vgl. später Kap. 3.1.), daß ein Organismus um so schneller wachsen kann, je weniger Enzyme und Bausteine er produzieren muß. Nichtantibiotikabildner sind also eigentlich energetisch im Vorteil und müßten antibiotikabildende Stämme bald überwachsen, wenn nicht ein Selektionsvorteil vorhanden wäre. Man kann sich fragen, warum denn nicht alle Mikroorganismen auf die Bildung von Antibiotika verzichten. Das wäre letztlich ja zum „Wohle" aller, da doch alle Stämme rascher wachsen könnten. Ein solcher, auf eine ganze Biozönose gleich wirkender Evolutionsfaktor (gleichsam eine allgemeine chemische „Abrüstung") kann allerdings nach unseren Kenntnissen der Evolution gar nicht wirken. Es ist lediglich eine „Coevolution" zwischen einem antibiotikabildenden Stamm und einem resistenten denkbar. Auf diese Problematik in der Evolution von Konkurrenzverhältnissen soll hier aber nicht eingegangen werden; man weiß darüber auch noch viel zu wenig. Angesichts der raschen Mutations- und Selektionsgeschwindigkeiten im Bereiche der Prokaryonten dürften solche Formen von Coevolution eine durchaus erhebliche Bedeutung haben.

Außer durch Abgabe von Antibiotika kann aber Konkurrenz bei Bakterien auch noch anders ablaufen. Nehmen wir an, wir haben ein Abwasser mit vielen zuckerhaltigen Inhaltsstoffen. Wäre eine völlig gleichmäßige Durchmischung dieser Nährstoffverbindungen im Wasser erreicht und wäre der Wasserkörper ein völlig homogenes Gebilde (ohne suspendierte Partikel usw.), so müßte sich eigentlich die Art mit der höchsten Wachstumsgeschwindigkeit durchsetzen oder allenfalls diejenige, die sich den verschiedenen Antibiotikawirkungen am besten zu entziehen vermöchte. Natürliche Gewässer sind aber nie völlig homogen und durchmischt. Die große räumliche Heterogenität des Lebensraums erlaubt stets unterschiedlichen Formen ein Nebeneinanderherwachsen, ohne daß es zu einer „allzu" ausgeprägten Konkurrenz kommt. Auch die ständige innere Veränderung des Ökosystems führt dazu, daß stets verschiedenartige Mikroorganismen im Vorteil sein können. Morphologische Anpassungen sind bei den Prokaryonten längst nicht so stark ausgeprägt, wie bei den höheren Organismen. Es ist aber denkbar, daß die gestielten Bakterien, wie z. B. *Metallogenium*,

Hyphomicrobium oder *Caulobacter* (Abb. **10b**), sich zwar langsamer vermehren (sie müssen ja auch den Stiel aufbauen), aber dafür den Raum effizienter ausnützen können (11).
Bei **höheren Pflanzen**, die in fester Erde wurzeln, gibt es mannigfache Konkurrenzbeziehungen (1, 3, 14). Teiweilse beruhen diese ebenfalls auf der Abgabe verschiedenartiger Verbindungen. So bildet z. B. der Walnußbaum, *Juglans regia*, in den meisten Geweben eine chinonartige Verbindung, das Hydroxijuglon. Kommt diese Verbindung durch abgestorbene Teile in den Boden, wird sie zum Juglon oxidiert und verhindert nun das Wachstum vieler Pflanzenarten. Bestimmte Arten wie in diesem Fall die Schwarze Stachelbeere oder das Kentucky-Blaugras werden aber im Wachstum begünstigt. Durch solche Wirkungen können recht einheitliche Pflanzengesellschaften wie die Walnußwälder in Nordamerika entstehen. Bei anderen Pflanzen, die solche allelopathischen Verbindungen produzieren, wie *Eukalyptus* oder *Myrtus*, werden diese durch den Regen von den Blättern abgewaschen. Wichtig ist, daß durch ein solches Wirkprinzip tatsächlich großräumige, einheitliche Pflanzenformationen erklärt werden können (15).
Festsitzende Organismen gibt es auch unter Tieren; und in **Korallenriffen** werden ganze Lebensräume durch festsitzende Tiere in ihrem Charakter geprägt. Hier stellt sich das Problem der gegenseitigen Raumaufteilung und Wachstumshemmung in ähnlicher Weise wie bei Pflanzen-

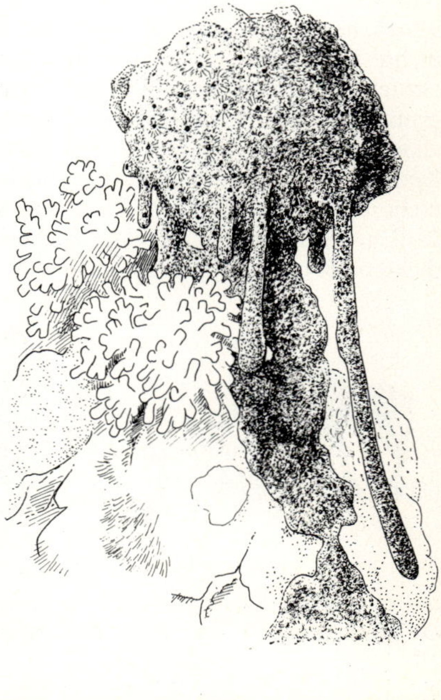

Abb. **11** Ein schnellwüchsiger Schwamm hat eine Korallenkolonie überzogen; in Ermangelung weiteren Substrats halten sich die weiterwachsenden Schwammpartien aneinander und hängen zöpfchenartig herab. Ein Beispiel für Raumkonkurrenz in einem Riff des Roten Meers (nach einer Photographie aus 12).

formationen auf dem Festland. In der Regel setzen sich im Riff Steinkorallen gegenüber anderen sessilen Tieren und Pflanzen durch. Zuweilen können aber auch Algen, Schwämme und Weichkorallen günstige Entwicklungsmöglichkeiten finden, so daß sie benachbarte Steinkorallen um- und überwachsen (Abb. **11**). Entscheidend ist im Riff nicht nur eine hohe Wachstumsrate. Auch langsamer wachsende sessile Organismen können sich gegen raschwüchsige durchsetzen, zum Beispiel dann, wenn sie zu nahe herangewachsene Raumkonkurrenten durch extragastrale Verdauung einfach wegverdauen. Dadurch kann es zu einem regelrechten chemischen Kampf innerhalb der Korallen kommen. Algen werden im Riff gewöhnlich schon durch die vielen pflanzenfressenden Tiere kurz gehalten. Eine künstliche Düngung (Eutrophierung) von Meeresabschnitten kann aber das Wachstum der Algen derart gegenüber anderen Bewohnern begünstigen, daß Riffe stark veralgen können und ganz neue Konkurrenzbedingungen entstehen.
Interspezifische Konkurrenz führt also bei festsitzenden Organismen und auch Mikroorganismen oft dazu, daß mosaikartig verteilt relativ einheitliche Populationsbilder entstehen. Aggregationen nach dem Schema der Abb. **5c** sind somit oft die Folge.

2.6.2. Arten mit Eigenbewegung

Bei frei beweglichen Organismen äußern sich interspezifische Konkurrenzbeziehungen etwas anders. Die konkurrenzstärkere Art kann die schwächere Art räumlich wegdrängen oder sie in ihrer Populationsdichte reduzieren, ohne sie völlig verdrängen zu müssen. Es kann zu aktuellen Konkurrenzsituationen um lebensnotwendige Nahrungsgrundlagen oder Raumeinheiten kommen, wie es die Abb. **12** zeigt, wo eine *Rappenantilope* Zebras von einem Wasserloch verdrängt. Solche Konkurrenzen treten auch intraspezifisch auf, doch soll dieser Fall hier nicht untersucht werden. An einem experimentellen Versuchssystem wollen wir die Folgen interspezifischer Konkurrenz für die Populationsdichten der beiden Arten untersuchen:

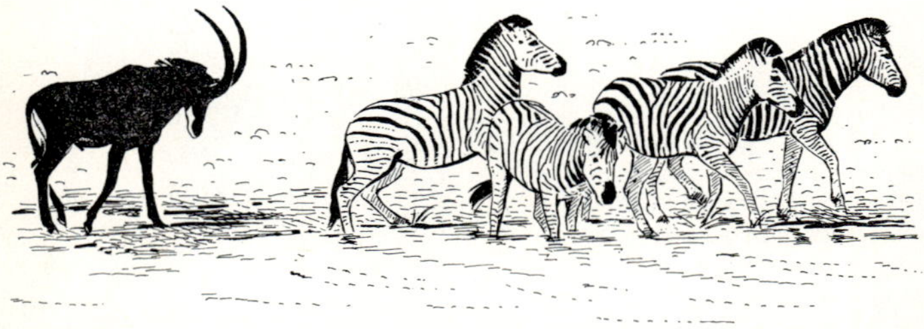

Abb. **12** Männliche Rappenantilope *(Hippotragus niger)* vertreibt eine Gruppe Zebras von einem Wasserloch (nach einer Photographie aus KLINGEL).

Reismehlkäfer der Gattung *Tribolium* können in einem Käfig mit 8 g Mehl gehalten werden, welches alle 30 Tage erneuert wird, indem die Käfer herausgesiebt werden. Ein typischer Lebensablauf sieht etwa so aus: Dauer des Eistadiums 4 Tage, Larvenstadium 18 Tage, Puppenstadium 6 Tage, immatures Adultstadium 6 Tage, matur mehrere hundert Tage. Da die Nahrung, in diesem Fall das Mehl, ständig erneuert wird, wirkt sie nicht limitierend. Diese Tiere zeigen ausgesprochenes Kannibalismusverhalten, indem sowohl die Larven wie die Adulten die Eier und Puppen auffressen. Teilweise greifen sie auch Larven anderer Arten an oder junge Adulte. Wenn nun die beiden Arten *Tribolium castaneum* und *Tribolium confusum* zusammen während 180–1480 Tagen gehalten werden, so bleibt nach einiger Zeit stets nur eine Art übrig. Welche Art das ist, läßt sich fast nie genau vorhersagen, doch ist bei jeder definierten physikalischen Umweltsituation die Wahrscheinlichkeit, welche Art überlebt, vorhersagbar. In der Tab. 3 können die unterschiedlichen Überlebenschancen der beiden Arten in verschiedenen künstlichen Klimaten abgelesen werden.

Tabelle **3** Ergebnisse zwischenartlicher Konkurrenz vom *Tribolium castaneum* und *Tribolium confusum* bei gleicher Stärke der Ausgangspopulationen (nach Park).

Klima	Temperatur in °C	relative Feuchte in %	*Tribolium castaneum* überlebt (%)	*Tribolium confusum* überlebt (%)
heiß-feucht	34	70	100	0
heiß-trocken	34	30	10	90
warm-feucht	29	70	86	14
warm-trocken	29	30	13	87
kühl-feucht	24	70	31	69
kühl-trocken	24	30	0	100

Typische Populationsbilder aus dieser Untersuchung sind in der Abb. **13** gezeigt. Wie man sieht, treten bei der jeweils dominierenden Art Dichteoszillationen auf, die auf das Hinausschießen über die Kapazität K bei der Dichteregulierung zurückzuführen sind.

Von Crombie wurden 1947 zusätzlich noch Konkurrenzuntersuchungen zwischen zwei verschiedenen Gattungen durchgeführt: *Tribolium confusum* und *Oryzaephilus surinamensis* (Getreideplattkäfer). Bei diesem Versuch wurde stets die zweite Art eliminiert. Sobald aber kleine Glasröhrchen im Mehl waren, wurden diese als Unterschlupf von *Oryzaephilus surinamensis* verwendet; und nun überlebten beide Arten (Abb. **14**). Es ist hier also die „komplexere" Umwelt, die das Überleben beider Arten, also eine **Koexistenz** ermöglicht.

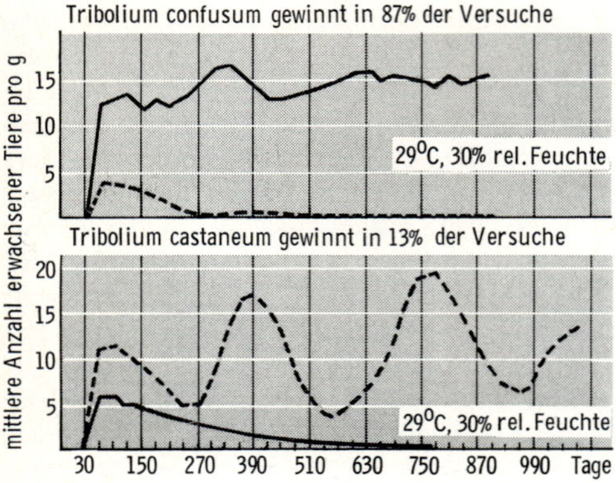

Abb. **13** Konkurrenz zweier Arten des Reismehlkäfers Tribolium. Bei 29 °C und 30% Luftfeuchtigkeit gewann in 87% der Fälle *Tribolium confusum* (typischer Populationsverlauf im oberen Bild), in 13% der Fälle *Tribolium castaneum* (typischer Populationsverlauf im unteren Bild) (nach PARK).

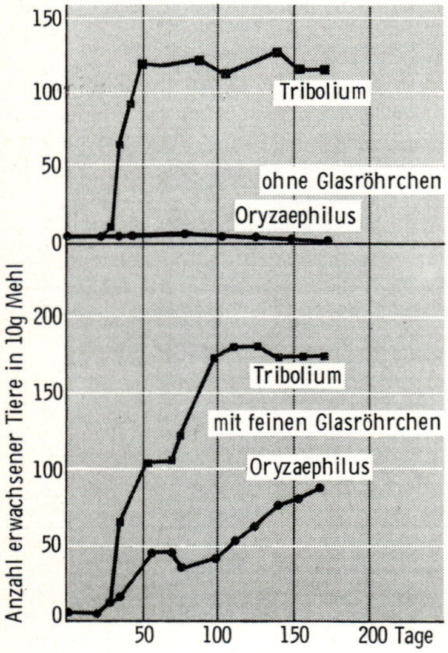

Abb. **14** Konkurrenz zwischen dem Reismehlkäfer *(Tribolium confusum)* und dem Getreideplattkäfer *(Oryzaephilus surinamenis).* Nur wenn sich der schlankere Oryzaephilus in Glasröhrchen verstecken kann, also in einer „komplexeren Umwelt" lebt, kann er überleben (nach CROMBIE).

Wie sieht es nun mit Konkurrenzbeziehungen in einer sehr homogenen Umgebung aus, z. B. im **Pelagial** stehender Gewässer? Die Möglichkeiten zur Nischenbildung für das dort lebende Zooplankton sind begrenzt. Es gibt zwar Formen, die sich an bestimmte Größenbereiche der Futterpartikel angepaßt haben. So bevorzugen Rotatorien eher kleine Flagellaten als Futteralgen, Cladoceren eher größere Grünalgenformen und Diatomeen. Ferner sind manche Formen auch an unterschiedliche Futterkonzentrationen angepaßt und gehen sich so aus dem Wege (vgl. S. 93). Trotzdem finden wir normalerweise im Pelagial eines

Sees eine erhebliche „Nischenüberlappung" bezüglich der Futteransprüche (8). Der Grund, warum Zooplankter mit ganz ähnlichen Ansprüchen, z. B. zwei Arten des Wasserflohs *Daphnia*, koexistieren können, liegt darin, daß sie oft gar nicht bis zur Kapazitätsgrenze heranwachsen. Dort müßte sich sonst eine Art als die konkurrenzfähigere erweisen. Aber auch dann dauert es ja oft noch lange Zeit, bis sich die Konkurrenzsituation wirklich voll auf die Populationsstärken ausgewirkt hat, wie wir schon am Beispiel der Reismehlkäfer gesehen haben. Einerseits ändert sich aber die Futtersituation im See als Folge eines jahreszeitlichen Aspektwechsels ständig, anderseits kann auch der Fischfraß die natürliche Konkurrenzbeziehung stören oder aufschieben. Dies ist in Fällen beobachtet worden, wo Fische bevorzugt die konkurrenzstärkere Daphnienart fraßen. Diese Art wäre unter sonst gleichen Bedingungen einer anderen, schwächeren Art der Gattung *Daphnia* überlegen gewesen. Dadurch, daß sie aber bevorzugt von einem Räuber konsumiert wurde, wurde sie von der anderen Art überflügelt. Wir sehen an diesem Beispiel bereits, daß Konkurrenz- und Räuber-Beute-Beziehungen oft innig verzahnt sind und gemeinsam weitere Koexistenzen erlauben (6).

2.7. Räuber-Beute-Systeme

Unter Räuber-Beute-Systemen verstehen wir alle jene Wechselwirkungen zwischen zwei Populationen, bei denen sich die Vertreter der einen Population von belebter organischer Substanz, eben der „Beute", ernähren. Meist ist damit nur je eine Art gemeint; es kann sich aber auch um eine Artengemeinschaft handeln, so z. B. dann, wenn die Beziehung zwischen Zooplankton und Phytoplankton untersucht wird und dabei die artspezifischen Unterschiede außer acht gelassen werden. Es fallen unter diesen Begriff die Fälle des „klassischen" Räubertums (Löwe – Antilope), aber auch die von Primärkonsumption (Reh – Blattknospen; Maikäfer – Blätter), Parasitismus (Schlupfwespe – Wirtslarve) oder – als eher seltenerer Fall – Carnivorie bei Pflanzen (Sonnentau – Insekten; Pilz – Nematoden). In diesen äußerlich recht verschieden anmutenden Fällen laufen oft formal recht ähnliche Beziehungen ab, was die Gesetze der Dichteänderungen bei den betroffenen Arten anbelangt.
Zunächst muß man sich kritisch fragen, ob einzelne Räuber-Beute-Systeme überhaupt wichtige **Teilsysteme** im Ökosystem sein können, das ja aus einer Vielzahl von Arten besteht, zwischen denen eine große Anzahl von Wechselwirkungen existiert. Es ist ja denkbar, daß bei Wegfall einer Räuber- oder Beuteart sogleich eine andere Art ihre Stelle einnimmt – daß das ganze biozönotische Gleichgewicht also eine Vielzahl von Wechselbeziehungen aufzeigt, die jede Störung auszugleichen vermögen. Teilweise wird eine solche Regulation auch beobachtet, teilweise aber hat die Entfernung einer Art oder die Einbürgerung oder

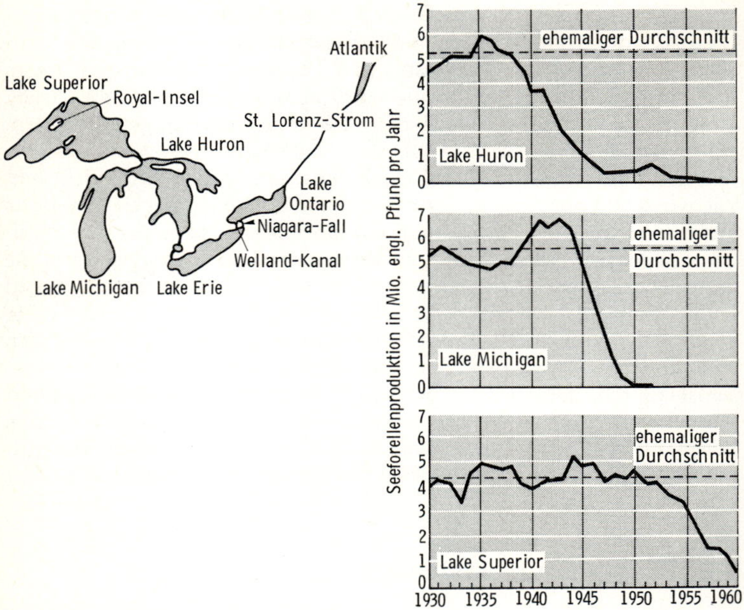

Abb. **15** Folgen der Einwanderung des Meerneunauges für die Seeforellenfischerei in den Großen Seen Nordamerikas. Andere für die Fischerei schädliche Faktoren, wie die Gewässerverunreinigung, dürften von untergeordneter Bedeutung gewesen sein (1 englisches Pfund ca. 454 g) (nach BALDWIN, aus KREBS).

Einwanderung einer Art erhebliche Konsequenzen auf mindestens eine andere Art, teilweise sogar auf den Charakter eines ganzen Ökosystems:

1. Das Meerneunauge (*Petromyzon marinus*, aus der Gruppe der Cyclostomata) lebt an der atlantischen Küste von Europa und Nordamerika und wandert zum Laichen ins Süßwasser. Die Adulten bohren sich in die Seiten von Fischen und saugen sehr stark an ihren Körpersäften. Bis zum letzten Jahrhundert kamen sie nicht in den oberen Großen Seen Nordamerikas vor, weil sie offenbar den Niagarafall nicht emporkamen. 1829 wurde aber der Wellandkanal zwischen dem Ontario- und dem Eriesee gebaut; die Ausbreitungsschranke für dieses Tier fiel weg, und es wurde 1921 im Lake Erie, 1936 im Lake Michigan, 1937 im Lake Huron und 1945 im Lake Superior gesichtet. Die Folge davon war, daß die Produktion an Seeforellen in diesen Seen drastisch abnahm (Abb. **15**).
2. Die amerikanische Citrusindustrie drohte zusammenzubrechen, nachdem um 1870 zufällig aus Australien ein gefährliches Parasit, die Schildlaus *Icerya purchasi*, eingeschleppt worden war. Nachdem

man dann ihren natürlichen Feind, eine Marienkäferart, 1888 auch eingeführt hatte, wurde die Schildlauspopulation innerhalb weniger Jahre wieder auf eine niedrige Dichte reduziert. Da DDT Schildläuse tötet, versuchte man im 20. Jahrhundert, die Schildläuse noch stärker zu bekämpfen. Da aber durch das DDT auch der Räuber in seiner Populationsstärke vermindert wurde, wurde auch das Gleichgewicht zwischen Räuber und Beute gestört, und die Beute, die für die Citrusplantagen gefährliche Schildlaus, wurde wieder häufiger.

Dieses letzte Beispiel – das Anwachsen der Beute nach Reduktion von Räuber und Beute durch DDT – ist nicht mehr unmittelbar anschaulich. Um die Eigenschaften von Räuber-Beute-Beziehungen zu erkennen, muß man daher gewisse Modellvorstellungen entwickeln und dann die Systemeigenschaften des Modells studieren. Dazu müssen wir zunächst einige weitere Beziehungen einführen:

Die Geburtsrate eines Räubers, die wir früher in Gleichung *(6)* mit b bezeichnet haben, wird in vielen Fällen mit zunehmender Beutedichte ansteigen, da die Beute immer einfacher zu finden sein wird. Parallel dazu wird die Sterberate bei der Beute steigen. Die Änderung der Beuteindividuenzahl ist also im Anschluß an *(7)*:

$$\frac{dN_B}{dt} = (b - m) \cdot N_B = (b_B - f_B N_R) \cdot N_B \qquad (16)$$

(Der Index „B“ steht für Beute, der Index „R“ für Räuber; das Einsetzen von $f_B N_R$ anstelle von m heißt, daß wir die Mortalitätsrate der Beute als lineare Funktion der Räuberdichte darstellen.)

Dies ist – das muß man sich stets vor Augen halten – ein Modell, das man sich von der Beeinflussung der Beutepopulation durch die Räuberpopulation machen kann. Man **nimmt an**, daß die Mortalitätsrate der Beute direkt linear proportional der Räuberdichte ist. Für die Dichteänderung des Räubers erhält man anderseits aufgrund einer ähnlichen Überlegung folgende Gleichung:

$$\frac{dN_R}{dt} = (b - m) \cdot N_R = (f_R \cdot N_B - m_R) \cdot N_R \qquad (17)$$

Wir nehmen hier also an, daß die Mortalitätsrate des Räubers nicht von der Beutedichte abhängt, die Geburtsrate aber proportional dieser Dichte ist. Wird die Gleichung *(17)* ausmultipliziert, d. h. die Klammern aufgelöst, so ist das positive Glied proportional dem Produkt aus Räuber- und Beutedichte. Das ist durchaus logisch anschaulich, denn die Anzahl der Begegnungen zwischen Räuber und Beute ist in unserem einfachen Modell gleich dem Produkt dieser beiden Zahlen und entscheidet über das Ansteigen der Räuberpopulation. Formal entspricht diese Beziehung auch dem aus der Chemie bekannten Massenwirkungsgesetz, wonach die Reaktionsgeschwindigkeit nach dem Produkt der Molekülkonzentrationen, die an der Reaktion beteiligt sind, ansteigt.

Die Annahme dieses Modells ist also durchaus „logisch“ begründbar und zugleich sehr einfach.

Die beiden Gleichungen *(16)* und *(17)* stellen zusammen ein Differentialgleichungssystem dar. Umformungen und Integration der Gleichungen führen zur Gleichung *(18)*:

$$m_R \cdot \ln N_B - f_R \cdot N_B + b_B \cdot \ln N_R - f_B \cdot N_R = \text{konstant} \qquad (18)$$

Die Lösung der Gleichung *(18)* führt zu einer Gruppe geschlossener Kurven. Man kann von irgendeiner Anfangsdichte für die Räuber- und die Beutepopulation ausgehen. Stets wird man finden, daß dadurch die Konstanten (m_R, f_R, b_B, f_B) bestimmt sind. Unter Vernachlässigung des Parameters „Zeit“ ist eine solche Lösung für eine bestimmte Kombination in der Abb. **16a** dargestellt. Stets wird die Anzahl Räuber und Beute durchlaufen, wie sie sich bei einem Umlauf im Gegenuhrzeigersinn in

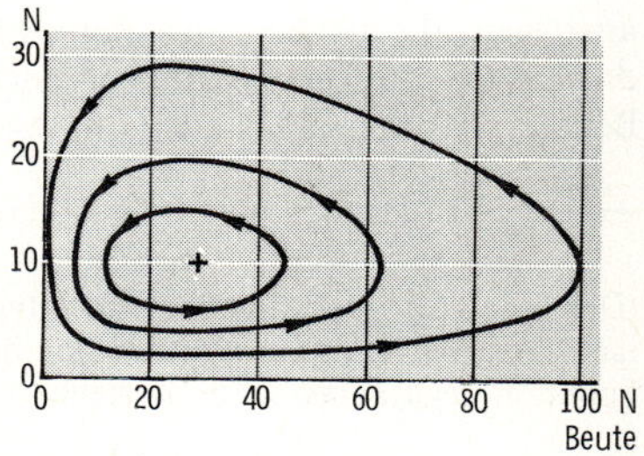

a

Abb. **16** Klassischer Räuber-Beute-Zyklus, wie er formal aufgrund der Lotka-Volterra-Gleichung zustande kommt: **a** Schar geschlossener Kurven der Bedingung $b_B = 1{,}0$, $f_B = 0{,}1$, $m_R = 0{,}5$, $f_R = 0{,}02$, vgl. Gleichung (16) und (17). Der Startpunkt für die beiden Populationen ist nahezu beliebig; stets aber werden dann die Populationsdichten gemäß den angegebenen Bahnen durchlaufen (nach PIELOU). **b** Hier ist die mittlere der in Abb. **a** gezeigten Kurven als Funktion der Zeit aufgetragen. Zu Beginn sind 20 Beutetiere und 4 Räuber vorhanden. Der Gleichgewichtspunkt („+“-Zeichen der Abb. **a**) berechnet sich wie folgt:

$$N_B = \frac{m_R}{f_R} \qquad \text{und} \qquad N_R = \frac{b_B}{f_B}$$

Er hat hier die Werte $N_B = 25$ und $N_R = 10$ (nach KREBS).

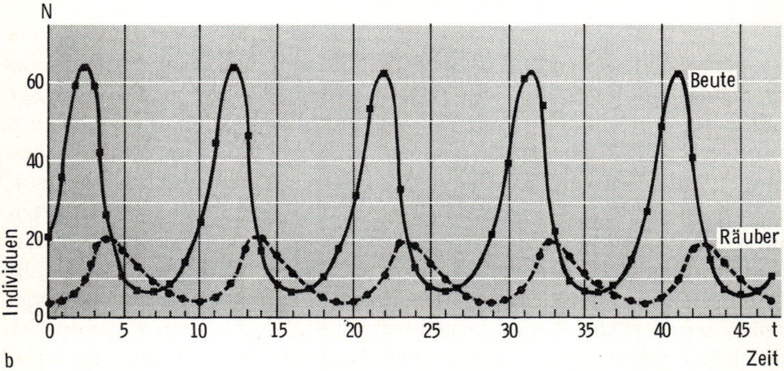

b

der Art der dargestellten Kurven ergeben. Für die mittlere der drei dargestellten Kurven ergibt sich so der in der Abb. **16b** dargestellte Verlauf. Als Anfangsdichte wurden hier 4 Räuber und 20 Beutetiere gewählt. Das charakteristische dieser nach ihren Entdeckern **„Lotka-Volterra-Gleichungen"** genannten Beziehungen ist, daß im Laufe der Zeit die Zahlen für die Räuber und die Beutetiere stets oszillieren, nie konvergieren oder auseinanderlaufen und für jede Anfangsbedingung und gewählte Kombination der Parameter streng deterministisch verlaufen.

Man muß sich aber davor hüten, jede Dichteschwankung zwischen einem Räuber und einer Beute als Lotka-Volterra-Beziehung zu interpretieren. Wir haben am Beispiel der Populationszyklen von Schneehase und Luchs (S. 14), der rhythmischen Schwankungen anderer Nagetiere (S. 16) und auch der Reismehlkäfer (S. 37) gesehen, daß Oszillationen auch durch innerartliche Effekte beim Räuber oder der Beute hervorgerufen werden können.

Wir können jetzt die Frage beantworten, warum nach einem Insektizideinsatz, der wahllos sowohl Räuber- wie Beuteorganismen vernichtet, die Beute sich nachher stark vermehren kann. Die Gleichung *(17)* führt nach Ausmultiplizieren für die Räuber zu einem positiven Glied $N_B \cdot N_R$, das heißt, bei Verminderung beider Populationen auf die Hälfte sinkt dieses Produkt, das zu einem großen Teil die Vermehrungsrate des Räubers wiedergibt, auf ein Viertel. Umgekehrt ist es aber für die Beute (Gleichung *16*): Das Produkt $N_B \cdot N_R$ wird von einer Konstanten abgezogen, in welcher die Individuenzahl nur einfach vorkommt. Die Folge ist, daß der Rückgang in der Vermehrungsrate für die Beute geringer ist als für den Räuber.

Wir sehen also, daß uns solche **Modelle helfen können**, komplexere ökologische Erscheinungen zu verstehen und unter Umständen auch unsere Entscheidungen beeinflussen können. Immer muß man sich aber klarmachen, daß die Beobachtung eines Phänomens, wie dieses DDT-Problems, zwar durch ein solches Modell beschreibbar ist, daß aber auch andere Mechanismen zugrunde liegen können, wie das oben dargelegt wurde. Will man einem Problem wirklich auf den Grund gehen, ist gewöhnlich ein ausführliches Untersuchungsprogramm mit unterschiedlichen Methoden durchzuführen. Gewöhnlich wird man zunächst eine Hypothese erstellen, die man vielleicht auch mathematisch formulieren kann. Dann wird man einen Versuchsplan derart aufstellen, daß das Ergebnis eine Aussage darüber erlauben wird, ob die Hypothese richtig oder falsch, oder aber teilweise richtig ist. Danach kann eine verbesserte Hypothese zu einem nächsten Versuchsplan führen.

Will man prüfen, ob das angegebene formale Lotka-Volterra-Modell natürlichen Populationsschwankungen wirklich zugrunde liegt, kann man mit geeigneten Tieren Populationszyklen im Labor unter möglichst einfachen Bedingungen ablaufen lassen. *Laborpopulationen* haben den Vorteil, daß man die Umweltbedingungen und die Populationsdichte schärfer kennzeichnen kann. Räuber-Beute-Systeme wurden erstmals in dieser Weise und unter diesem Aspekt von GAUSE (1934) mit *Paramecium caudatum* als Beute und *Didinium nasutum* als Räuber, also zwei Ciliatenarten, durchgeführt. In der Abb. **17** erkennt man, daß jeweils schon nach kurzer Zeit entweder die Beute vollständig aufgefressen war und der Räuber anschließend ebenfalls aus Nahrungsmangel zugrunde

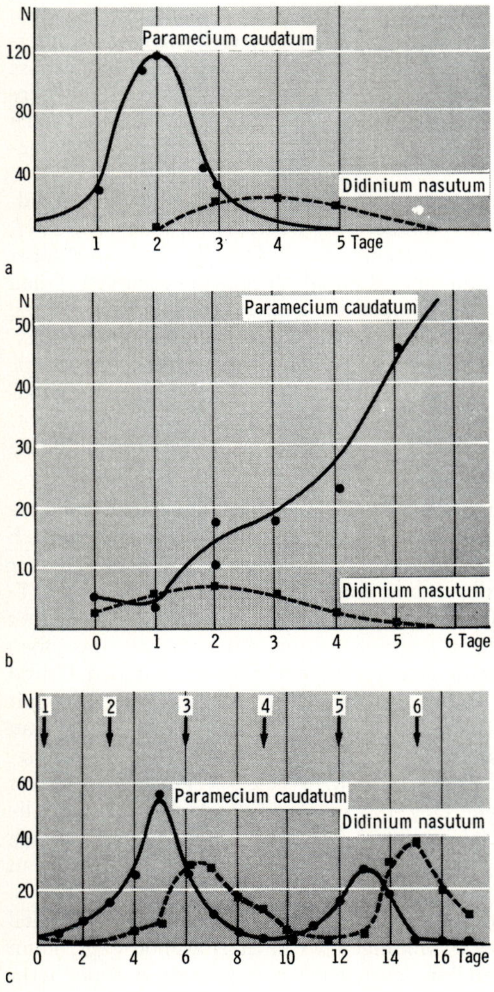

Abb. **17** Ergebnisse experimenteller Räuber-Beute-Experimente mit den beiden Ciliaten *Paramecium caudatum* (Beute) und *Didinium nasutum* (Räuber) bei drei unterschiedlichen Bedingungen: **a** Ohne Sediment. **b** Mit Sediment. Ein Teil der Parameciumpopulation überlebt und entwickelt sich nach dem Aussterben des Räubers exponentiell. **c** Ohne Sediment, aber mit Zugabe von einem Paramecium und einem Didinium an jedem 3. Tag (Simulation einer Einwanderung). Nur in diesem Fall läßt sich ein Räuber-Beute-Zyklus stabilisieren (nach GAUSE).

ging (**a**), oder aber die Beute sich verstecken konnte und der Räuber dann starb (**b**). Eine einigermaßen stabile Situation wurde nur erreicht, wenn Räuber und Beute regelmäßig in das System eingeführt wurden (**c**). Andere Räuber-Beute-Systeme im Labormaßstab, etwa mit zwei Milben, konnten längere Zeit stabil gehalten werden, schließlich aber starben die Arten auch dort aus (9). Wäre die Lotka-Volterra-Beziehung völlig richtig, dürfte das nicht der Fall sein. Die zyklischen Schwankungen vieler Laborpopulationen zeigen aber, daß der Grundansatz richtig ist. Will man die Lotka-Volterra-Beziehung nach solchen Erkenntnissen verfeinern, sind bald aufwendige mathematische Verfahren notwendig. Wir wollen uns daher hier nur einige anschauliche Modellvorstellungen machen, die vollends genügen, um zu verstehen, in welchen Punkten das einfache Modell abgewandelt werden muß: Der streng lineare Ansatz in den Differentialgleichungen *(16)* und *(17)* ist nicht richtig. Bei sehr geringen Populationsdichten liegen in der Natur fast immer etwas abweichende Funktionen zugrunde. Die allerletzten Beutetiere zum Beispiel können sich oft wie im Paramecium-Beispiel verstecken und bilden ein **Reservoir** für ein Wiederanwachsen der Population, wenn die Räuberdichte zurückgegangen ist. Der Räuber wird in der Natur auch selten aussterben, wie im Experiment der Abb. **17b**, sondern abwandern oder auf eine andere Beute umsteigen. Auch weiß man, daß sich viele Räuber eine obere Grenze setzen, über die hinaus sie sich nicht vermehren, beispielsweise indem die Einzeltiere gegeneinander **Territorien** errichten. Auf diese Weise werden Räuber-Beute-Zyklen oft schon stabilisiert. Auch die Anzahl möglicher **Begegnungen pro Zeiteinheit** ist eine wichtige Größe: Das geschilderte *Didinium-Paramecium*-System wird z. B. stabiler, wenn das Wasservolumen im Vergleich zur Populationsgröße vergrößert wird oder wenn die Wasserviskosität durch Zugabe von Methylcellulose erhöht wird (11).

Es gibt noch ganz andere und äußerst schwer vorhersehbare Abweichungen von diesem einfachen Modell. Wird die Hausfliege *Musca domestica* mit einer parasitischen Wespe (*Nasonia vitripennis*) zusammengehalten, so kann man beobachten, daß schon innerhalb von nur etwa 20 Generationen **evolutionäre Prozesse** ablaufen: Der Wirt wird resistenter gegenüber der Wespe und diese damit weniger virulent gegenüber ihrem Wirt. Auf die sehr schwierige Wechselbeziehung zwischen ökologischen Beziehungen und genetischer Variabilität gehen wir im Kap. 2.9. noch kurz ein.

2.8. Deterministische und stochastische Interaktionsmodelle

Die bisher vorgestellten mathematischen Beschreibungen haben oftmals nur ungenau die experimentell oder im Freiland ermittelten Ergebnisse wiedergespiegelt. Das hängt zu einem guten Teil damit zusammen, daß sie die vielgestaltige Variabilität der Natur außer acht lassen. Viele Erscheinungen, die alle mehr oder weniger den Zufallsgesetzen gehorchen, sind ja in Wirklichkeit typisch für die Natur:

1. Die **Dichteverteilung** der Individuen einer Art ist nicht gleichmäßig, sondern zeigt Areale höherer und geringerer Dichte.
2. Die **abiotische Umwelt** wirkt nicht genau vorhersehbar; extreme Witterungsbedingungen treten oft nach Zufallsgesetzen auf.
3. Die verschiedenen Individuen einer Population **reagieren unterschiedlich.** Namentlich bei geringen Populationsgrößen können rein zufällig überdurchschnittlich viele Vertreter vorhanden sein, die relativ langsam wachsen oder relativ viele Jungen gebären usw.

Man muß somit in sämtliche Wachstumsgesetze eine statistische Unsicherheit einbauen. Nehmen wir an, daß in unserem einfachen Modell der Gleichung *(7)*

$$\frac{dN}{dt} = (b - m) \cdot N$$

das b den Wert 0,5 habe. Das m habe den Wert 0, das heißt, wir nehmen eine Kultur von sich teilenden Zellen an (Bakterien, Algen, Hefen), bei denen kein Zelltod auftreten soll. Unser bisheriges **deterministisches Modell** besagt dann, daß die Population nach der Formel

$$\frac{dN}{dt} = b \cdot N \text{ oder } N_t = N_0 \cdot e^{bt} = N_0 \cdot e^{0,5t}$$

wächst. Da $e^{0,5} = 1{,}649$, entwickelt sich eine Population mit $N_0 = 5000$ wie folgt im Abstand von jeweils $1 \cdot t$:

5000	8244	13 591	22 408	36 912	60 912

Geht man jetzt von immer kleineren Anfangsdichten aus, so ist gar nicht mehr sicher, daß man gerade durchschnittlich aktive Tiere vor sich hat. Es kann sein, daß rein zufällig in der ersten Zeitspanne (von t_o bis t_1) unterdurchschnittlich viele Reproduktionen vorkommen, in der nächsten immer noch zu wenige oder aber auch mehr als dem Durchschnitt entsprechen würde. Bei einer Anfangspopulation von $N_o = 5$ kann in der Zeit t_1 ja wegen der Ganzheit der Individuen auch gar nicht der Mittelwert von 8,244 auftreten. Es werden also 8 oder 9 Individuen vorliegen, vielleicht aber auch nur 7 oder gar 10. Um die Zahlenentwicklung etwas realistischer durchzuführen, geht man daher von folgendem **stochastischen** Modellansatz (oder Wahrscheinlichkeitsansatz) aus, den wir hier etwas vereinfachen und nicht voll begründen können: Die Wahrscheinlichkeit, daß ein Individuum sich im nächsten kurzen Zeitintervall dt teilt, ist $b \cdot dt$. Um das einzusehen, gehen wir von dem oben erwähnten Beispiel aus mit $N_o = 5$ und $b = 0{,}5$. Nach der Zeiteinheit 1 finden wir dann

$$N_1 = N_0 \cdot e^{bt} = 5 \cdot e^{0,5 \cdot 1} = 8{,}244$$

Individuen, also volle Übereinstimmung mit unserem deterministischen Modell. Innerhalb einer Zeiteinheit ist die Wahrscheinlichkeit, sich nicht zu reproduzieren = e^{-b} = 0,6065, die Wahrscheinlichkeit für eine mindestens einmalige Teilung = $(1 \cdot 0 - e^{-b})$ = 0,3935. (Auch dies können wir im einzelnen hier nicht herleiten.) Mit einer Wahrscheinlichkeit von $(0{,}6065)^5 = 0{,}0821$ besteht nach unseren Annahmen jetzt die Möglichkeit, daß innerhalb der Zeitspanne $(t_0 \ldots t_1)$ überhaupt keine Vermehrung auftritt. Generell läßt sich für jede Größe N nach der Zeiteinheit 1 die Wahrscheinlichkeit berechnen, mit der sie auftreten wird. Diese Wahrscheinlichkeit p ist für eine Ausgangspopulation N_0 und eine Geburtsrate b nach einer Zeiteinheit $(1 \cdot t)$:

$$p_N = \binom{N-1}{N_0-1} \cdot e^{-b \cdot N_0} \cdot \left(1 - e^{-b}\right)^{N-N_0} \qquad (19)$$

$\binom{N-1}{N_0-1}$ wird gelesen als „N minus 1 über N_0 minus 1" und ist ein sogenannter Binomialkoeffizient, der sich nach folgender Formel berechnet:

$$\frac{(N-1)\,(N-2)\,(N-3)\ldots(N-N_0+1)}{(N_0-1)\,(N_0-2)\,(N_0-3)\ldots 1}$$

Setzt man unterschiedliche Werte von N (beginnend mit N = 5, da dies die niedrigst mögliche Dichte ist) in die obige Formel ein, so erhält man zur Zeit t = 1 die in der Abb. **18** eingetragenen und aufgezeichneten Wahrscheinlichkeitswerte. Der Mittelwert berechnet sich (wieder ohne Herleitung) zu $N_{mittel} = N_o \cdot e^b = 8{,}24$, also in Übereinstimmung mit unserem früheren deterministischen Modell. Auch das stochastische Modell spiegelt die natürlichen Verhältnisse nicht genau wieder. So ist es biologisch unmöglich, daß schon in der Zeit t_1 sehr hohe Werte auftreten (z. B. über 15), obwohl unser Modell auch hierfür noch eine Wahrscheinlichkeit von 0,0081 berechnen läßt. In einer leicht erweiterten Form läßt die Formel *(19)* auch die Wahrscheinlichkeitsverteilung für jede beliebige Zeit t berechnen. Es zeigt sich dann, daß die Wahrscheinlichkeiten, wie sie in der Abb. **18** aufgezeichnet sind, zunehmend breiter verteilt werden, das heißt, die Varianz der Verteilung oder die Unsicherheit der Vorhersagbarkeit der Populationsstärke nimmt im Laufe der Zeit ständig zu. So können wir für dieses Beispiel noch sagen, daß im Zeitpunkt t = 1 mit einer Wahrscheinlichkeit von über 52,7% einer der drei Werte 6, 7 oder 8 auftreten wird. Solche Aussagen werden zunehmend unsicherer. Es ist also nicht so, daß bei Zukunftsvoraussagen die Kurve einfach um die deterministisch berechnete Kurve „auf und ab pendelt", sondern es können, wie dies in der Abb. **19** an einem konkreten durchgerechneten Beispiel dargestellt ist, zunehmend größere Abweichungen auftreten. Nur eine Vielzahl derart berechneter Kurven

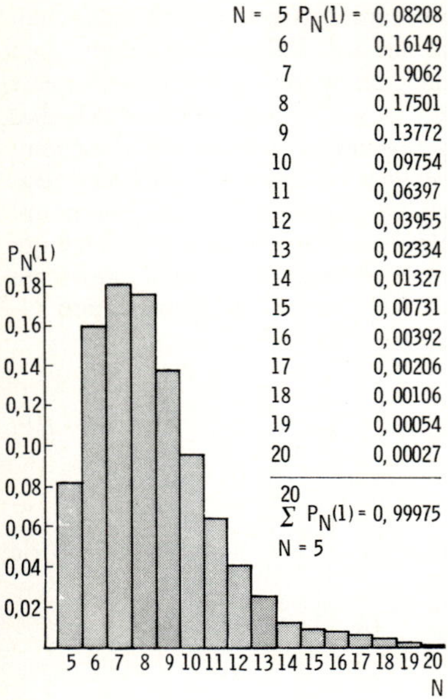

Abb. **18** Wahrscheinlichkeitsverteilung der Populationsgröße zur Zeit t = 1 bei einem reinen Reproduktionsprozeß mit den Größen b = 0,5 und N_0 = 5. Vgl. Gl. (*19*).

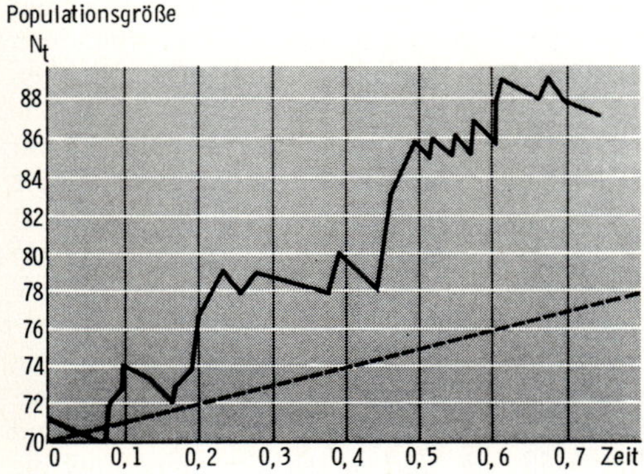

Abb. **19** Stochastische Version der logistischen Wachstumsfunktion. Die gestrichelte Linie gibt die entsprechende deterministische Funktion wieder; sie erscheint annähernd linear, da nur ein kleiner Ausschnitt dargestellt ist (nach PIELOU).

nähert sich im Mittel wieder dem deterministisch berechneten Verlauf an. Grundsätzlich andere Kurven treten allerdings dann auf, wenn sich die Umwelt sukzessive in einer Richtung verändert, so daß sich z. B. die Vermehrungsrate ändert. Hierin liegt also eine zusätzliche Komponente der Unsicherheit. Es ist dies einer der Gründe, warum prognostische Voraussagen im Bereich der Humanökologie (Bevölkerungsentwicklung usw.) oft so stark von der später eintretenden tatsächlichen Entwicklung abweichen, wenn Aussagen, die eigentlich nur auf stochastischer Basis zuläßig sind, in deterministische Modelle eingebaut werden. Es gibt auch Organismen, die „zufällig" in einem Jahr eine hohe Produktion zeigen, in einem anderen eine niedrige. Die **Samenproduktion vieler unserer Waldbäume** ist ein besonders deutliches Beispiel dafür. Samenfreßende Konsumenten können sich nicht auf eine reichhaltige Nahrung einstellen, da diese relativ plötzlich und unerwartet erscheint. Das ist einerseits ein Überlebensvorteil der Waldbäume selbst, indirekt aber auch wieder der Konsumenten, weil sie ihre Nahrungsgrundlage nicht zerstören können. Stochastische Produktionsschwankungen können also auch in individuenreichen Populationssystemen auftreten und eine stabilisierende Systemeigenschaft darstellen.

Eine höchst wichtige Konsequenz des stochastischen Charakters einer jeden Populationsentwicklung ist die, daß die Schwankungen so stark werden können, daß die Population **rein zufällig ausstirbt.** Diese Gefahr ist vor allem bei kleinen Populationen relativ hoch. Wenn die Geburts- und Mortalitätsraten bekannt sind, läßt sich sogar exakt die Wahrscheinlichkeit berechnen, mit der die Population irgendwann einmal aussterben wird, und zwar mit Hilfe der folgenden Formel:

$$p_{\text{Aussterben}} = \left(\frac{m}{b}\right)^{N_0} \qquad (20)$$

(m = Mortalitätsrate, b = Geburtsrate, N_0 = Anfangspopulation)

Falls die Mortalitätsrate m größer oder gleich der Geburtsrate ist, wird die Population mit 100%iger Sicherheit irgenwann einmal aussterben, wenn nur die Beobachtungszeit lange genug dauert, d. h. $p_{\text{Aussterben}}(t \to \infty) = 1$. Natürlich ist die mittlere Zeit bis zum Aussterben umso kürzer, je mehr m über b liegt. Aber auch dann, wenn $b > m$ ist, wird die Population mit einer bestimmten Wahrscheinlichkeit irgendwann einmal aussterben. Wir nehmen hier der Illustration halber zwei Fälle an: Im Fall 1 ist b = 0,55 und m = 0,45, im Fall 2 ist b = 0,667 und m = 0,333. Wenn die Anfangsdichte (N_0) die in Tab. **4** angegebenen Werte annimmt, kann man für die beiden genannten Fälle die hier zusammengestellten Wahrscheinlichkeiten dafür berechnen, daß die Population irgendwann einmal ausstirbt.

Gerade für sehr kleine **Pionierpopulationen** ist also die Gefahr des Aussterbens recht hoch. Nur wenn $b > m$ ist, also bei positiver Zuwachsrate, besteht für die Population eine bestimmte Wahrscheinlichkeit (keine Sicherheit!), daß sie (theoretisch) unendlich lange bestehen bleibt.

Die Berechnung von Interaktionen natürlicher Populationen aufgrund eines derartigen Ansatzes sind recht kompliziert. Wir wollen hier nur je ein Beispiel für ein **Konkurrenzmodell** und ein **Räuber-Beute-Modell** untersuchen und abschätzen, inwieweit jetzt realistischere Aussagen möglich sind.

Tabelle **4** Wahrscheinlichkeitswerte für das Aussterben einer Modellpopulation mit unterschiedlichen Werten für b und m.

N_0	p (b = 0,55 und m = 0,45)	p (b = 0,667 und m = 0,333)
1	0,818182	0,500000
2	0,669421	0,250000
3	0,547708	0,125000
4	0,448125	0,062500
5	0,366648	0,031250
10	0,134431	0,000977
20	0,018072	0,000001
50	0,000044	$0{,}889 \cdot 10^{-15}$
100	0,000000002	$0{,}789 \cdot 10^{-30}$

Wir haben in der Tab. **3** (S. 37) gesehen, daß für die beiden Käferarten, *Tribolium castaneum* und *Tribolium confusum,* bestimmte Wahrscheinlichkeiten für das Überleben der einen oder anderen Art gefunden wurden. Ein solches Wahrscheinlichkeitsergebnis ist deterministisch überhaupt nicht erklärbar. Ein stochastischer Modellansatz, der wie im oben (Tab. **4**) durchgerechneten Beispiel auch die Anfangsdichten der beiden Arten berücksichtigt, zeigt, daß diese N_0-Werte ebenfalls über das Überleben mitbestimmen.

Das Modell, das wir hier zugrunde legen, ist das sogenannte Leslie-Gower-Modell in seiner stochastischen Version, ein Konkurrenzmodell mit diskreten Zeitintervallen (im Anschluß an Leslie u. Gower [1958] und Leslie u. Mitarb. [1968]). Aufgrund von experimentellen Befunden müssen für dieses Modell insgesamt 8 Konstanten angenommen und verrechnet werden. Für die spezielle experimentelle Situation wurden dann für unterschiedliche Anfangsdichten (zwischen 4 und 64 Individuen) die in Tab. **5** zusammengestellten Wahrscheinlichkeiten für das Überleben von *Tribolium castaneum* berechnet. (Die Überlebens-

Tabelle **5** Berechnete Überlebenswahrscheinlichkeit von *Tribolium castaneum* für unterschiedliche Anfangsdichten; in Klammern die unter experimentellen Bedingungen tatsächlich überlebende Art mit Angabe der Anzahl der Tage bis zum völligen Aussterben der unterlegenen Art. 29 °C, 70% rel. Feuchte. (Zusammengestellt nach Leslie u. Mitarb. 1968).

Anfangsdichte von *Tribolium confusum*	Anfangsdichte von *Tribolium castaneum* *4*	*8*	*16*
8	0,90 (cast. 690)	0,98 (cast. 480)	1,00 (cast. 510)
16	0,67 (cast. 900)	0,97 (cast. 660)	1,00 (cast. 600)
32	0,33 (?)	0,92 (cast. 810)	1,00 (cast. 570)
64	0,05 (conf. 510)	0,32 (conf. 510)	1,00 (cast. 570)

wahrscheinlichkeit für *Tribolium confusum* ist jeweils die Differenz zu 1.) Die im experimentellen Befund (je 1 Experiment pro Kombination) tatsächlich ausgestorbene Art ist in Klammern zusammen mit der Anzahl der Tage bis zum Aussterben angegeben. Wie man sieht, ist dort, wo die Wahrscheinlichkeit für das Überleben für *Tribolium castaneum* über 0,50 ist, tatsächlich auch diese Art dominant und umgekehrt. Die geringe Anzahl der Versuche läßt allerdings noch keine sichere Schlußfolgerung über die Güte des Modells zu. Jedenfalls – das zeigen auch Modellrechnungen – ist das Ergebnis bei stark einseitiger Ausgangssituation praktisch deterministisch.

Auch für die Analyse von Räuber-Beute-Beziehungen ist das Lotka-Volterra-Modell namentlich für kleine Populationsdichten ungeeignet, weil es die Zufallsschwankungen beider Arten, und damit auch das zufällige Aussterben des Räubers oder der Beute nicht berücksichtigt. Man kann auch hier aufgrund der Eigenschaften der beiden Populationen berechnen, mit welcher Wahrscheinlichkeit eine davon ausstirbt. Wenn man zusätzlich im Modell berücksichtigt, daß eine gewisse Teilgröße der Beutepopulation für den Räuber unangreifbar ist, weil es zum Beispiel für diesen Teil genügend Versteckmöglichkeiten gibt oder weil die letzten Beutetiere generell sehr schwer auffindbar sind, so besagt das Modell bereits, daß dann neben der Beutepopulation auch die Räuberpopulation im Durchschnitt am längsten überleben kann. Wir können davon ausgehen, daß wir mit einem solchen Modell schon recht nahe an die Wirklichkeit herankommen. Auf diesem Gebiet sind aber gerade noch sehr viele **kombinierte** Untersuchungen nötig, die sowohl den theoretischen Aspekt wie den experimentellen Ansatz optimal aufeinander abstimmen und damit zu optimalen Funktionsmodellen führen (2–6).

Stochastische Modelle sind unanschaulich, denn Wahrscheinlichkeitsprozesse werden durch unsere „Welterfahrung“ nicht unmittelbar wahrgenommen und als solche erkannt. Für einstufige Wahrscheinlichkeitsprozesse gibt es zwar noch gewisse Erfahrungsgrundlagen (Würfel, Lotto); um mehrstufige Prozesse aber wirklich zu erleben, müssen wir zu **Simulationsspielen** greifen (1). Eines der einfachst möglichen Spiele zur Simulation stochastisch fluktuierender Räuber-Beute-Beziehungen ist das folgende:

Wir mischen in einem Becher (= Biotop) 10 rote Kugeln (= Räuberart) und 10 grüne Kugeln (= Beuteart). Die total 20 Individuen treffen nach zufälligen Begegnungen aufeinander: Trifft ein Räuber eine Beute, verzehrt er sie und kann sich vermehren. Treffen zwei Räuber aufeinander, haben sie keine Beute gefunden und verhungern. Treffen zwei Beutetiere aufeinander, sind sie dem Räuber entgangen und vermehren sich. Wir spielen nun verschiedene Simulationen für unterschiedliche Vermehrungsraten durch:

Fall 1: Zusammentreffen von 2 x grün: 1 x grün dazu,
Zusammentreffen von 1 x grün + 1 x rot: 2 x rot dazu, grün weg.

Fall 2: Zusammentreffen von 2 x grün: 1 x grün dazu,
Zusammentreffen von 1 x grün + 1 x rot: 1 x rot dazu, grün weg.

Fall 3: Zusammentreffen von 2 x grün: 4 x grün dazu,
Zusammentreffen von 1 x grün + 1 x rot: 1 x rot dazu, grün weg.

Fall 4: wie Fall 3, aber die maximale Beutetierzahl kann wegen begrenzter Nahrung nicht über 20 ansteigen, jedes darüber hinaus geborene Individuum würde sofort wieder sterben.

Fall 5: wie Fall 2, aber die Beutezahl fällt nicht unter 5 (dank Versteckmöglichkeiten).

Zusammentreffen von 2 × rot führt in allen Fällen zur Elimination dieser beiden Kugeln.
Die zufällige Begegnung simulieren wir so, daß wir, ohne hinzusehen, zwei Kugeln aus dem Becher herausnehmen und den Becher nach jedem Begegnungsprozeß wieder mischen.

2.9. Komplexe Populationssysteme

Unsere Beispiele, Analysen und Modelle beruhten bisher weitgehend auf stark vereinfachten Laborsystemen und auf theoretischen Überlegungen. Ferner haben wir meistens nur zweiartige Systeme untersucht. Die tatsächliche Komplexität und Vielfalt der in der Natur angetroffenen Beziehungen soll nun im folgenden angedeutet werden (6, 7, 9). Eine allgemeine Theorie über die Wechselwirkungen zwischen Populationen besteht noch nicht.

Natürliche Populationen stehen unter dem Einfluß der abiotischen Umwelt und sind ihr in ihrer Entwicklung mehr oder weniger ausgesetzt. Sie stehen aber auch in Wechselwirkung mit meist mehreren anderen Organismenpopulationen. Die Wirkung relativ extremer Umweltsituationen tritt für viele Populationen abrupt – nicht einprogrammierbar – auf: Ein wolkenbruchartiger Regen über einer Wiese kann den Bestand einer Grillenpopulation unvorhergesehen und drastisch verringern. Auch besonders trockene Sommer, extreme Winter oder in Fließgewässern ein Hochwasser wirken auf viele Arten stark dezimierend. Anderseits treten oft auch ungewöhnlich gute Entwicklungsbedingungen unvorhergesehen auf. Dieses zufällige Fluktuieren der Individuendichte einer Pflanze oder eines Tieres machen es einem potentiellen Räuber schwer, sich anzupassen: Er kann sich bei reicher Beutepopulation nicht rasch genug vermehren, bei geringer gerät er leicht in Nahrungsnot.
Gegenüber dieser **exogenen Stochastik** beobachtet man bei mehrjährigen Organismen oftmals das Auftreten einer **endogenen Stochastik.** Die „unverhoffte“ Samenproduktion mancher Waldbäume, die bei Buchen etwa alle 2–5 Jahre, bei Eichen etwa alle 3–15 Jahre zu hohen Samenerträgen führt, wurde schon erwähnt. Tiere, die sich von Eicheln und Bucheckern ernähren, wie z. B. die Schweine, können sich nicht darauf einstellen; aber auch die Jungpflanzen sprießen danach gemeinsam in großer Zahl und können in diesem gefährdeten Stadium nicht durch Rehe und andere Konsumenten gänzlich eliminiert werden. In Nordamerika gibt es Zikaden, die nur alle 13–17 Jahre beobachtet werden, deren Erscheinen damit für einen potentiellen Feind ebenfalls überraschend kommt.

Die **Wirkung eines Räubers** auf seine Beute kann recht verschieden ausfallen: Ein Fisch, der sich von Plankton ernährt, wirkt anders auf seine Beute ein, als ein kleiner Parasit auf seinen Säugerwirt, auch wenn wir beide Fälle als „Räuber-Beute-Systeme" betrachten können. Der Fisch hat einen geringeren Stoffumsatz und eine geringere Wachstumsrate als Plankton (vgl. Kap. 2.1.2. und 3.2.), kann also dessen starken Abundanzschwankungen in seinem Bestand nicht folgen. Anderseits ist der Parasit durch seine Kleinheit und damit durch seinen intensiven Stoffwechsel durchaus in der Lage, die Geschwindigkeit der Populationsentwicklung seines Wirtes nachzuvollziehen. In beiden Fällen müssen die Populationsdichten von Räuber und Beute irgendwie reguliert werden. Im Falle des Parasiten vermehrt sich dieser oftmals bei steigender Populationsdichte der Beute; er schädigt diese dann so stark, daß ihre Dichte drastisch zurückgeht. So kommen Epidemien zustande. Anders verlaufen Beziehungen bei den oft wenig spezialisierten großen Räubern: Wird eine Nahrungsgrundlage knapp, so kann er oft auf eine andere Nahrung ausweichen. Die planktonfressenden Fische können dann zu einer Ernährung durch Bodentiere übergehen. Auch ist bei relativ großen Räubern oft leicht ein Auswandern in andere, nahrungsreiche Gegenden möglich (4, 11).

Bei spezialisierten Räuber-Beute-Systemen mit einer Fixierung des Räubers auf eine bestimmte Beuteart, können die Dichten beider Arten, wie wir schon oben gesehen haben, mehr oder weniger regelmäßige Oszillationen zeigen. Oder aber die Populationsdichten zeigen eine kurze, gedämpfte Schwingung, d. h. nach einem anfänglichen starken Anstieg und anschließendem Zusammenbruch der Räuberpopulation pendelt sich die Räuberdichte auf niedere Werte ein. Diesem Populationsverlauf können verschiedene Ursachen zugrunde liegen, wie die beiden folgenden Beispiele zeigen:

1. Die Johanniskrautart *Hypericum perforatum* wurde von Europa nach Amerika verschleppt und breitete sich zu Beginn des 20. Jahrhunderts in den westlichen USA stark aus. Der eingeführte Blattkäfer *Chrysolina quadrigemina* erreichte, daß der Bestand wieder zu über 99% zurückging und damit auf einem erträglichen Ausmaß stehen blieb. Die überlebenden Pflanzen lebten vorwiegend in beschatteten Gebieten, die dem Käfer nicht zusagten. Hier bildeten sie offenbar eine sichere Restpopulation ähnlich dem früher (Kap. 2.6.) beschriebenen experimentellen System des Käfers Tribolium und des Käfers *Oryzaephilus* mit seinem Glasröhrenversteck.
2. Die Tannenlaus *Adelges piceae* saugt Säfte an bestimmten Tannenarten *(Abies)*. In Mitteleuropa ernähren sich etwa ein Dutzend Raubinsektenarten von der Tannenlaus, regulieren aber nicht eigentlich ihren Bestand. Die Dichteregulation stellt sich vielmehr aufgrund der Wechselwirkung zwischen Tanne und Tannenlaus ein: Die Tannenläuse können innerhalb von 4–5 Jahren von einer geringen Dichte

auf eine sehr große Dichte anwachsen, doch bildet unsere Weißtanne *(Abies alba)* dann eine Gegenreaktion in Form einer Nekrosebildung im Rindenparenchym, was die Parasitenzahl wieder stark abfallen läßt. Die Tannenlaus *Adelges piceae* wurde zu Beginn des 20. Jahrhunderts nach Nordamerika verschleppt und richtete an den dort ansässigen *Abies*arten große Schäden an. Diese konnten keine Nekrosebildung zur Eindämmung der Tannenlaus herbeiführen und auch die nachträgliche Einführung der erwähnten Raubinsekten führte keine Dichtestabilisierung herbei. In der europäischen Biozönose haben sich Tanne und Tannenlaus aufeinander eingespielt; sie können beide nebeneinander leben. Man spricht von einer **Coevolution:** *Abies*formen, die die Fähigkeit zur Nekrosebildung hatten, wurden selektiv begünstigt. In Nordamerika sind solche Formen aber nicht entstanden, weil kein Selektionsdruck von Seiten der Tannenläuse bestand (10, 12).

Im Beispiel 1 ist die Beuteart somit auf eine Randzone zurückgedrängt worden, im Beispiel 2 ist eine spezielle genetische Konstitution herausselektioniert worden. Wir sehen an diesen Beispielen, daß erstens eine Einbürgerung, wie sie heute absichtlich oder zufällig durch den Menschen immer wieder durchgeführt wird, zu starken ökologischen Störungen führen kann, denen man dann oft im Sinne einer reinen Symptombekämpfung mit Insektiziden und dergleichen zu Leibe rückt, damit aber wieder andere ökologische Belastungen herbeiführt (Kap. 5.3.); zweitens wird auch deutlich, daß in mehrartigen Systemen oft ein „Schlüsselfaktor" (vgl. Kap. 4.4.) – z. B. die richtige Einspielung zwischen Tanne und Tannenlaus – Populationsdichten reguliert. Die Raubinsekten spielten hier eine untergeordnete Rolle und übten jedenfalls keine Kontrollwirkung aus.

Wie rasch können sich nun solche Räuber-Beute-Beziehungen, die evolutive Aspekte beinhalten, entwickeln? Über die experimentelle Untersuchung einer Beziehung zwischen der Hausfliege und einer parasitischen Wespe während 20 Generationen wurde schon berichtet (Kap. 2.7.). Hier sei noch ein Beispiel eines Gleichgewichts zwischen einer Pflanze und einem Primärkonsumenten erwähnt: Die Nacktschnecke *Ariolimax columbianus* ernährt sich im Westen der USA von der Pflanze *Asarum caudatum,* die in zwei Ausprägungen auftritt: in einer für die Schnecken eßbaren Form und in einer ungenießbaren Form. Tritt kein Schneckenfraß im Versuchsfeld auf, so entwickelt sich die eßbare Form stärker. Bei Gegenwart einer Schneckenpopulation entwickelt sich die nichteßbare Form stärker. Eine ähnliche Beziehung besteht zwischen den Pflanzenarten *Rumex obtusifolius* und *Rumex crispus* sowie dem Käfer *Gastrophysa viridula.* Grundsätzlich kann ein solches Phänomen zu einem zyklischen Variieren der beiden Populationsdichten führen, oder aber zu einem konstanten Gleichgewicht. Ferner ist natürlich die mittlere Generationszeit der beiden beteiligten Arten eine wichtige Größe, die die Geschwindigkeit und die Art der Anpassung bestimmt. Weiter dürfte bei zwei distinkten Formen, wie im Falle von *Asarum,* ein Gleichgewicht rascher erreicht sein, als wenn ein polygener Merkmalskomplex vorliegt, aus dem allmählich eine bestimmte Merkmalseigenschaft herausselektioniert werden muß, wie bei *Abies.*

Das Beispiel mit den Schnecken führt uns auf ein allgemeineres Problem: Bei vielen Pflanzen findet man **„sekundäre Pflanzenstoffe"**, wie Alkaloide, Terpenoide und Phenole, die im allgemeinen für die Tiere giftig sind. Teilweise scheint es sich einfach um „Abfallprodukte" im Stoffwechsel der Pflanze zu handeln, teilweise aber ist ihre Bildung sicher evolutiv gefördert worden, da sie der Pflanze einen gewissen Schutz vor Fraß verleihen. In solchen Fällen hat sich aber oft irgendein Spezialist derart angepaßt, daß er diese sonst giftige Verbindung ausscheiden, abbauen oder gefahrlos speichern kann. Die Speicherung, die relativ häufig auftritt, hat sogar noch einen weiteren Vorteil: Der Pflanzenfresser ist nun seinerseits bis zu einem gewissen Grad vor Räubern geschützt, da er nun auch giftig ist. So ernähren sich manche Schmetterlingsraupen von den giftigen Nachtschattengewächsen, den Osterluzeigewächsen, Wolfsmilchgewächsen oder den Tabakpflanzen und werden durch die aufgenommenen Giftstoffe selbst giftig. Da gerade in diesen Fällen das Gift oft gespeichert wird, kann es auch später im fertigen Schmetterling, der diese Pflanze gar nicht mehr frißt, noch giftig für potentielle Räuber wirken, manchmal sogar noch in den vom Schmetterling abgelegten Eiern. Damit potentielle Räuber diese Beute auch wirklich schonen, haben giftige Organismen oft auffällige Warntrachten angenommen, die den Lerneffekt beim Räuber erleichtern. Ungiftige Formen können jetzt in einem weiteren Schritt die giftigen nachahmen. Grundsätzlich führen Schutzmaßnahmen, wie die Produktion von Giftstoffen, stets nur zu einem Schutz vor **„Generalisten"** unter den Räubern – Organismen also, die sich von einer Vielzahl von Nahrungsgrundlagen ernähren können. **„Spezialisten"** passen sich in der erwähnten Weise an.

Allgemeine Schutzwirkungen vor „Generalisten" unter den Räubern sind z. B.:
- Giftstoffe;
- der penetrante Gestank beim Stinktier, die „Tinte" des Tintenfisches;
- rasche Fluchtbewegungen bei vielen Huftieren, Vögeln, Insekten;
- Zufallsmomente in der Fluchtbewegung (Hakenschlagen beim Hasen, Aufspringen der Heuschrecken, Collembolen oder Flöhe);
- Schwarmbildung, etwa bei Mücken oder Fischen (verwirrt den Räuber);
- eine optische oder auch akustische Nachahmung anderer Bestandteile der Umwelt (Schwebfliegen, die giftige Hautflügler imitieren).

Bei der zuletztgenannten Möglichkeit, der Nachahmung, kann man eine Tarntracht und eine Warntracht unterscheiden: Tarnfärbungen (oder **Mimese**) zeigen z. B. viele Insekten, die die Färbung der Borke von Bäumen nachahmen, die Blättern oder Ästchen gleichen. Sie bilden also den Hintergrund nach und suchen sich so zu verbergen. Im Gegensatz dazu wird bei der Warntracht oder **Mimikry** irgendein Signal nachgeahmt, beispielsweise das einer giftigen Art. Der Schutz vor Generalisten scheint in beiden Fällen klar, doch müssen etliche populationsdynamische Randbedingungen erfüllt sein, damit wirklich ein „Schutz" erreicht wird. Wenn Spannerraupen kleine Ästchen nachahmen, sind sie damit einigermaßen vor insektenfressenden Vögeln geschützt. Bei hoher Raupenzahl „lohnt" es sich aber für den Vogel wieder, Jagd auf die „Ästchen" zu machen, denn auch wenn er öfters danebenpickt, so findet er doch im Durchschnitt noch genügend Nahrung. Tarntracht ist also nur bei relativ geringer Populationsdichte sinnvoll; die nachahmende Art muß ihre Populationsdichte somit irgendwie in Abhängigkeit von der Häufigkeit des Vorbildes regulieren (1).

Eine sehr enge zwischenartliche Beziehung besteht schließlich in all den Fällen, die man unter Begriffen wie Mutualismus, Symbiose, Epökie usw. zusammenfaßt. **Mutualismus** ist eine mehr oder weniger lockere Koppelung zweier Arten zum Vorteil beider, z. B. beerentragende Pflanzen und Vögel: Die Pflanzen werden durch die Vögel verbreitet, die Vögel werden ernährt. **Symbiose** ist ein enges obligatorisches Zusammenleben zweier Arten oder auch einer Art und einer Lebensgemeinschaft, z. B. Wiederkäuer und die mikrobiologische Lebensgemeinschaft im Pansen (vgl. Kap. 3.3.). **Epökie** liegt dann vor, wenn Organismen auf anderen leben, ohne diese zu beeinflussen, z. B. Flechten und Grünalgen an Baumstämmen. Die Deutung eines beobachteten Zusammenlebens als Epökie, Symbiose oder **Parasitismus** ist oft schwierig und abhängig vom aktuellen Untersuchungsstand. Oftmals scheinen auch einseitige, „parasitische" Verhältnisse als aufeinander eingespielt und für den Wirt vorteilhaft. Von gewissen Trypanosomenarten (Erreger der Schlafkrankheit und anderer Seuchen) parasitierte Mäuse scheinen besser zu wachsen und länger zu leben, als nichtinfizierte. Vielleicht unterstützen sie den Stoffwechsel der Mäuse durch Produktion von Thiamin, Pantothensäure oder anderen Vitaminen (5). Ähnlich positive Effekte wurden von gewissen parasitierten Spinnen bekannt (8). Man müßte solche Fälle somit eher als Mutualismus, denn als Parasitismus bezeichnen. Wir müssen annehmen, daß in diesen Fällen langfristig eingespielte populationsgenetische Gleichgewichte entstanden sind. Auch ein beschränkter plötzlicher Populationszusammenbruch des parasitierten Organismus kann ja ein Schutz für diese Art sein, denn er erscheint oft unvorhergesehen; ein potentieller Räuber kann sich schwer auf die unregelmäßig fluktuierende Dichte einstellen (s. oben). Auf diesen Gebieten sind aber noch viele Fragen offen.

3. Physiologische Ökologie

In der populationsökologischen Betrachtungsweise wurden vorwiegend formale Eigenschaften und Beziehungen von Populationen aufgezeigt. Der stoffliche und energetische Aspekt zwischen Organismus und Umwelt wurde zunächst nicht untersucht. Will man aber die Frage beantworten, warum eine Population rascher wächst als eine andere (konkurrenzschwächere) Population, so gelangt man bald zu physiologisch-ökologischen Problemen. Eine höhere Wachstumsrate bei der einen Art ist ökophysiologisch noch keine Erklärung, sondern erst ein formaler Befund, der durch eine populationsökologisch ausgerichtete Vergleichsuntersuchung an den beiden Populationen zustande gekommen ist. Ist die höhere Wachstumsrate die Folge einer besseren Nahrungsausnutzung? Wird die hohe Wachstumsrate vielleicht mit gewissen engen Spezialisierungen erkauft?
Die physiologische Ökologie untersucht also **physiologische Eigenschaften, die Anpassungen an spezielle Umweltbedingungen** sind. Allgemein verbreitete Mechanismen, wie z. B. die Verwertung elektromagnetischer Strahlung zu einer optischen Information oder die allgemeine Verdauungsphysiologie, sind nicht Forschungsaufgaben einer physiologischen Ökologie. Konstante und weit verbreitete Faktoren und Anpassungen werden nicht untersucht, sondern nur örtlich oder zeitlich wechselnde, beispielsweise die Anpassung an sehr niedrige Lichtintensitäten oder an die Verdauung speziell schwierig aufzuschließender Substanzen. – Eine handliche Darstellung der physiologischen Ökologie kann nie vollständig sein und muß sich auf eine Auswahl von Typisierungen und Beispielen beschränken.

3.1. Stoffwechseltypen und Umweltbedingungen

Phototrophe (oder photosynthetische) Organismen sind grüne Pflanzen und gewisse Bakterien, die einen Ausschnitt des Lichtstrahlenspektrums mit Hilfe spezieller Pigmente als Energiequelle zum Wachstum verwerten. **Chemotrophe** (oder chemosynthetische) Organismen benützen hingegen ein Redoxsystem organischer oder anorganischer Art zur Energiegewinnung und verwerten die Oxidationsenergie. Hierzu gehören alle Tiere und viele Mikroorganismen, die organische Substanzen oxidieren oder vergären, aber auch etwa die Eisenbakterien, die aus der Oxidation von Eisen(II) zu Eisen(III) Energie beziehen. Eine andere Unterscheidung ist die zwischen Autotrophie und Heterotrophie: **Autotroph** (genauer: C-autotroph) sind Organismen, die den Zellkohlenstoff aus CO_2 aufbauen, wobei unwichtig ist, woher sie die Energie dazu nehmen. **Heterotrophe** beziehen den Kohlenstoff hingegen aus organischen Verbindungen. Die Bezeichnungen autotroph und heterotroph werden auch auf andere Elemente angewendet (N-autotroph usw.) und beziehen sich auf Eigenschaften des Stoffkreislaufs im Ökosystem. Die Bezeichnungen phototroph und chemotroph beziehen sich hingegen auf Charakteristiken des Energieflusses.

Jeder Organismus muß, um zu wachsen oder wenigstens seine Substanz im Fließgleichgewicht zu halten, energiereiche Verbindungen, die er aufnimmt oder schon gespeichert hat, abbauen und die freiwerdende Energie in Form geeigneter Zwischenprodukte – v. a. als ATP – abfangen und für energieaufwendige Stoffwechselprozesse verwenden. Dieser Abbau ist für Chemotrophe ein grundlegender Stoffwechselschritt, aber auch für phototrophe Organismen ist dieser Abbau während der Dunkelphase und in den chlorophyllfreien Zellen ein andauernder und intensiver Prozeß. Bei diesem Abbau wird stets **Wasserstoff** frei, der an ein **Akzeptormolekül** gebunden werden muß. Wird das H an O_2 gebunden, was nur unter aeroben (d. h. O_2-haltigen) Bedingungen möglich ist, spricht man von „aerober Atmung". Wird anderseits zwar ein organisches Molekül aerob oxidiert, aber nicht bis zu CO_2 und H_2O abgebaut, spricht man von einer „unvollständigen Oxidation". Hierher gehört z. B. die Essigsäureoxidation. Wird als H-Akzeptor ein organisches Molekül verwendet, so spricht man von eigentlichen Gärungen, und zwar je nach dem Hauptendprodukt von Äthanolgärung, Milchsäuregärung, Methanbildung usw. Wird das H an ein Oxid gebunden, so spricht man von „anaerober Atmung". Hierzu gehören die Sulfat- und die Nitratatmung (Tab. **6**).

Im Prinzip lassen die **Nährsubstrate** und die biochemisch-energetisch möglichen **Endprodukte** Aussagen über die potentiell zur Verfügung stehende Energie zu. In einem Reaktionsablauf, der zu einem thermodynamischen Gleichgewicht gekommen ist, stellt sich eine charakteristische Gleichgewichtskonstante K ein:

$$A + B \rightleftarrows C + D \qquad K = \frac{[C] \cdot [D]}{[A] \cdot [B]}$$

Liegen die Konzentrationen im ursprünglichen Reaktionsgemisch nicht derart, daß die Gleichgewichtskonstante K resultiert, sondern eine andere, K', so berechnet sich die **freie Energieänderung** (ΔG), die durch Ablauf der Reaktion zum Gleichgewicht K auftritt, wie folgt:

$$\Delta G = -R \cdot T \cdot \ln \frac{K}{K'} \qquad (21)$$

Meist gibt man für biologische Prozesse nicht ΔG an, sondern $\Delta G^{o\prime}$. Das ist die Energieänderung, die auftritt, wenn alle Stoffe im Ausgangsgemisch in der Konzentration 1 mol $\cdot$ l^{-1} vorliegen, ausgenommen die H^+-Konzentration, die 10^{-7} mol $\cdot$ l^{-1} (= pH 7) beträgt. Sowohl die pH-Werte wie auch die aktuellen Konzentrationen von Ausgangs- und Endprodukten ändern sich aber bei vielen biologischen Reaktionen in komplizierter Weise, so daß die tatsächlich zur Verfügung stehende Energie meist nur annäherungsweise berechnet werden kann.

Umsetzungen, bei denen ΔG abnimmt, heißen **exergonisch**; im umgekehrten Fall **endergonisch**. Biochemische Reaktionen laufen nur dann ab, wenn sie

1. eine niedere Aktivierungsenergie zu überwinden haben, also meist nur bei Vorhandensein geeigneter Enzyme;
2. insgesamt exergonisch sind. Endergonische Teilschritte müssen stets mit (stärker) exergonischen gekoppelt sein.

Jede Reaktion kommt zum Stillstand, wenn K' = K, d. h. sobald die Endprodukte stärker angereichert sind. Alle Zwischen- und Endprodukte müssen daher weiterverarbeitet oder ausgeschieden werden. Beim oxidativen Abbau zu H_2O und CO_2 werden diese beiden Verbindungen an die Umwelt abgegeben. Gehen Reaktionsketten weniger weit, beispielsweise nur bis zu Säuren oder Alkoholen, so kann ein Organismus nur dann auf dieser Grundlage leben, wenn er diese Endprodukte ebenfalls los wird. Säuren ausscheidende Organismen können daher nur in gut gepuffertem Milieu leben oder in einem Milieu, das die Säuren ständig entfernt. Das ist beispielsweise im Magen-Darm-System der Säuger der Fall, wo die auftretenden Säuren, die durch anaerobe Lebensweise entstehen, vom Wirtstier resorbiert werden, wie beim Spulwurm Ascaris, der in den O_2-freien Eingeweiden Succinat und andere Carbonsäuren ausscheidet. Ähnliches gilt für die symbiontischen Mikroorganismen im Pansen der Wiederkäuer, deren Säuren z. T. von der Pansenwand resorbiert werden, z. T. auch den Ciliaten zur Ernährung dienen (s. Kap. 3.3.). Unter anaeroben Bedingungen können auch manche freilebenden Tiere Säuren als Gärungsendprodukte ausscheiden, so z. B. *Nereis diversicolor* (ein Polychaet) Lactat, Succinat, Propionat und Acetat.

Es ist nicht möglich, aufgrund der Kenntnis der Mengen organischer Ausgangs-und Endprodukte, in einem komplizierten Stoffwechselprozeß die Menge an aufgebauter Substanz im Körper von Heterotrophen zu berechnen. Der Anteil der Energie, der für andere Stoffwechselreaktionen als den Aufbau verbraucht wird, ist sehr unterschiedlich hoch und variiert normalerweise zwischen 20% (theoretischer Minimalwert, s. unten) und etwa 99% (viele Vögel, manche Säuger). Hier haben sich sehr unterschiedliche Anpassungen entwickelt, was die Verwendung der aufgenommenen Nahrungsenergie für Stoffwechsel und für Substanzaufbau betrifft.

Sobald beim Abbau des Nährsubstrats eine Energieänderung von mindestens etwa 30 kJ pro Mol frei wird, läßt sich (theoretisch) ein Mol **ATP** synthetisieren. Das ist die Verbindung, die universell als Energieäquivalent in allen lebenden Zellen verwendet wird. Da viele Organismen in einem direkten Konkurrenzkampf um eine möglichst hohe Energiegewinnung stehen, muß die ATP-Produktion aus der Energie der Nährsubstrate optimiert sein. Bei der oxidativen Energiefreisetzung werden daher schrittweise bei jedem Teilabbau eine möglichst hohe Zahl ATP-Moleküle synthetisiert. Diese Optimierung ist aber universell verbreitet und braucht daher an dieser Stelle nicht untersucht zu werden.

Tabelle **6** Auswahl wichtiger Energiegewinnungsmechanismen mit Angabe über die Verbreitung in Organismen und Ökosystemen.

Name (Umweltbedingungen)	energieliefernde Summengleichung	Bemerkungen zum Vorkommen
1. **aerobe Atmung** (freies O_2)	$C_6H_{12}O_6 + 6\ H_2O \longrightarrow 6\ CO_2 + 6\ H_2O$ $\Delta G^{0\prime} = -2880$ kJ/mol Glukose $= 38$ mol ATP/mol Glukose	Bei den meisten **Tieren, Pflanzen** und **Mikroorganismen** bei genügend freiem O_2 als H-Akzeptor. Unter vorübergehendem O_2-Mangel schalten diese Organismen gewöhnlich auf einen Gärungsmechanismus um mit Laktat, Äthanol, Propionsäure oder anderen Verbindungen als vorläufigem Endprodukt, das später in einer „Erholungsatmung" weiter oxidiert wird.
2. **Sulfatatmung** (SO_4^{2-}, kein O_2)	$SO_4^{2-} + 8\ [H] \longrightarrow H_2S + 2\ H_2O + 2\ OH^-$	Nur innerhalb der **Prokaryonten** bei den beiden Gattungen *Desulfovibrio* und *Desulfomaculum* entwickelt. Vorkommen nur in völlig O_2-freiem Milieu, z. B. in stark verunreinigten Gewässern oder im Faulschlamm, in der Tiefe des Schwarzen Meeres, im Pansen der Wiederkäuer (vgl. Abb. **26**).
3. **Nitratatmung** (NO_3^-, kein O_2)	verschiedene Typen, z. B. Denitrifikation: $5\ C_6H_{12}O_6 + 24\ NO_3^- \longrightarrow$ $30\ CO_2 + 18\ H_2O + 24\ OH^- + 12\ N_2$ $\Delta G^{0\prime} = -2400$ kJ/mol Glukose	Ebenfalls nur bei **Prokaryonten!** Viele sonst aerobe Bakterien können unter anaeroben Bedingungen zur Nitratatmung übergehen (d. h. Nitrat anstelle von O_2 als terminalen H-Akzeptor verwenden). Sauerstoff unterdrückt die Bildung der Nitrat-(und Nitrit-)Reduktase. Tritt beispielsweise im Boden bei stagnierender Näße ein, v. a. wenn organischer Dünger und Nitrat zugleich angewendet werden; auch in Abwässern, die schlecht belüftet sind.

Name (Umweltbedingungen)	energieliefernde Summengleichung	Bemerkungen zum Vorkommen
4. **Essigsäureoxidation** (freies O_2, Äthanol)	$C_2H_5OH + O_2 \longrightarrow CH_3COOH + H_2O$ $\Delta G^{0\prime} = -753 kJ/mol$	Dieses Beispiel für eine „unvollständige Oxidation" (fälschlich manchmal Essigsäuregärung genannt) findet man bei den **Prokaryonten** *Acetomonas* und *Acetobacter*. Natürlicherweise etwa an Pflanzen zu finden, wo zuckerreiche Säfte frei werden. Technisch zur Essigsäureproduktion verwendet.
5. **Gärungen,** zum Beispiel: 5.1. Milchsäuregärung (mit oder ohne O_2)	$C_6H_{12}O_6 \xrightarrow{\text{Glykolyse}} 2\ CH_3CHOHCOOH$ $\Delta G^{0\prime} = -197$ kJ/mol Glukose $= 2$ mol ATP/mol Glukose (Obwohl formal eine Isomerisierung, ist in der Glykolyse ein Dehydrierungsschritt eingeschaltet: H-Akzeptor ist im Laufe der Glykolyse das Pyruvat.)	Typische Energiegewinnung für die **Bakterien** der Familie *Lactobacteriaceae*. Sie können wegen der hohen Säureproduktion nur in gut gepuffertem Substrat leben. Natürlicherweise an intakten und sich zersetzenden Pflanzen, sowie im Darm und an Schleimhäuten von Tieren. In Boden- und Wasserproben kaum zu finden. Sie wachsen mit und ohne Sauerstoff. Milchsäuregärung kommt ferner auch bei *Enterobacteriaceae* und als Teilabbau im **Gewebe von Tieren** (z. B. in Muskeln) und **Pflanzen** (z. B. in Kartoffeln) vor, ferner können manche Tiere unter anaeroben Bedingungen zur Milchsäuregärung übergehen (z. B. Polychaeten).
5.2. Alkoholgärung (mit oder ohne O_2)	$C_6H_{12}O_6 \longrightarrow 2\ CH_3CH_2OH + 2\ H_2O$ $\Delta G^{0\prime} = -234$ kJ/mol Glukose $= 2$ mol ATP/mol Glukose (Auch hier ist Pyruvat H-Akzeptor, aber aufgrund einer Decarboxylierung ist Äthanol Endprodukt.)	Typisch für verschiedene **Bakterien, Pilze** und **höhere Pflanzen.** Äthanol als Hauptvergärungsprodukt tritt sowohl unter aeroben wie anaeroben Bedingungen auf, doch ist diese Gärung bei verschiedenen Organismen und Geweben nur unter anaeroben Bedingungen verwirklicht. (Sie ist z. B. bei Erbsensamen und Maiswurzeln zu finden; Hefen der Art *Saccharomyces cerevisiae* gären unter anaeroben Bedingungen stark, wachsen aber wegen der ineffektiven Energieausnutzung kaum.)

Bei phototrophen Organismen müssen nicht nur H-Akzeptoren für Dissimilationsprozesse zur Verfügung stehen, sondern während der Lichtphasen müssen auch **H-Donatoren** zur Synthese reduzierter Verbindungen vorhanden sein. **Grüne Pflanzen** (von den Cyanophyten bis zu den Landpflanzen) können hierzu stets das H des H_2O-Moleküls verwenden. Andere photosynthetisch aktive Organismen aber haben diese biochemische Fähigkeit nicht entwickelt, nämlich die im Süß- und Meerwasser lebenden **phototrophen Bakterien** der Rhodospirillaceae, der Chromatiaceae und der Chlorobiaceae. Sie benötigen für eine erfolgreiche Photosynthese stärker reduzierte H-Donatoren, wie organische Verbindungen, Schwefelverbindungen (H_2S, $S_2O_3^{2-}$) oder elementaren Wasserstoff. Weiter zeigen die phototrophen Bakterien auch andere Lichtabsorptionsspektren als die grünen Pflanzen. Durch diese speziellen Umweltansprüche gibt es eine Reihe von Lebensbereichen auf der Erde, die für jeweils bestimmte Arten dieser Bakterien praktisch konkurrenzloses Wachstum ermöglichen. Vor allem in der Nähe des Sediments von nicht zu tiefen Gewässern mit hoher H_2S-Konzentration, einem Sauerstoffmangel und einem für grüne Pflanzen ungünstigen spektralen Lichtverteilungsmuster leben Vertreter dieser Gruppe. Unter Dunkelbedingungen (also des Nachts) sind diese Bakterien in der Lage, organische Speicherstoffe als H-Donatoren für eine Vergärung oder Schwefel als H-Akzeptor und somit für eine Oxidation zu verwenden. Ausgeschiedene Endprodukte sind entsprechend CO_2, Essigsäure, Propionsäure oder H_2S. Die Gruppe der phototrophen Bakterien ist wahrscheinlich eine Reliktgruppe aus der Frühzeit der Erdgeschichte, als rein anaerobe Biozönosen herrschten und die Verwertungsmöglichkeit von Wasser als H-Donator noch nicht entwickelt war.

Alle diese Beispiele sollen nur zeigen, daß die komplexe Umwelt für eine Vielzahl biochemisch sehr unterschiedlich ausgestatteter Lebewesen energetisch mögliche Lebensbedingungen schafft, und daß sich anderseits ohne die Kombination der verschiedenen Stoffwechselwege die Ökosysteme mit ihren typischen Stoffkreisläufen nicht in der Art, in der sie verwirklicht sind, hätten entwickeln können. Die „Erfindung", Wasser als H-Donator bei der Photosynthese zu verwenden und damit O_2 in die Umwelt abzugeben, hat wahrscheinlich vor 2½–3 Milliarden Jahren stattgefunden und dazu geführt, daß die aeroben Organismen zu den beherrschenden Gliedern der meisten Ökosysteme geworden sind. Im folgenden Kapitel wird daher die Energiebilanz aerober, heterotropher Organismen näher untersucht werden (1–5).

3.2. Energiebilanzen heterotropher Organismen

Aerobe heterotrophe Organismen – das heißt also die meisten Bakterien, Pilze und Tiere – nehmen **reduzierte organische Verbindungen** auf, die thermodynamisch im Ungleichgewicht zur Umgebung sind. Diese Nährsubstrate dienen einerseits als Grundlagen der Zellsubstanz,

anderseits als **Energielieferanten**. Man spricht daher vereinfacht auch von der „Energieaufnahme", meint aber die potentielle chemische Energie der Nährstoffmoleküle, die beim Abbau in thermodynamisch stabilere Moleküle freiwerden kann. Eindeutig ist diese Definition allerdings nicht, da beispielsweise N-Verbindungen als NH_3, Harnstoff oder Allantoin oder auch in anderer Form ausgeschieden werden können. Man berechnet daher den Energiewert einer jeden Verbindung sinnvollerweise in bezug auf das von der betreffenden Organismenart tatsächlich ausgeschiedene Endprodukt. Die meisten Nährsubstrate gelangen als relativ einfache Moleküle in das Innere des Organismus und werden dort entweder oxidiert oder zu anderen Molekülen umgebaut. Nur wenige komplexere Verbindungen werden von den heterotrophen Organismen unverändert aus der Umgebung aufgenommen und in die eigene Substanz eingebaut. Hat der heterotrophe Organismus gar nicht die Fähigkeit, diese Verbindungen zu synthetisieren, so sind sie für diese Art „**Vitamine**". Proteine und Kohlenhydrate werden hingegen offenbar immer, Lipoide meist in die einfacheren Monomeren zerlegt und dann erst in den Körperkreislauf aufgenommen.
Der größte Teil der polymeren Bindungen muß aber aufgebaut werden und während der Lebzeiten des Individuums auch im Fließgleichgewicht gehalten werden. Das letztere bedeutet, daß ständig von allen Verbindungen (wahrscheinlich mit Ausnahme mancher Nukleinsäuren und Gerüstsubstanzen) ein bestimmter Prozentsatz pro Zeiteinheit ab- und wieder aufgebaut wird. Das ist die sogenannte Turnoverrate (Dimension: $Zeit^{-1}$). Außerdem müssen manche osmotischen und auch mechanischen Arbeiten im äußerlichen Ruhezustand verrichtet werden und benötigen dazu eine Energiefreisetzung. Ein stark vereinfachtes Schema der Wechselbeziehung im Metabolismus und in der Synthesearbeit von Verbindungen ist in der Abb. **20** zusammengestellt: Im „Metabolismus" (d. h. bei der Glykolyse, dem Tricarbonsäurezyklus und der Atmungskette) wird O_2 verbraucht, CO_2 abgegeben und ATP als energiereiche Verbindung aus der Vorstufe ADP aufgebaut. ATP wird zur Synthese von organischen Verbindungen oder auch für andere energieaufwendige Leistungen verwendet.

Mit welchem „**Wirkungsgrad**" kann nun ein heterotropher Organismus überhaupt eigene Körpersubstanz aufbauen, also die Synthese betreiben? Hierzu müssen wir folgenden Überlegungen anstellen: Es ist energetisch sehr „kostspielig" eigene „**Vollsynthesen**" durchzuführen, also von den einfachen, in der Umwelt vorhandenen Bausteinen wie CO_2, NO_3^- usw. auszugehen.Trotzdem finden wir die Fähigkeit für diesen völligen „Neubau" organischer Substanz bei Mikroorganismen weit verbreitet. Manche Stämme sind z. B. durchaus autotroph bezüglich der N-Versorgung, wachsen also beispielsweise auf Nitrat als einziger N-Quelle. Sie benötigen aber dafür eine große Menge anderer organischer Verbindungen, wie Kohlenhydrate, Säuren oder Alkohole

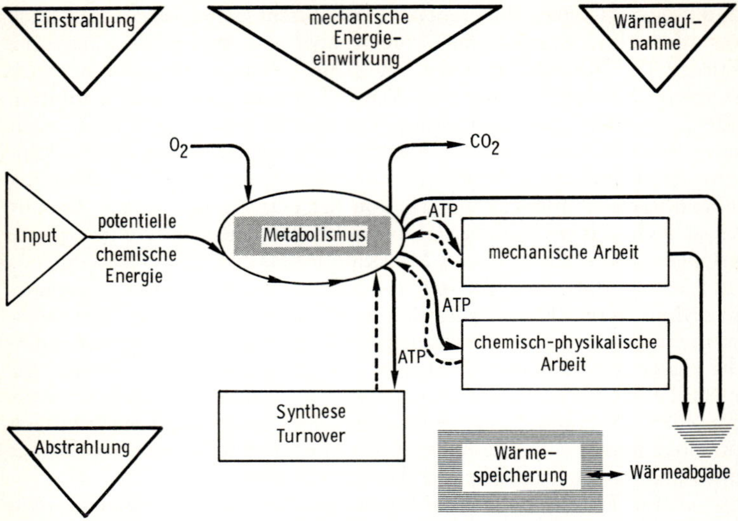

Abb. **20** Stark vereinfachtes Schema des Energieflusses im heterotrophen Organismus. Gestrichelte Linien deuten die ADP-Rückführung an. Für den Energiebedarf im Stoffwechsel kann nur die chemische Energie der aufgenommenen Verbindungen verwendet werden, nicht aber die Einstrahlungsenergie (wie bei den grünen Pflanzen), die mechanische Energie (wie beim Wasserrad), die Wärmezufuhr (wie bei der Dampfmaschine). Wärmespeicherung tritt bei einigen großen Tieren auf (z. B. Kamel, Kap. 3.5.3.).

als Energielieferanten. Bei höheren Tieren ist zwar die Fähigkeit zur Proteinsynthese aus Nitrat nicht mehr nachweisbar, aber aus einer bestimmten Bindungsform des CO_2 und des NH_3 sind Kohlenstoff- und Stickstoffverbindungen auch bei diesen Organismen noch aus den elementaren Bausteinen aufbaubar. Diese Fähigkeit wird allerdings vorwiegend nur dort eingesetzt, wo die aufzubauende Verbindung, z. B. eine Aminosäure, überhaupt nicht oder nicht in der benötigten Menge in der Nahrung zur Verfügung steht. Die einfachen Bausteine werden allerdings dem Intermediärstoffwechsel entnommen, nicht der Umgebung. CO_2 wird in dem Fall durch Carboxybiotin übertragen, NH_3 durch Transaminasen.

Wenn alle Monomeren zur Verfügung stehen und nur die **Polymerisationsbindungen** aufgebaut werden müssen, können wir folgende Berechnung als Beispiel für eine Synthese durchführen: Für die Zusammensetzung des komplizierten Moleküls Phosphatidyläthanolamin benötigt der Organismus, wenn er als Bausteine 2 Fettsäuremoleküle, 1 Glycerin- und 1 Serinmolekül zur Verfügung hat, 7 ATP-Moleküle, wie das vereinfacht in der Abb. **21** erklärt ist. Die insgesamt benötigten 4 Esterbindungen haben einen Energiegehalt bezüglich der Hydrolyse von

71 kJ / mol, die 7 ATP-Moleküle einen solchen von rund 214 kJ / mol. Der Wirkungsgrad für den Aufbau von Bindungen beträgt in unserem Fall im Durchschnitt also $^{71}/_{214}$ = 33%. Bezogen auf den gesamten Energiegehalt dieses Lipoidmoleküls ist der Aufwand an ATP-Energie allerdings verschwindend gering. Aufgrund der Annahme, daß eine Lipoidbindung etwa 7–8 ATP-Moleküle benötigt, eine glykosidische Bindung (zur Bildung der polymeren Kohlenhydrate) 2 ATP-Moleküle und eine Peptidbindung 3 ATP-Moleküle sowie der Kenntnis der durchschnittlichen Verteilung dieser Bindungen in der Biomasse von Heterotrophen kann man berechnen, daß Polymere mit einem potentiellen **„Wirkungsgrad"** von etwa 96% hergestellt werden könnten, wenn wir als „Wirkungsgrad" das Verhältnis von Energieverbrauch zu Energieinhalt der fertigen Moleküle definieren. Werden erhebliche Mengen von Polymeren unverändert aus der Nahrung übernommen, wie das von verschiedenen Triacylglycerinen (= Triglyceriden) bekannt ist, so wird der Wirkungsgrad sogar noch etwas besser. In Wirlichkeit liegt er aber doch wieder tiefer, weil eine Reihe von energetischen Kosten noch nicht berücksichtigt worden sind und auch schwer in ihrer energetischen Bedeutung abzuschätzen sind:

1. Die **Abbauleistung** der als Nahrung dienenden Polymeren zu Monomeren verursacht erhebliche energetische Mehrkosten; so müssen beispielsweise mechanische Zerkleinerungsmechanismen unterhalten und spezielle Spaltungsenzyme bereitgestellt werden.
2. Die Nahrung wird üblicherweise die Bausteine nicht genau in den gewünschten **Mengenverhältnissen** anbieten, so daß zur Eliminierung von überflüssigen Bausteinen oder zum Umbau in Bausteine, die zu spärlich in der Nahrung vertreten sind, energetische Mehrkosten entstehen.
3. Die sehr komplexe supramolekulare Struktur benötigt für ihren Aufbau und Unterhalt einen **Informationsapparat** aus DNA-Aufbau und Replikation, Transkription und Translation.
4. Viele Moleküle werden im Laufe des individuellen Lebens immer wieder resynthetisiert; das heißt sie stehen in einem ständigen **Turnover**.

Aufgrund einer Reihe derartiger Überlegungen kann man vermuten, daß der maximal mögliche Wirkungsgrad nicht über etwa 80% liegen kann (2). Es sind hier aber noch viele weitere Überlegungen, Berechnungen und Experimente nötig.

Die **Turnoverrate** μ ist eine biologische Austauschkonstante und berechnet sich wie folgt: $-\frac{dN}{dt} = \mu \cdot N$ (N = Anzahl markierter Teilchen) oder $N_t = N_0 \cdot e^{-\mu \cdot t}$. Sie ist gleich dem reziproken Wert der **mittleren Verweildauer** τ, also $\mu = \frac{1}{\tau}$, während der Wert $\frac{\ln 2}{\mu}$ die **biologische Halbwertszeit** ist, d. h. die Zeitspanne, in der die Hälfte der Substanz durch neue ersetzt worden ist. Die mittlere Verweildauer ist oft erstaunlich kurz, d. h. die Turnoverrate auffallend hoch. Die mittlere Verweildauer ist von Tier zu Tier, von Gewebe zu Gewebe und auch von Stoff zu Stoff verschieden. Ferner hängt sie vom Alter

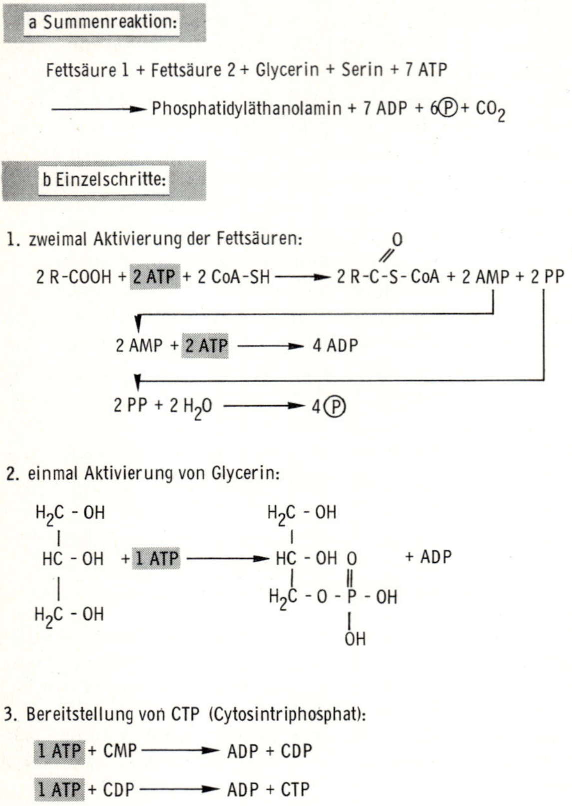

Abb. 21

und vom aktuellen Aktivitätszustand ab. Bei Säugern wird sie ferner mit zunehmendem Körpergewicht länger. Die mittlere Verweildauer des Gesamteiweisses dauert bei der *Ratte* etwa 25 Tage (d. h. die Halbwertszeit ist 17 Tage; bzw. μ = 0,04 $Tage^{-1}$), beim *Menschen* etwa 115 Tage. Beim *Flußkrebs* liegt sie bei 13 °C je nach Organ zwischen 12 und 170 Tagen; bei der *Flußmützenschnecke* liegt sie bei 22 °C für das Gesamt-C je nach Organ zwischen 10 und 39 Tagen (14). In diesen Tierarten wird also ein Großteil der Körpersubstanz zwischen etwa 5- und 100mal im Laufe des Lebens ausgetauscht. Bei sehr kurzlebigen Arten liegen diese Werte vielleicht etwas niedriger, doch ist wenig darüber bekannt.

Für jede Art gibt es optimale Bedingungen in der Nahrungsversorgung, der Umgebungstemperatur, dem Sauerstoffpartialdruck usw. Unter diesen besten Bedingungen sind für einzellige Organismen (Bakterien, Protozoen, Hefezellen), bei einigen Embryonen und auch vereinzelt bei höheren Organismen (z. B. filtrierenden Invertebraten) Wirkungsgrade

4. Zusammensetzung des Lipoidmoleküls:

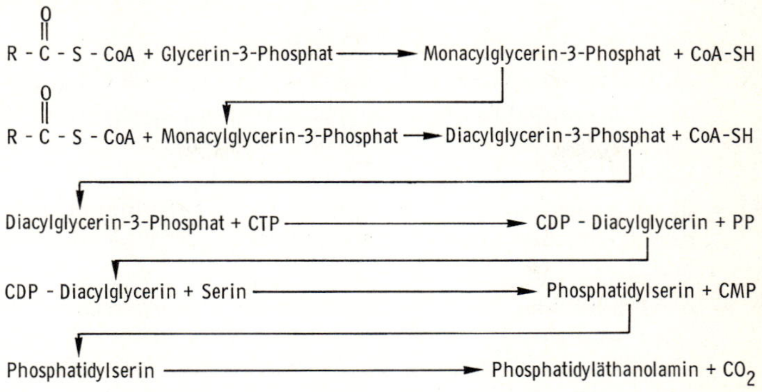

Formel von Phosphatidyläthanolamin:

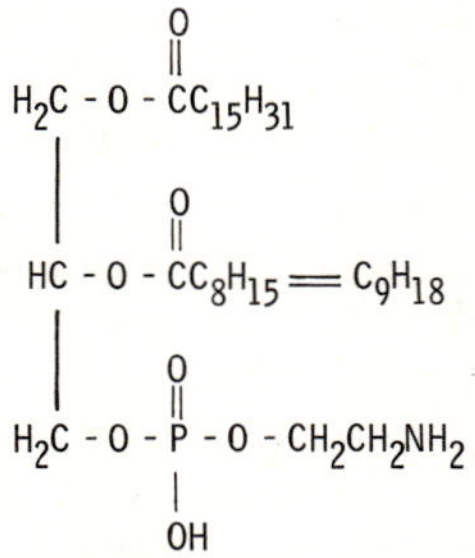

Abb. **21** Beispiel einer Biosynthese, ausgehend von Einheiten, die die Darmwand passieren können. Für die Biosynthese des Lipoids Phosphatidyläthanolamin sind 4 Bindungen mit Hilfe von 7 ATP zu erstellen. Der Energiebedarf für die Nahrungsgewinnung und -aufnahme, Enzymbereitstellungen, Transport- und auch Informationsfunktionen ist nicht berücksichtigt.

von etwa 50%–80% gefunden worden. Hier ist die Größe der gebildeten Körpersubstanz im Verhältnis zur insgesamt aufgenommenen (assimilierten) als Grundlage für die Berechnung des Wirkungsgrades genommen worden. Derart hohe Werte werden nur bei Organismen gefunden, die keine oder minimale Energiemengen für Aufgaben ausgeben müssen, wie stark entwickeltes Fluchtverhalten, Territoriumsmarkierung, langwierige Futtersuche, Konstanthaltung der Körpertemperatur oder weite Wanderungen. Es sind vorwiegend r-Strategen. – Im Mittel liegen die Wirkungsgrade bei Wechselwarmen um 5–50%, bei Warmblütern um 1–5%.

An dieser Stelle müssen wir einige Grundbegriffe zur Energiebilanz und Stoffbilanz von Individuen und Populationen einführen. Wir unterscheiden (Dimension im folgenden z. B. kJ pro Individuum und pro Zeiteinheit):

C = die **Konsumption** oder Ingestion (dann zuweilen mit I abgekürzt), d. h. die in den Darmkanal eines Tieres aufgenommene Nahrungsmenge. Bei Organismen ohne Magen (Bakterien, Pilze, Cestoden, Pogonophoren) fällt diese Größe weg.

A = die **Assimilation** oder „Absorption" von Nährstoffmolekülen in den eigentlichen Körper (in das Zellinnere oder in den Blutkreislauf).

P = die **Produktion,** d. h. die Neubildung von körpereigener Substanz, ausgehend von den assimilierten Monomeren. Es gehört also dazu der Gewebeaufbau (= Wachstum), Speicherung von Fetten oder Kohlenhydraten, die Ei- und Spermienbildung, ferner die Exuvien, die Haare und weitere sezernierte Verbindungen, wie z. B. Schleim bei Turbellarien oder Gastropoden.

R = **Respiration** oder Atmung, gemessen direkt als Wärmeproduktion oder indirekt über den Gaswechsel.

F = **Faeces** oder Egestion ist die aufgenommene Nahrung, die im Darm nicht assimiliert wurde und daher wieder abgegeben wird. Die im Darmkanal sezernierten Verbindungen (beim Säuger zum Beispiel Gallenfarbstoffe) gehören aber nicht dazu.

U = **„Urin"**, d. h. Exkretion von Verbindungen über ein spezielles Exkretionssystem oder aber auch über den Darmkanal. U und F und teilweise auch Sekretionsprodukte (also ein Teil von P) sind experimentell oft nicht voneinander zu trennen und werden dann als „FU" bilanzmäßig wie das „F" verrechnet.

Folgende Beziehungen bestehen zwischen diesen Größen:

$C = A + F, \quad A = P + R + U$

$P = P_{\text{Wachstum}} + P_{\text{Speicherung}} + P_{\text{Fortpflanzungsprodukte}} + P_{\text{Sekretion}}$

Ferner werden oft die folgenden Quotienten berechnet:

A/C **Assimilationsquotient,** Assimilationseffizienz, assimilation efficiency;

P/C **Bruttowirkungsgrad der Produktion,** K_1, gross production efficiency, (gross growth efficiency, ecological growth efficiency);

P/A **Nettowirkungsgrad der Produktion,** K_2, net production efficiency, (net growth efficiency);

R/P **„R-zu-P-Verhältnis"**, ein Maß für die Kosten der Produktion.

P_2/P_1 **Nahrungsketteneffizienz** der Produktion [Verhältnis von P (Räuber) zu P (Beute)]; entsprechendes gilt für I_2/I_1 und A_2/A_1.

Zwei spezielle Ernährungsweisen müssen hier noch genannt werden:

1. Viele heterotrophe Organismen gehen mit phototrophen Algen **Symbiosen** ein. Hierzu gehören Pilze, die mit Blau- und Grünalgen zusammen Flechten bilden, Protozoen, Schwämme, Coelenteraten und Turbellarien, die im Süßwasser oft Grünalgen beherbergen (Zoochlorellen), im Meer oft andere einzellige Algen (Zooxanthellen). Der Süßwasserschwamm *Spongilla lacustris* enthält etwa 1‰ Chlorophyll a, bezogen auf die aschefreie Trockenmasse. Die Photosyntheseaktivität seiner Algenzellen ist so stark, daß der Doppelorganismus photosynthetisch aktiv ist, sich also wie eine grüne Pflanze verhält. Endosymbiontische Algen wachsen aber gewöhnlich nicht stark, sondern geben die Photosyntheseprodukte in gelöster Form an den heterotrophen Partner ab.
2. Eine weitere Besonderheit ist v. a. im marinen Bereich verbreitet: Viele Tiere können **gelöste organische Verbindungen** aus dem Wasser aufnehmen. Nachgewiesen wurde dies bei praktisch allen Tierstämmen, außer den Arthropoden und den Vertebraten. Meist ist die quantitative Bedeutung für den Energiehaushalt gering. Ein nennenswerter Beitrag zur Energieaufnahme ist aber offenbar bei Coelenteraten (z. B. Aktinien) sowie v. a. bei den Pogonophoren, die ja kein Darmsystem haben, möglich. Süßwassertiere haben diese Fähigkeit praktisch nicht; das hängt letztlich mit den speziellen osmoregulatorischen Bedingungen dieser Organismen zusammen (13).

In einer Stoff- oder Energiebilanz müssen sämtliche Größen in den gleichen **Einheiten** gemessen werden, oder es muß mindestens eine zuverlässige Umrechnungsmethode auf ein einheitliches Maß existieren. Die beste Einheit für Energiebilanzen ist die Energieeinheit pro Zeit- und pro Biomasseeinheit, z. B. $kJ \cdot Tag^{-1} \cdot g^{-1}$, wobei jeweils die frei werdende Energie gegenüber den einfachst möglichen Verbindungen gemeint ist. Dies bringt, wie auf S. 63 bereits erwähnt wurde, vor allem bei der Berechnung des Energiegehaltes N-haltiger Verbindungen Probleme. Eine weitere brauchbare Einheit für Bilanzangaben ist der Kohlenstoffgehalt, weil der Gehalt organischer Verbindungen an Kohlenstoff recht stark mit dem Energiegehalt korreliert ist. So haben beispielsweise die energiereichen Fette auch einen hohen C-Anteil im Molekül. Etwas weniger geeignete Größen, aber unter Umständen auch verwendbar, sind Trockenmasse oder Frischmasse (bei Wasserorganismen auch „Naßgewicht" genannt).

Energiebilanzen können als **aktuelle**, zum Zeitpunkt der Messung gültige Bilanz erstellt werden – dann muß das Alter und die Größe des Organismus zum Zeitpunkt des Experiments angegeben werden –, oder sie können als **kumulative** Energiebilanz über die gesamte Lebenszeit eines Individuums erstellt werden. Schließlich können **Energiebilanzen für Populationen** erstellt werden (5, 7, 8, 10).

Aktuelle und kumulative individuelle Bilanzen müssen genau die Bedingungen angeben, unter denen sie gewonnen worden sind. So ist z. B. der Wert K_2 (= P/A) für viele wechselwarme Arten bei niederer Temperatur höher als bei höherer Temperatur. Ferner liegt er gewöhnlich auch höher, wenn die Nahrungsdichte größer ist, als wenn sie klein ist.

Stoffwechselgrößen stehen meist in einem **allometrischen Zusammenhang mit der Körpergröße**, d. h.: Bei Zunahme der Körpergröße auf das Doppelte erhöht sich die Größe der Konsumption, der Assimilation oder der Respiration meist nicht auf das Doppelte (also isometrisch), sondern auf einen etwas niedrigeren Wert (negativ allometrisch zum Körpergewicht). Der Zusammenhang ist meist derart, daß der Logarithmus der Stoffwechselgröße, aufgetragen gegen den Logarithmus des Gewichts, eine Gerade ist (Abb. **22a**). Um große und kleine Formen unmittelbar in ihrer Stoffwechselintensität vergleichen zu können, hat man den Begriff der spezifischen (oder „relativen") Respiration, spezifischen Konsumption usw. geprägt und meint damit die Größe dieser Körperleistung dividiert durch die Masse (Frischmasse, Trockenmasse, oder aber auch den C-Gehalt). Das führt auf einen negativen logarithmischen Zusammenhang, wie ihn die Abb. **22b** zeigt: Die spezifischen Leistungen kleiner Organismen sind meist größer als diejenigen großer Organismen, sowohl im Laufe einer Individualentwicklung wie auch beim Vergleich verschiedener Arten. Das haben wir früher schon am Beispiel der Wachstumsraten gesehen (Kap. 2. 1. 2.) (1).

Wenn man von verschiedenen Freilandpopulationen sowohl die Produktion als auch die Respiration mißt, so stehen wiederum beide Größen in einem doppelt-logarithmischen Zusammenhang, und zwar in diesem Fall ungeachtet dessen, welche Tiergruppen untersucht wurden. Starke Unterschiede findet man nur zwischen Warmblütern und Wechselwarmen (Abb. **22c**). Anderseits ist die spezifische Zuwachsrate oder auch die spezifische Produktion nach dem Prinzip der Abb. **22d** mit der Generationszeit verbunden.

Derartige doppelt-logarithmische Zusammenhänge sind in der Ökologie weit verbreitet. Die obigen Beziehungen sollen nur Beispiele sein. Man darf aber nie außer acht lassen, daß die Höhe einer Größe, z. B. der Produktion, nur sehr ungenau die Höhe einer anderen Größe, in Abb. **22c** z. B. der Respiration, bestimmt. Die statistische Unsicherheit ist bei dieser Art der Darstellung stets sehr groß.

Eine wichtige Größe, die für produktionsbiologische Berechnungen oft gebraucht wird, ist das **P/B-Verhältnis** (Produktion-zu-Biomasse-Verhältnis, biomass-turnover-ratio). Dieses Verhältnis ist die meist jährliche Produktion dividiert durch die mittlere Biomasse. Auch dieses Verhältnis steht in einem doppelt-logarithmischen Zusammenhang mit der Generationszeit. Es liegt z. B. für größere Säuger um 0,1, für Tiere mit einer einjährigen Generationszeit um 4, für kurzlebige Organismen noch wesentlich höher (12). Der innerhalb des Körpers ablaufende biochemische Turnover (vgl. S. 65) ist hier nicht berücksichtigt.

Im einzelnen ist es doch komplizierter: Werden die Respirationsrate und die jeweilige Biomasse bei allen Entwicklungsstadien des Reismehlkäfers *Tribolium*

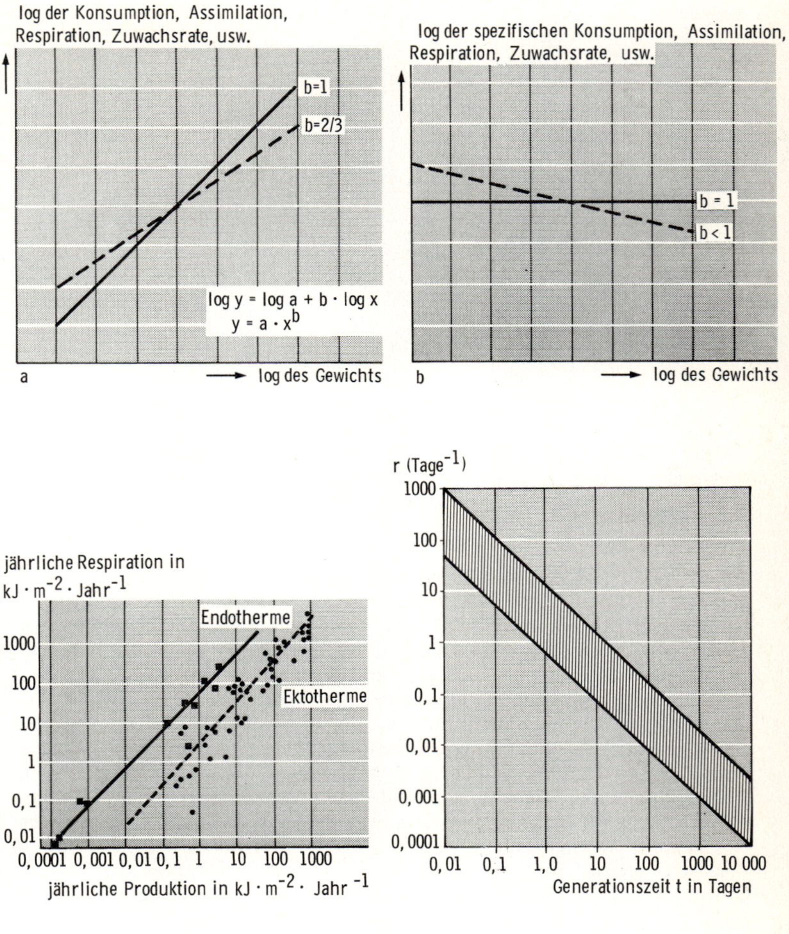

Abb. **22** 4 Beispiele doppelt-logarithmischer Beziehungen. Innerhalb einer Art und bei gleichem Aktivitätszustand gelten relativ enge funktionale Beziehungen. Beim Vergleich innerhalb größerer taxonomischer Einheiten werden die Beziehungen zunehmend unschärfer und können um mehrere log-Einheiten streuen. **a** Ökophysiologische Leistung in Abhängigkeit von der Körpermasse (Dimension z. B.: kJ · Tag^{-1} · kJ^{-1}). **b** Spezifische ökophysiologische Leistung für unterschiedliche b-Werte der allometrischen Formel (Dimension z. B. Tag^{-1}). **c** Respiration von Populationen in Abhängigkeit von der Produktion, hier nach Endothermen (Vögel und Säuger) und Ektothermen (übrige) aufgeschlüsselt (nach McNeill u. Lawton). **d** Spezifische Zuwachsrate der Population in Abhängigkeit von der Generationszeit. Ungefährer Wertbereich für Heterotrophe (von Bakterien bis Säuger) (nach 6).

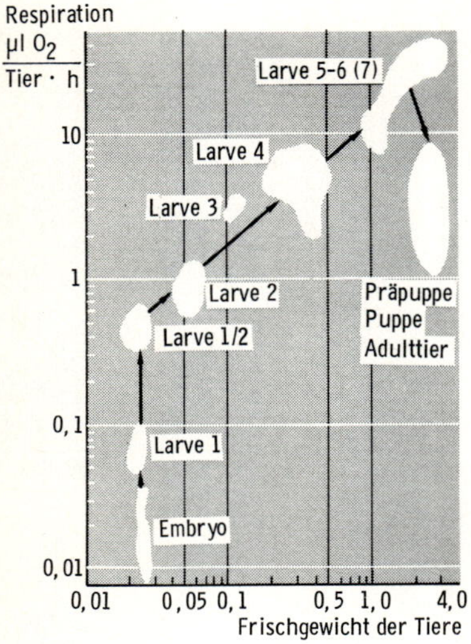

Abb. **23** Respirationsrate des Reismehlkäfers *Tribolium castaneum* in Abhängigkeit vom Frischgewicht (bzw. Frischmasse in g) und vom Entwicklungsstadium (nach 5).

castaneum aufgetragen, so erkennt man, daß die beiden Größen, außer beim Larvenstadium 1, in einer allometrischen Beziehung zueinanderstehen und dem Exponenten 0,84 gehorchen (Abb. 23). Die Respirationsrate nimmt also zwischen oberflächenproportional (0,67) und körperproportional (1,00) zu. Die Larve 1 und das Präpuppen-, Puppen- und Adultstadium haben allerdings eine annähernd 10fach geringere Respirationsrate, bezogen auf das Gewicht. Am niedrigsten ist die Respirationsrate im Embryo. Die Höhe der Respiration ist ferner stets auch eine komplizierte Funktion der Umweltparameter, wie Temperatur, Feuchtigkeit und Nahrungsangebot. Ferner steht die Respiration wie auch die Konsumption und Assimilation bei Tieren in komplizierter Weise in Zusammenhang mit einer eventuellen vorangegangenen Hungerphase. Offenbar zeigen die meisten Tierarten zudem zeitlich variable Aktivitäten, die auf anderen Ursachen beruhen. So kann beispielsweise bei *Lungenschnecken* die Respirationsrate innerhalb weniger Minuten um ein Vielfaches wechseln, ohne daß man äußerlich etwas von dieser variablen Stoffwechselaktivität erkennen kann. Anderseits steht bei vielen Tieren die Höhe der Respiration direkt in Zusammenhang mit der Art und Geschwindigkeit der Fortbewegung. So liegt der maximale Energieverbrauch bei erwachsenen *Menschen* bei rund 20 000 kJ pro Tag. Bei kurzfristigen Höchstleistungen, z. B. beim Schnellauf, kann dieser Wert aber vorübergehend auf ein Vielfaches ansteigen.

3.3. Biochemische und energetische Anpassungswege

Anpassungen an eine energetisch optimale Ausnutzung von Licht, Wasser und Nährstoffen durch phototrophe Organismen einerseits sowie von organischer Nahrung durch chemotrophe Organismen anderseits sind grundlegende Anpassungen, die an einigen Beispielen besprochen werden sollen. Erst in den folgenden Kapiteln werden speziellere Anpassungen, z. B. in der Wuchsform, im aquatischen und terrestrischen Bereich untersucht werden.

Für **grüne Landpflanzen** ist das $\mathbf{CO_2}$ oftmals ein produktionsbegrenzender Faktor. Durch künstliche Begasung mit CO_2 läßt sich in Kulturen daher auch der Ertrag oft steigern. Natürliche Pflanzen müssen mit den 0,03–0,04 Volumenprozent CO_2 der atmosphärischen Luft auskommen. Da sie keinen Ventilationsmechanismus wie z. B. Tiere haben, sind sie auf den Diffusionsausgleich über die Stomata angewiesen. Das gasförmig in die Pflanze gelangende CO_2 wird gelöst, und das gelöste CO_2 ist das Substrat für die Ribulose-1,5-diphosphat-Carboxylase (kurz RudP-Carboxylase genannt). Die Ribulose (ein aus 5 C-Bausteinen bestehender Zucker) wird damit carboxyliert und zerfällt sogleich wieder in 2 C-3-Körper, da das aus 6 C-Atomen bestehende Carboxylierungsprodukt äußerst instabil ist (Abb. **24a**). Die Michaelis-Konstante (der K_m-Wert) für die RudP-Carboxylase liegt bei 450 µmol, was bei einem pH-Wert von 7,5 etwa einem CO_2-Partialdruck von 1–2% entsprechen würde. Das ist die physiologische Basis dafür, daß diese Pflanzen, zumindest bei genügend Licht, mit dem aktuellen natürlichen CO_2 unteroptimal versorgt sind.

Es gibt nun bei Blütenpflanzen eine zweite Möglichkeit, CO_2 photosynthetisch zu fixieren: Die Phosphoenolpyruvat-Carboxylase (kurz PEP-Carboxylase) kann das CO_2 an Phosphoenolpyruvat binden, so daß ein C-4-Körper entsteht, nämlich das Oxalacetat (Abb. **24b**). Dieser Körper wird zunächst in einen anderen C-4-Körper umgewandelt – in Malat oder Aspartat – und hierbei auch in andere Zellen der Pflanzen – die Bündelscheidenzellen – transportiert. Dort wird diese Säure decarboxyliert, und das jetzt entstehende CO_2 wird ganz gewöhnlich der RudP-Carboxylase zugeführt. Die Pflanzen, die diesen „Umweg" durchführen, die sogenannten **C-4-Pflanzen** (gegenüber den erstgenannten, die **C-3-Pflanzen** genannt werden), nützen damit nun die Eigenschaft der PEP-Carboxylase aus, eine höhere Affinität zu CO_2 aufzuweisen. Der K_m-Wert liegt nämlich bei 70 µmol. Das Enzym arbeitet also um ein Vielfaches effektiver in der CO_2-Ausnutzung. Hiermit ist es möglich, der RudP-Carboxylase mehr CO_2 zuzuführen, die damit intensiver CO_2 einbauen kann. Warum haben aber nun nicht alle Pflanzen diesen Weg beschritten? Der zweite Weg ist, da er erheblich komplizierter verläuft, energetisch aufwendiger; d. h. mehr Lichtenergie wird für die Bereitstellung von gleich viel organischer Substanz benötigt. Pro Molekül CO_2 brauchen die C-3-Pflanzen nämlich nur 3 ATP, die C-4-Pflanzen aber 5 ATP. C-4-Pflanzen sind daher in Gebieten mit hoher Sonneneinstrahlung im Vorteil, C-3-Pflanzen in Gebieten mit geringer Sonneneinstrahlung. Das Vorkommen von C-3-Pflanzen und C-4-Pflanzen geht quer durch das Pflanzensystem hindurch; denn da alle Pflanzen in geringem

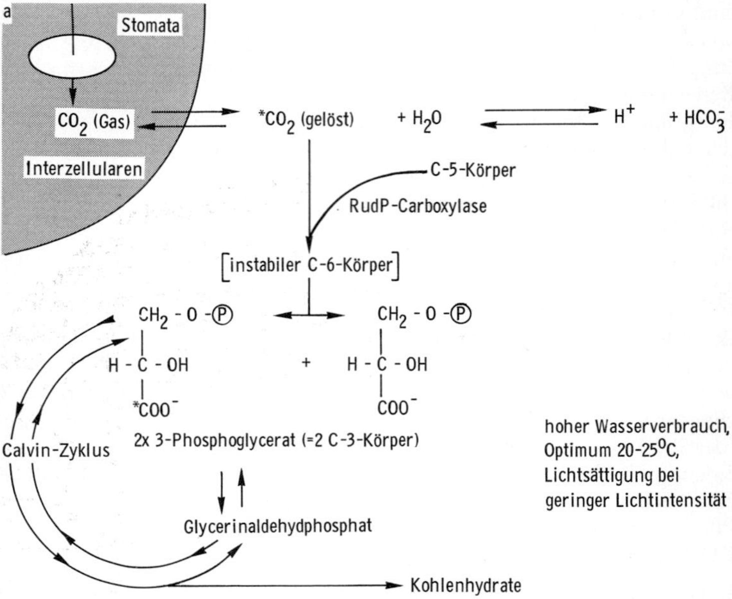

Abb. 24

Maß CO_2 an die PEP-Carboxylase binden können, konnte sich unter Umständen schon innerhalb einer Gattung (z. B. bei den Gattungen *Atriplex* oder *Heliotropium*) die eine Art auf den einen Weg festlegen, die andere auf den anderen. – Nur am Rande soll hier erwähnt werden, daß man diese beiden Pflanzentypen auch morphologisch am Blattquerschnitt unterscheiden kann.

Als Folge der unterschiedlichen CO_2-Assimilationswege haben die beiden Typen auch eine unterschiedliche Ökonomie im **Wasserverbrauch,** auf dessen Ursache hier aber nicht näher eingegangen werden soll. C-3-Pflanzen brauchen ungefähr doppelt soviel Wasser pro g Trockenmasse wie C-4-Pflanzen. Also bewirkt nicht nur die Lichteinstrahlung den Vorteil des einen oder anderen Typs, sondern auch die Verfügbarkeit von Wasser.

Die unterschiedlichen Vorkommen der beiden Photosynthesetypen haben auch Auswirkungen auf die **Fraßintensität durch Tiere.** Die C-4-Pflanzen sind mit ihren schwer verdaulichen Bündelscheidenzellen vor allem für wechselwarme Tiere schlechter verdaulich als die C-3-Pflanzen. Auch viele sukkulente Wüstenpflanzen sind im Prinzip C-4-Pflanzen, die aber noch die Spezialität aufweisen, daß die CO_2-Vorfixierung durch die PEP-Carboxylase nicht räumlich abgetrennt ist (Mesophyll-,

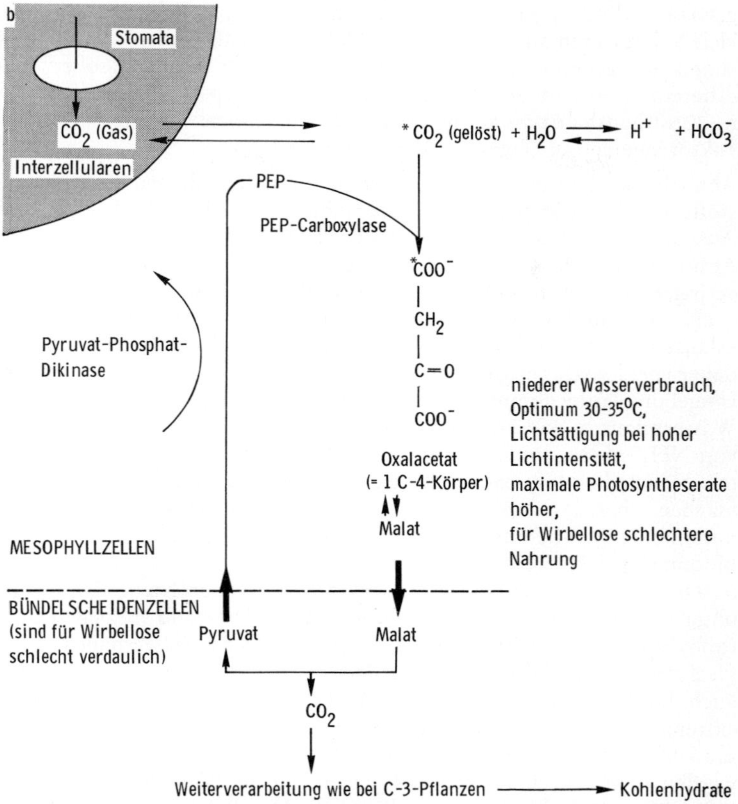

Abb. **24** Zwei verschiedene Möglichkeiten der CO_2-Assimilation. Der Ort des CO_2-Einbaus in das organische Molekül ist durch ein * gekennzeichnet: **a** bei C-3-Pflanzen, **b** bei C-4-Pflanzen. Der C-4-Photosynthesetyp ist am stärksten in der Gruppe der Gramineae (Gräser) verbreitet, Algen, Moose, Farne und Gymnospermen kennen den C-4-Typ nicht (nach verschiedenen Autoren).

bzw. Bündelscheidenzellen) sondern zeitlich: Nachts wird CO_2 in Säureform – meist als Malat – in großen Vakuolen gespeichert, tagsüber aber werden die Spaltöffnungen geschlossen. Dadurch wird während der heißen Tageszeit die Wasserverdunstung auf ein Minimum beschränkt und CO_2 steht aus den Säuren zur Verfügung. Diese sogenannten **CAM-Pflanzen** (von „crassulacean acid metabolism") können nur langsam wachsen, sind aber extrem wassersparend. Es gehören zu diesem Typ neben Sukkulenten auch etwa die Bromeliacee *Tillandsia usneoides* oder die Gymnosperme *Welwitschia mirabilis*. Die Säurebildung führt zu starken pH-Schwankungen in den Vakuolen, was vielleicht auch ein gewisser Schutz gegen manche Pflanzenfresser ist. Daneben haben aber viele Sukkulenten auch Dornen ausgebildet, was als weiterer Schutzmechanismus gedeutet werden kann. – Alle diese Beispiele sollen die differenzierten Anpassungen des Photosynthesetyps und des allgemeinen Stoffhaushaltstyps an die verschiedenen abiotischen und biotischen Faktorengefüge aufzeigen (1–3, 6, 8, 9, 12, 13).

Ähnlich wie es unterschiedliche Ausnutzungsmöglichkeiten des Kohlenstoffs für die grünen Pflanzen gibt, gibt es auch Unterschiede in der Ausnutzung des Stickstoffreservoirs der Erde durch die Pflanzen. In der Atmosphäre liegt der größte Teil des **Stickstoffs** als N_2 vor, nur in geringer Konzentration kommt er – vor allem im Boden und im Wasser – als NO_3^- und als NH_4^+ vor. Letztlich muß der Stickstoff von der Pflanze immer als NH_4^+ in den Stoffwechsel geschleust werden. Es ist daher energetisch am günstigsten, wenn er auch in dieser Form aus der Umgebung aufgenommen werden kann. Sowohl Algen und höhere Wasserpflanzen wie auch Landpflanzen benützen bei Vorhandensein von NH_4^+ diese einfache Möglichkeit (Abb. **25**). Es gibt zwar biochemisch auch die Möglichkeit, den elementaren Stickstoff (N_2) nutzbar zu machen, aber das dazu nötige Enzymsystem, die Nitrogenase, ist nur unter anaeroben Bedingungen funktionsfähig. Die Möglichkeit zur N_2-Bindung ist daher bei vielen anaeroben Organismen (z. B. *Clostridium pasteurianum*) verbreitet, ferner unter den Cyanophyten, vor allem unter den Formen, die „Heterocysten“ haben. Dies sind spezielle chlorophyllfreie und daher O_2-arme Zellen innerhalb des Zellverbands.

Flechten, die aus Pilzen und Blaualgen zusammengesetzt sind (es gibt auch Flechten aus Pilzen und Grünalgen), können daher oft unter extremen Bedingungen gedeihen, wo der Stickstoff nur über die Wirksamkeit der Nitrogenase in biochemisch verfügbare Form bereitgestellt werden kann. Auch die Actinomyceten, die in Wurzelknöllchen der Blütenpflanzen auftreten, haben diese Fähigkeit. Bei diesen und anderen eigentlich aerob lebenden Zellen ist die O_2-Konzentration vielleicht gerade durch den hohen Energiebedarf der N_2-Reduktion so stark erniedrigt, daß sie die Funktion der Nitrogenase nicht mehr stört. (Die Reduktion von 1 Molekül N_2 benötigt 13,5 ATP-Moleküle.)

Die assimilatorische Nitratreduktase, die NO_3^- über NO_2^- zu NH_4^+ umwandelt, ist weit verbreitet. Auch sie benötigt natürlich wie die Nitrogenase Energie. Es ist daher als energetisch adaptive Einrichtung zu sehen, daß sowohl die Synthese der Nitrogenase wie auch die assimilatorische Nitratreduktase durch die Anwesenheit von NH_4^+ unterdrückt werden. Auch hier wird klar, daß die unterschiedliche Ausstattung der Pflanzen mit stickstoffreduzierenden Enzymsystemen sowie die symbiontische Verknüpfung von manchen grünen Pflanzen mit hierzu fähigen Mikroorganismen eine Reihe unterschiedlicher Anpassungsformen herbeiführt. Leguminosen mit Knöllchenbakterien werden ja wegen dieser Fähigkeit seit langem als natürlicher Dünger auf

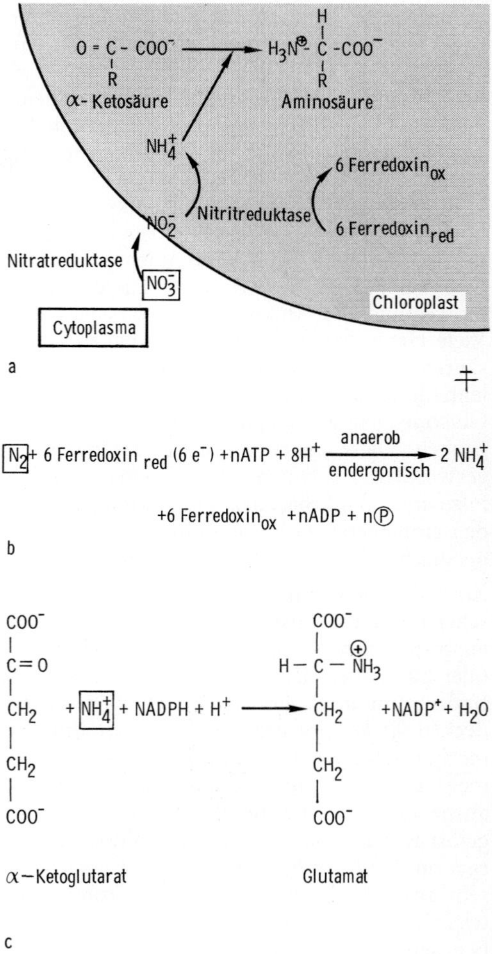

Abb. **25** Physiologische Realisierungen der Stickstoffausnutzung aus den N-Pools der Umgebung der Pflanzen und im Pflanzeninnern. **a** N-Gewinnung aus dem NO_3^--Pool des Bodens oder Wassers. Hier muß die Zelle erst eine Reduktion zu NH_4^+ durchführen. **b** N-Gewinnung aus dem N_2-Pool der freien Atmosphäre, der Bodenluft oder des Wassers. Auch hier erfolgt eine Reduktion zu NH_4^+. **c** N-Gewinnung aus dem NH_4^+-Pool der Zelle (nach verschiedenen Autoren).

N-verarmten Böden angepflanzt. Stickstoff ist für Landpflanzen oft der wichtigste Minimumfaktor (für Süßwasserpflanzen ist es gewöhnlich das Phosphat). Es werden daher oft auch Speichermöglichkeiten von Stickstoffverbindungen ausgenutzt: Manche Samen speichern direkt Proteine, so daß sie beim Keimen N-unabhängig sind (z. B. Getreide). Dadurch sind sie oft auch ein gutes Nährmaterial für Tiere und auch für den Menschen. Haben höhere Pflanzen Proteinmangel, können sie teilweise das Wurzelsystem nach den verfügbaren Stickstoffreserven im Boden morphologisch anpassen, also beispielsweise tiefer wurzeln. Die

unmittelbare Wechselbeziehung zur gesamten Bodenfauna und -flora sowie zu Nachbarpflanzen als Konkurrenten wird damit unmittelbar deutlich (4, 5, 7, 10, 11).
Bei Heterotrophen (**C- und N-Heterotrophen**) gehen Anpassungsstrategien oft in der Richtung, daß die potentielle Nahrung mit möglichst wenig Energieaufwand in körpereigene Polymere verwandelt wird. Hierzu müssen spezielle mechanische Aufschließungsmechanismen und v. a. gewisse Enzyme zur Verfügung stehen. Interessanterweise haben höhere Tiere meist den **Verlust zur Bildung gewisser Enzyme** im Laufe der Evolution in Kauf genommen, um dafür aber immer speziellere Anpassungen an andere Bedürfnisse zu erwerben, wie funktionell-morphologische Anpassungen oder spezielle Verhaltensmechanismen. Viele Heterotrophe haben die Fähigkeit zum Aufbau mancher Aminosäuren, Fettsäuren oder Coenzyme verloren. Auch die Fähigkeit, Kohlenhydrate aus einfacheren Bausteinen, wie z. B. Säuren, in einer Gluconeogenese, neu zu synthetisieren, ist zum großen Teil verlorengegangen. Diese Gluconeogenese, die biochemisch im Glyoxylatzyklus verwirklicht ist, haben neben den grünen Pflanzen v. a. viele Bakterien, Pilze und auch Protozoen, die somit die an ihrem Standort vorkommenden einfacheren C-Verbindungen verwerten können. Der Säugerorganismus hat diese Fähigkeit nicht mehr.

Auch der **Stickstoff** kann von höheren Tieren nicht mehr in anorganischer Form als Baustein verwertet werden. Da viele Pflanzenfesser aber ausgesprochen N-arme Kost aufnehmen, v. a. wenn sie sich auf Gräser oder Laub spezialisiert haben, mußten sie neue Lösungsmöglichkeiten finden, um ihren hohen Bedarf an reduzierten N-Verbindungen zu decken. Es kommt dazu, daß ihre cellullose- und ligninreiche Nahrung mechanisch und auch biochemisch schwer aufschließbar ist, denn die meisten Tiere haben die Fähigkeit verloren, Cellulase zu bilden. Am ausgeklügeltsten ist dieses doppelte Problem von den Wiederkäuern gelöst worden: Sie sind eine Symbiose mit celluloseabbauenden Bakterien und anderen Mikroorganismen eingegangen, kauen und verdauen sehr ausführlich und haben einen „ruminohepatischen Kreislauf" entwickelt. In einer ersten Magenkammer, dem Pansen, ist unter anaeroben Bedingungen eine komplexe Biozönose aus Bakterien und Ciliaten symbiotisch mit dem biochemischen Aufschluß der Nahrung beschäftigt. Diese Ciliaten haben als Anpassung an die von den Bakterien reichlich ausgeschiedenen Säuren einen funktionierenden Glyoxylatzyklus. Das Wiederkäuen bewirkt eine intensive mechanische Zerkleinerung und kann im übrigen unabhängig von dem immer mit Gefahren verbundenen Weiden an einem sicheren Ruheort durchgeführt werden. Das durch den ständigen organischen Abbau anfallende NH_4^+ wird in der Leber zu Harnstoff synthetisiert, aber dann nur zu einem geringen Teil ausgeschieden. Ein großer Teil des Harnstoffs wird dem Mageninhalt entweder direkt durch die Pansenwand oder über den Speichel zugeführt, wo Bakterien ihn als N-Quelle verwerten können und Proteine synthetisieren, die vom Wiederkäuer dann selbst verdaut werden können. Im Pansen herrscht also, vereinfacht ausgedrückt, ein Fließgleichgewicht zwischen einer Zufuhr von Kohlenhydraten und Harnstoff und einem Wegtransport leichter verdaulicher Einzellerbiomasse, zum großen Teil als Protein, in die folgenden Magenkammern (Abb. 26). Es ist dies ein klassischer Fall einer **Symbiose:** Der Wiederkäuer bietet den Einzellern spezifische Umweltbedingungen (Redoxpotential ca. –400 mV, pH ca. 6,5), die sie für ein erfolgreiches Wachstum benötigen und die sie sonst auf der Erde praktisch nirgends finden würden. Der Wiederkäuer hat dafür die Möglichkeit erhalten, seinen Energie- und N-Bedarf auch durch „minderwertige" (N-arme und schwer aufschließbare) Kost voll decken zu können.

Rehe haben zwar, wie Hirsche und Rinder, auch einen Pansen. Er ist aber viel kleiner und kann nicht rasch genug das rohe Material aufschließen, das diese beiden Arten fressen können. Rehe sind daher auf leichter aufschließbare Kost, wie etwa Knospen, angewiesen.

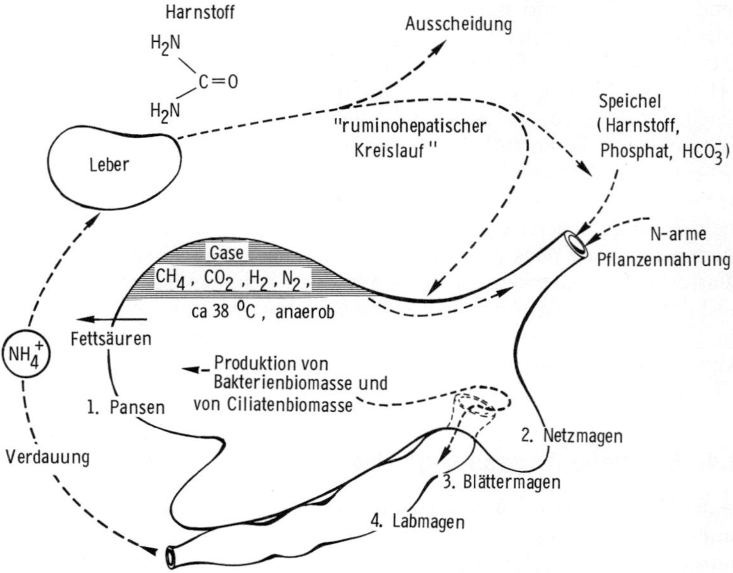

Abb. **26** Nahrungstransport und N-Kreislauf (vereinfacht) im Körper des Wiederkäuers. Urin sehr N-arm, damit gleichzeitig wassersparend. Kurzkettige Fettsäuren (Essigsäure, Propionsäure, Buttersäure) werden, ebenso wie teilweise Harnstoff, von der Pansenwand aufgenommen und im Körper aerob oxidiert (nach verschiedenen Autoren).

Eine spezielle Form einer effizienten N-Ausnützung zeigen die Blattläuse. Sie fressen in einer „Hyperphagie“ mehr Nahrung, als sie energetisch benötigen, scheiden jedoch den nicht Stickstoff-haltigen Teil weitgehend wieder aus. – Gewisse südamerikanische Ameisen legen ca. 20–30 cm große unterirdische „Pilzgärten“ an. Hier besteht ein N-Recycling über die N-haltigen Ausscheidungsprodukte der Ameisen, die von den Pilzen wieder in lebende und leicht verdauliche Biomasse eingebaut werden (14).

Auf eine spezielle Fähigkeit vieler Organismen muß hier noch hingewiesen werden. Bei Nährstoffverknappung oder sonstigen ungünstigen Umweltbedingungen können viele Organismen **Ruhestadien** (Diapausestadien, Überdauerungsstadien) ausbilden. Manchmal sind bestimmte Entwicklungstadien für die Überdauerung ungünstiger Jahreszeiten ohne Nährstoffaufnahme vorgesehen (viele Pflanzensamen, Ei- oder Puppenstadien der Insekten, Dauereier bei Cladoceren). Teilweise können aber auch adulte Organismen spontan in Ruhestadien übertreten (Einkapselung vieler Bodentiere bei Trockenheit, Eindeckelung der Landschnecken). Viele stoffwechselintensive Warmblüter reduzieren ihre Körpertemperatur und damit auch ihren hohen Energiebedarf nachts (wie die Kolibris) oder aber in wechselwarmen Klimaten während der kalten und nahrungsarmen Jahreszeit (wie das Murmeltier oder der Igel). Innerhalb gewisser Grenzen variieren aber offenbar alle Organismen in ihrer **Stoffwechselintensität** im Laufe ihres individuellen Lebens (unabhängig von der allometrischen Erniedrigung des spezifischen Energiebedarfs aufgrund der zunehmenden Körpergröße). Erstreckt sich die Fortpflanzungsperiode nur auf einen Teil des adulten Lebens, so äußert sie sich oft in einem erhöhten Energie- und Nährstoffbedarf. Im Winter sinkt dann der Energiebedarf – auch wenn experimentell völlig gleichartige Bedingungen gewahrt werden – oft auf den niedrigsten Wert. Das gilt zum Beispiel für viele Süßwasserfische oder Wasserlungenschnecken, die beide meist keine eindeutigen Ruhestadien ausbilden. – Die Reaktion der Stoffwechselintensität auf Unterschiede im Nahrungsangebot und -bedarf ist ein weit verbreiteter energetischer Anpassungsmechanismus.

3.4. Spezielle Anpassungen bei aquatischen Tieren

In der Umgebung der Organismen wirken jeweils spezielle physikalische und physikalisch-chemische Bedingungen (oder Faktoren), die ganz bestimmte Lebensmöglichkeiten und Wechselwirkungen zwischen den Populationen erlauben. Die Ausbildung dieser **Faktoren** ist stark von den Lebensgemeinschaften mitgeprägt, so z. B. die spektrale Lichtverteilung am Boden von der darüber stehenden Vegetation. Eine Unterscheidung in „abiotische“ und „biotische“ Faktoren ist daher oft etwas willkürlich. Mehr „biotischer" Art sind z. B. die Konzentration und qualitative Zusammensetzung schwebender Planktonalgen im Gewässer – Faktoren, die das Wachstum des Zooplanktons beeinflussen.

Aquatische und terrestrische Lebensbereiche unterscheiden sich in mancher Hinsicht grundsätzlich voneinander. So ist die geringe Dichte der Luft im Vergleich zu der des Wassers dafür verantwortlich, daß so wenige schwebende Organismen in der Atmosphäre gefunden werden, sich also kein eigentliches Luftplankton ausbilden konnte. Die geringe Viskosität führt anderseits zu viel intensiveren Verwirbelungen, so daß in der freien Atmosphäre meistens nicht derartig starke Temperatur- und Sauerstoffgradienten wie im Wasser auftreten. Schließlich ist das innere Milieu aller Organismen im wesentlichen als wässerige Lösung ausgebildet, die aber in einem stofflichen Austausch zur Umgebung stehen muß. Ist das Milieu ebenfalls wässerig, so müssen ganz andere konstruktive und den Stoffhaushalt betreffende Maßnahmen ergriffen werden, als wenn das Milieu gasförmig ist. Einige physikalische und chemische Unterschiede der beiden Großlebensräume sind daher in der Tab. 7 zusammengefaßt.

Tabelle **7** Physikalische und chemische Unterschiede zwischen Wasser und Luft als Lebensraum (gerundete, mittlere Größen!). Vgl. auch Diffusion, Gl. (*22*), S. 83.

Größe	Wasser	Luft
Dichte ϱ	$1\ g \cdot cm^{-3}$	$0{,}0013\ g \cdot cm^{-3}$
Viskosität (= dynamische Viskosität) η	$10^{-3}\ N \cdot s^{-1} \cdot m^{-2}$	$1{,}8 \cdot 10^{-5}\ N \cdot s^{-1} \cdot m^{-2}$
kinematische Viskosität (= kinematische Zähigkeit) ν	$10^{-6}\ m^2 \cdot s^{-1}$	$1{,}6 \cdot 10^{-5}\ m^2 \cdot s^{-1}$
spezifische Wärmeleitfähigkeit λ	$0{,}0057\ J \cdot cm^{-1} \cdot s^{-1} \cdot K^{-1}$	$0{,}00024\ J \cdot cm^{-1} \cdot s^{-1} \cdot K^{-1}$
spezifische Wärmekapazität c	$4{,}19 \cdot 10^3\ J \cdot g^{-1} \cdot K^{-1}$	$0{,}94\ J \cdot g^{-1} \cdot K^{-1}$
Druck (auf 0 m ü.d.M.)	1,013 bar und zusätzlich pro m Wassertiefe ca 0,1 bar hydrostatische Druckzunahme	1,013 bar
spektrale Lichtverteilung	ändert sich mit der Tiefe auch unabhängig von Organismen	ohne Vegetation nur minimale Spektralverschiebung bis zum Erdboden
Schallgeschwindigkeit	$1500\ m \cdot s^{-1}$	$330\ m \cdot s^{-1}$
O_2-Konzentration	um $10\ mg \cdot l^{-1}$	um $270\ mg \cdot l^{-1}$

Diese Unterschiede bewirken sekundär weitere Unterschiede, beispielsweise in den Ausbreitungseigenschaften akustischer Signale unterschiedlicher Wellenlängen (Kap. 3.4.4.).
Oft werden auch komplexere Eigenschaften des Milieus als Faktoren bezeichnet und untersucht. So ist das Vorkommen mancher Bachorganismen offenbar von der Strömungsgeschwindigkeit des Wassers abhängig. Diese wirkt aber sehr vielgestaltig über mechanische Kraftkomponenten, die O_2-Versorgung usw. auf Organismen ein und beruht auf den Größen der Dichte, der Viskosität, der kinematischen Viskosität, ferner der Kontinuitätsgleichung durchströmter Körper und weiterer Beziehungen. Wichtige derartige komplexe und variable Eigenschaften biotischer und abiotischer Art sind im Milieu Wasser die folgenden:

1. der **Salzgehalt** (Gesamtkonzentration und ionale Zusammensetzung; diurnale und aperiodische Schwankungen, etwa im Küstengebiet);
2. die **Temperatur** (Maximal- und Minimaltemperatur, Durchschnittstemperatur; diurnale, saisonale, geographische und vertikale Unterschiede) (16);
3. das **Licht** (quantitative und qualitative Änderung diurnal, jahreszeitlich, geographisch und in Abhängigkeit von der Tiefe und dem Schwebstoffgehalt);
4. die Konzentration von $\mathbf{O_2}$, $\mathbf{CO_2}$, dem **pH**, dem **Redoxpotential** als Folge der Oxidoreduktionsmechanismen im Ökosystem (2, 17, 22);
5. die **Wasserströmung** (großräumige Rotationen und Walzen in Seen, Auftriebsgebiete in den Ozeanen; einseitig gerichtete Wasserbewegung in Fließgewässern und im Küstengebiet, im Gezeitenbereich auch periodisch die Richtung und Intensität wechselnd);
6. die **Nahrungskonzentration** und **Nahrungszusammensetzung,** jahreszeitliche Variabilität und örtliche Unterschiede;
7. die speziellen Eigenschaften der **Reiz- und Informationsübermittlungen** im Wasserkörper.

Im folgenden beschränken wir uns auf die Wirkungen und Anpassungen, die von Unterschieden im Salzgehalt, in der Temperatur und in der Wasserströmung ausgehen (Kap. 3.4.1.-3.4.3.). Sodann wird an einigen Beispielen das Zusammenwirken der verschiedenen Faktorenmuster 1.–7. dargestellt (Kap. 3.4.4.). Weitere Informationen dazu finden sich auch in den Kap. 4.3.1., 4.3.2., 4.3.5.

3.4.1. Salzgehalt des Wassers

Alle nicht speziell geschützten tierischen Membranen sind für Wasser, Gase (O_2) und auch manche Ionen recht durchlässig, für größere Ionen und nichtlipophile Moleküle allerdings schlecht durchlässig. Ein im Wasser lebendes Tier ist daher entweder zu einem guten Teil den Außenbedingungen ausgesetzt oder aber es hat eine undurchlässige Haut und ist relativ unabhängig vom Salzgehalt des Mediums. Allerdings ist in diesem Fall auch keine Aufnahme von gelöstem O_2 aus dem Wasser möglich, denn dazu ist eben die Ausbildung von permeablen Grenzmembranen nötig. Diese Tiere müssen daher die **Luft aus der**

Atmosphäre holen (Wassersäuger, Wasservögel, viele Insekten) oder Spezialkonstruktionen ausbilden, wie manche kleinen Insekten, die eine dünne Luftschicht um den Körper haben. Durch diese diffundiert das O_2 aus dem Wasser in den Körper, ohne daß der Salz- und Wasserhaushalt beeinflußt wird (sog. Plastronatmung). Dieser Mechanismus ist nur bei kleinen Tieren mit relativ großer Oberfläche (vgl. Gleichung *22*) möglich.

Größere Organismen, die das **O_2 aus dem Wasser** entnehmen, müssen spezielle Anpassungswege beschreiten, die am einfachsten auf der Grundlage des Diffusionsgesetzes diskutiert werden können: Wenn eine Membran keine aktiven Transportmechanismen hat, diffundieren gelöste Stoffe durch diese Membran gemäß der folgenden Gleichung (sog. 1. Ficksches Diffusionsgesetz):

$$\frac{dm}{dt} = -D \cdot F \cdot (c_a - c_i) \cdot \frac{1}{d} \qquad (22)$$

($\frac{dm}{dt}$ = Diffusion gelöster Stoffe pro Zeiteinheit durch die Membran in $mol \cdot s^{-1}$; D = Diffusionskoeffizient in $cm^2 \cdot s^{-1}$, ist für z. B. O_2 im Wasser etwa 10^5–10^6mal kleiner als in der Luft; F = Fläche in cm^2; c_a, c_i = Außenkonzentration und Innenkonzentration in $mol \cdot cm^{-3}$; d = Diffusionsstrecke in cm)

Die Anforderungen für eine optimale Respiration sind ein großes F und ein kleines d, um den Gasaustausch maximal zu halten, also genau die Beziehungen, die auch zu einem hohen Austausch von Wasser und gelösten Substanzen führen. Im hochmarinen Bereich mit seinem konstanten Salzgehalt können diese Anforderungen direkt erfüllt werden, denn hier haben viele Tiere die gleiche Gesamtsalzkonzentration wie das Meerwasser und lediglich etwas abweichende Einzelionenkonzentrationen. Im Süßwasser und im Bereich wechselnder Salzgehalte müssen aber gewisse konstruktive Maßnahmen ergriffen werden. Dadurch kann ein von äußeren Salzgehaltseinflüssen unabhängiges inneres Milieu aufrechterhalten bleiben. Auch hochmarine Tiere zeigen manchmal erheblich andere Salzkonzentrationen als das Meerwasser, was dann oft auf eine Abstammung dieser Formen von Süß- oder Brackwassertiergruppen hinweist (z. B. bei den Knochenfischen). Damit ein eigenes inneres Milieu erhalten bleibt, können die Anpassungen in drei Richtungen erfolgen:

1. Entweder wird eine **wasserundurchlässige** oder wenig durchlässige Schicht aus Kalk, Chitin, Lipoidmaterial oder auch Schleim um die äußere Haut aufgebaut (d. h. also Verringerung von D). Nur spezielle Hautpartien, die Kiemen, bleiben dann für den Austausch frei. Anpassungen in dieser Richtung haben die Crustaceen, die Insekten, die Mollusken teilweise (die Kalkschale der Süßwassermollusken ist auch ein osmoregulatorischer Schutz), die Fische; ferner auch die luftatmenden Reptilien, Vögel und Säuger.

2. Durch eine direkte **Aufnahme** oder **Abgabe** von **Salz** oder **Wasser** kann eine Regulation erreicht werden. So haben Reptilien und Vögel des Meeres (die zwar eine impermeable Haut haben, aber zu salzreiche Nahrung fressen) spezielle Salzdrüsen, durch die sie das mit der Nahrung aufgenommene Salz wieder abgeben können. Anderseits nehmen Fische, Crustaceen und Insektenlarven im Süßwasser aktiv Ionen über die sogenannten Chloridzellen auf. Ferner geben Süßwassertiere viel hypoosmotischen Harn ab (Protozoen über die pulsierende Vakuole, Mollusken und Fische über die Exkretionsorgane). Der Salinenkrebs *Artemia salina*, der in sehr salzhaltigem Medium lebt, gibt einen hyperosmotischen Harn ab und scheidet zudem Salz aus den Kiemen ab.
3. Schließlich haben viele Organismen ihren **osmotischen Wert** dem des Mediums einfach angeglichen (Verringerung von $c_a - c_i$). Dabei haben sie entweder die Salzkonzentration angeglichen (Mehrzahl der marinen Tiere), oder sie haben bei geringer Salzkonzentration im Blut die Differenz zum osmotischen Wert des Meeres mit Harnstoff ergänzt (Haie und Rochen). Auch viele Brackwassertiere können die Konzentration ihrer Körperflüssigkeiten über einen mehr oder weniger weiten Bereich der Umgebung angleichen. Im eigentlichen Süßwassermilieu ist aber die Angleichung nicht mehr vollständig möglich, da unter Süßwasserbedingungen von etwa 0,1–0,5‰ Salzgehalt (gegenüber rund 35‰ im Meer) keine biochemischen Prozesse mehr ablaufen können. Relativ stark angepaßt haben sich in dieser Hinsicht die großen Süßwassermuscheln, wie *Anodonta* oder *Dreissena:* Die Teichmuschel *Anodonta cygnea* ist gegenüber einer 1‰-Salzlösung isotonisch. Zudem hat sie eine außerordentlich hohe Wasserausscheidung.

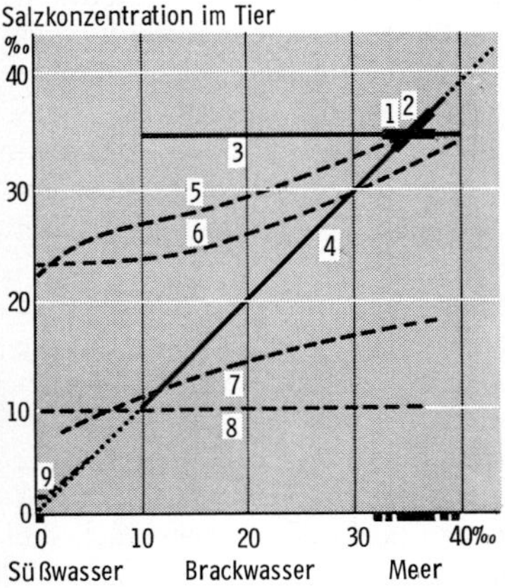

Abb. **27** Beziehungen zwischen Gesamtsalzkonzentrationen im Wasser und in Tieren. · · · · · = isosmotische Linie (Linie totaler Osmokonformität).
Idealisierte stenohaline Verhältnisse: **1** osmoregulativ, **2** osmokonform.
Idealisierte euryhaline Verhältnisse: **3** osmoregulativ, **4** osmokonform (annähernd so z. B. bei *Mytilus, Mya, Cardium, Asterias*).
Einige speziellere reale Typen (nur das Prinzip des Verlaufs ist maßstäblich richtig): **5** *Carcinus maenas* (Strandkrabbe), **6** *Eriocheir sinensis* (Chinesische Wollhandkrabbe), **7** *Artemia salina* (Salinenkrebs), **8** Knochenfische, Vögel, Säuger, viele Insekten, z. B. *Clunio marinus,* **9** viele Süßwassermollusken, *Gammarus pulex* (Flohkrebs) (nach verschiedenen Autoren).

Die verschiedenen osmoregulatorischen Anpassungstypen gehen aus der Abb. 27 hervor: Die punktierte Linie entspricht einer isosmotischen Beziehung. Die Bereiche für Süßwasser und für Meerwasser sind auf der Abszisse mit schwarzen Balken bezeichnet. Tiere, die über einen bestimmten Variationsbereich der Salzkonzentration im umgebenden Wasser ihren eigenen Gesamtsalzgehalt konstant halten, heißen **osmoregulativ** (regulators) oder homoisosmotisch. In der Abb. 27 entspricht dem eine gerade Linie, die aber auf beliebiger Höhe liegen kann (Abb. 27/3, 8). Tiere, die ihren Salzgehalt immer gleich hoch wie in der Umgebung haben, auch wenn sich dort der Salzgehalt ändert, heißen **osmokonform** (conformers) oder poikilosmotisch (Abb. 27/4). Ist der jeweils tolerierte Bereich groß, also deutlich größer als etwa die Breite der Balken für Süßwasser und Salzwasser auf der Abszisse, so sind die Tiere euryhalin (Abb. 27/3, 4), andernfalls stenohalin (Abb. 27/1, 2). Über weitere Variationen gibt die Beispielsübersicht in der Abb. 27 Auskunft. (Oft wird die Salzkonzentration als Gefrierpunktserniedrigung angegeben; 1 °C Gefrierpunktserniedrigung entspricht etwa 18‰).

3.4.2. Temperatur des Wassers

Der Wärmeaustausch von im Wasser lebenden Tieren mit der Umgebung erfolgt in erster Linie durch **Wärmeleitung** und **Konvektion** (= Wärmetransport durch Strömungserscheinungen). Die Wärmeabsorption durch die elektromagnetische Strahlung hat nur für Formen, die an der Wasseroberfläche leben, eine gewisse Bedeutung. So dürften die schwärzlich gefärbten Stechmückenlarven arktischer Tümpel, die sich an der Wasseroberfläche aufhängen, hierdurch von der Strahlung erwärmt werden, denn die Wassermassen der Tümpel haben wegen ihrer hohen spezifischen Wärmekapazität eine viel langsamere Aufheizphase. Die Körpertemperatur der Wassertiere entspricht, von Vögeln und Säugern abgesehen, meist etwa der Temperatur des Gewässers, da die stoffwechselbedingte Aufheizung des Körpers sofort wieder über die Wärmeleitung abgegeben wird. Die Wärmeleitung ist proportional der Fläche und der Temperaturdifferenz:

$$Q_{Leitung} = F \cdot \lambda \cdot (T_1 - T_2) \qquad (23)$$

($Q_{Leitung}$ = ausgetauschte Wärmemenge durch Leitung in $J \cdot s^{-1}$; F = Fläche in cm^2; λ = spezifische Wärmeleitfähigkeit in $J \cdot cm^{-1} \cdot s^{-1} \cdot K^{-1}$; T_1, T_2 = Temperatur in K)

Eine Steigerung der Körpertemperatur gegenüber der Umgebungstemperatur kann von Wassertieren durch folgende zwei Maßnahmen mit einem „vertretbaren“ Energieaufwand erreicht werden:

1. **Größere** Wassertiere, die somit ein relativ kleines F haben und die relativ **aktiv** sind und eine **wärmesparende** Anordnung des Blutkreislaufs entwickelt haben, können eine erhöhte Temperatur im Körperinneren aufrechterhalten. So haben z. B. Thunfische in ihren Schwimmuskeln eine bis zu 10 °C höhere Temperatur, als im umgebenden Wasser herrscht (4).
2. Vögel und Säuger haben zwischen Körperinnerem und Außenmedium eine Schicht mit niedrigem λ-Wert, nämlich **Fett** oder **Luft**. So macht die subkutane Fettschicht bei den Robben bis zu 50% des Körpergewichts aus. Das ist nicht nur eine Anpassung dafür, selber hohe Temperaturen im aquatischen Milieu zu behalten, sondern erlaubt den Robben auch, stundenlang auf treibenden Packeisschollen zu liegen, ohne daß sie ihre Unterlage zum Schmelzen bringen. Schwimmvögel, wie Enten und Möwen, fetten ihre Deckfedern mit dem Sekret der Bürzeldrüse ständig ein, so daß die Luftschicht im Gefieder nicht entweichen kann. Hier ist die Isolationsschicht also, im Gegensatz zu den Robben, außerhalb der Hautschicht. – Diese Anpassung ist nur bei luftatmenden Wassertieren möglich, die auf die Ausbildung enger Kontaktzonen zwischen dem Wasser und der Körperflüssigkeit verzichten können.

Es gibt einige physiologische Anpassungen an sehr **tiefe** und sehr hohe Temperaturen. Während Süßwasser kaum unter 0 °C sinkt, kann Meerwasser einige Grad unter 0 °C absinken, da durch den hohen Salzgehalt und den hydrostatischen Druck der Gefrierpunkt niedriger liegt. Eismeerfische haben daher oft erhebliche Mengen Glykoproteide in den Körperflüssigkeiten gespeichert, deren hoher kolloidosmotischer Druck ebenfalls zu einer Gefrierpunktserniedrigung führt. – Die **höchsten Temperaturen**, die von aktiven Tieren ausgehalten werden, scheinen bei 50–55 °C zu liegen und werden v. a. bei Bewohnern warmer Quellen angetroffen. Das sind etwa 10–15 °C mehr als Vögel und Säuger aufweisen. Ihre Proteine sind einerseits thermoresistenter. Anderseits können sie vielleicht auch denaturierte Proteine rascher wieder regenerieren. Prokaryonten werden vereinzelt auch bei noch höheren Temperaturen (selbst in kochendem Wasser) angetroffen. Viele Tiere können ebenfalls eine beschränkte Zeit lang höhere Temperaturen ertragen, wenn sie in einem latenten Lebenszustand sind (3, 16).

Im mittleren Temperaturbereich bewirkt eine Temperaturerhöhung um 10 °C im allgemeinen eine Steigerung der Umsatzgeschwindigkeit einer chemischen oder biochemischen Reaktion um das 2–4fache (**van t'Hoffsche Regel**). Diese Regel gilt auch für ganze Reaktionsabläufe, solange kein Temperaturregelkreis mit negativer Rückkopplung dazwischengeschaltet ist. So folgt z. B. die Entwicklungsgeschwindigkeit der Organismen oder die Respirationsgröße dieser Beziehung. Wird die Reaktionsgeschwindigkeit mit der Dimension Zeit^{-1} gegen die Temperatur aufgetragen, ergibt sich somit bis zu einem bestimmten Maximum ein ansteigender Exponentialverlauf (Abb. **28**), wird hingegen die Zeit bis zum Ablauf einer bestimmten Reaktion (z. B. also die Entwicklungs-

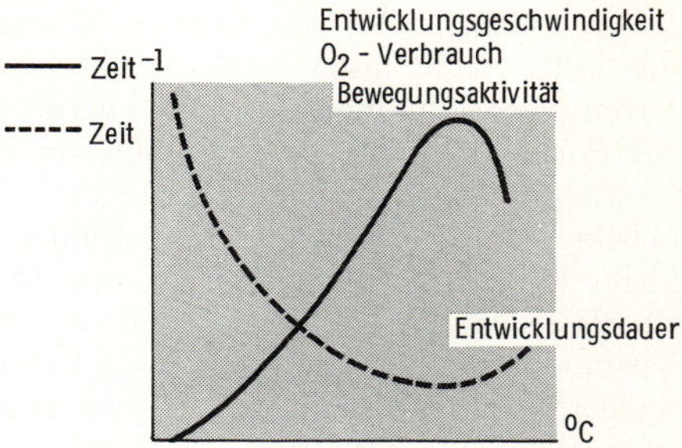

Abb. **28** Prinzipieller Verlauf häufig gefundener Temperaturabhängigkeiten bei Wechselwarmen. Größen mit der Dimension Zeit^{-1} haben gewöhnlich einen Maximalwert nahe der oberen Letalgrenze und sind über einen großen Bereich oft näherungsweise als Inverse einer Kettenlinie (~ eine spezielle Exponentialfunktion) beschreibbar. Größen mit der Dimension Zeit haben oft einen Minimalpunkt nahe der oberen Letalgrenze und sind im stetig fallenden Bereich oft näherungsweise durch eine Hyperbel beschreibbar.

dauer) mit der Dimension Zeit aufgetragen, ergibt sich ungefähr ein hyperbelähnlicher Verlauf, wie er in der Abb. **27** dargestellt ist. Beide Funktionen sind aber nur praktisch zu handhabende Annäherungen an die wirklichen Verhältnisse im mittleren Temperaturbereich. Ferner können **Akklimatisationen** (Temperaturanpassungen) zu vertikalen Parallelverschiebungen der Kurven führen.
Die Größen der Konsumption, der Assimilation, der Produktion und der ökologischen Koeffizienten, wie K_1 und K_2, zeigen gewöhnlich eine Art **Optimumfunktion** (Dimension: Zeit^{-1}!) der Temperatur (16).

3.4.3. Wasserströmung

Die hydromechanischen Eigenschaften, die bei der Wasserbewegung auf einen Organismus einwirken, sind grundsätzlich die gleichen, die zwischen einem ruhenden Wasserkörper und einem bewegten Organismus bestehen. Die Relativbewegung überträgt Kräfte auf den umströmten Körper, die auf der „Trägheit" und auf der „Zähigkeit" oder Viskosität beruhen. Trägheitskräfte sind proportional dem Quadrat der Relativgeschwindigkeit, Zähigkeitskräfte aber proportional der einfachen Geschwindigkeit. Das Verhältnis dieser beiden Kräfte zueinander wird **Reynolds-Zahl** genannt, ist eine dimensionslose Größe und – unter sonst gleichen Bedingungen – proportional der einfachen Geschwindigkeit:

$$Re = \frac{\text{Trägheitskräfte}}{\text{Zähigkeitskräfte}} = \frac{v^2 \cdot l^2 \cdot \varrho}{v \cdot l \cdot \mu} = \frac{v \cdot l}{\frac{\mu}{\varrho}} = \frac{v \cdot l}{\nu} \qquad (24)$$

(Re = Reynolds-Zahl [dimensionslos]; v = Strömungsgeschwindigkeit in $cm \cdot s^{-1}$; l = charakteristische Länge in cm; ϱ = Dichte des Mediums in $g \cdot cm^{-3}$; μ = Viskosität des Mediums in $g \cdot cm^{-1} \cdot s^{-1}$; ν = kinematische Viskosität [= kinematische Zähigkeit] in $cm^2 \cdot s^{-1}$)

Da die kinematische Viskosität im Wasser etwa 16mal kleiner ist als in der Luft, treten unter sonst gleichen Bedingungen jeweils dieselben Strömungsbedingungen bei 16mal geringerer Geschwindigkeit auf. Wie der Formel (*24*) weiter zu entnehmen ist, werden mit zunehmender Größe des Objekts und mit zunehmender Geschwindigkeit die Trägheitskräfte immer bedeutender gegenüber den Zähigkeitskräften. Sehr kleine Organismen schwimmen daher nach einem völlig anderen Prinzip als große. Bei Bakterien, Protozoen, Rotatorien und auch noch bei Kleinkrebsen treten die für größere Organismen so typischen Erscheinungen wie Verwirbelungen oder Strömungsablösungen (Wirbelablösungen) nie auf. Das zeigt schon ein Blick durch das Mikroskop, wo Kleinorganismen wie in Honig zu schwimmen scheinen. So liegt Re für Protozoen in der Größenordnung von 10^{-3} bis 10^{-4}. Im Gegensatz dazu arbeiten große Wassertiere allein mit Hilfe der Trägheitskräfte. Re ist bei Walen in der Größenordnung von 10^7. (Bei fliegenden Landtieren ist für kleine Insekten der Einfluß beider Kräfte mitbestimmend, für größere Formen, wie Libellen und Vögel, aber nur der Einfluß der Trägheitskräfte.)

Die einzelnen Kraftkomponenten, die auf umströmte und überströmte Organismen bei gerichteter Wasserbewegung in Fließgewässern oder in Prielen und Felsspalten bei Tidenänderung auftreten, sind recht komplex und wenig untersucht. Wenn die Tiere beweglich sind, können sie strömungsgünstige Orte aufsuchen oder morphologische oder Verhaltensanpassungen zeigen. Um diese Anpassungen aber voll zu verstehen, müssen wir zuvor einige vereinfachte Überlegungen anstellen. Befindet sich in einer Strömung eine ebene und glatte Platte, so liegt an ihrem Vorderende der Staupunkt S (Abb. **29c**), von dem aus nach oben und unten eine Zone reduzierter Fließgeschwindigkeit beobachtet wird. Die Zone innerhalb des Geschwindigkeitsbereichs $0 < v < 0{,}99 \cdot v_\infty$ heißt **laminare Grenzschicht,** solange sich die einzelnen Wasserteile parallel zueinander bewegen (Abb. **29a, b**). Ihre Dicke berechnet sich zu:

$$\delta_{lam} = 5x \sqrt{\frac{1}{Re_x}} \qquad (25)$$

(δ_{lam} = Dicke der laminaren Grenzschicht in cm; x = Lauflänge zwischen Staupunkt S und betrachteter Stelle in cm; Re_x = Reynolds-Zahl an der Stelle x)

Nach einer bestimmten Laufstrecke, die in diesem Fall bei einer Reynolds-Zahl von etwa 320 000 auftritt, schlägt die laminare Grenzschicht in eine **turbulente Grenzschicht** um, was in der Abb. **29c** mit U bezeichnet ist. Bei zugespitzter Platte darf der Wert größer werden, bis ein Umschlag eintritt, bei stumpfen Körpern aber weniger groß. Ihre Dicke berechnet sich zu:

$$\delta_{turb} = 0{,}37y \sqrt[5]{\frac{1}{Re_y}} \qquad (26)$$

(δ_{turb} = Dicke der turbulenten Grenzschicht in cm; y = Lauflänge zwischen Umschlagpunkt U und betrachteter Stelle; Re_y = Reynolds-Zahl an der Stelle y, y = x – U)

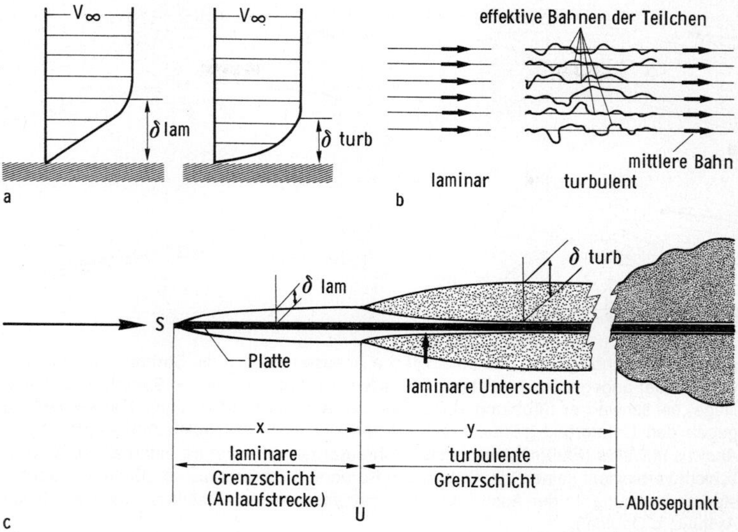

Abb. 29 **a** Laminares und turbulentes Grenzschichtprofil. δ = Grenzschichtdicke, v_∞ = Geschwindigkeit der freien Außenströmung. Je nach Ort ist δ_{turb} kleiner oder größer als δ_{lam}. **b** Laminar und turbulent strömende Teilchen. **c** Grenzschichtausbildung an der unendlich dünnen, glatten, strömungsparallelen Platte. S = Staupunkt, x = Laufstrecke im laminaren Grenzschichtbereich, U = Umschlagspunkt, rechts: Ablöseerscheinungen (nach 13).

Da die Reynolds-Zahl proportional der charakteristischen Länge ist (Formel *24*), wächst δ_{lam} proportional $x^{1/2}$, δ_{turb} aber proportional $y^{4/5}$, also rascher, wie ein Einsetzen der Beziehung *(24)* in die Formeln *(25)* und *(26)* zeigt. Die turbulente Grenzschicht wird daher auch insgesamt dicker, beläßt aber anderseits eine dünne laminare Unterschicht. In der Natur liegen zwar komplex geformte, rauhe Unterlagen als umströmte Bezirke vor, deren strömungstechnische Eigenschaften nur in einem aktuellen Experiment erfaßt werden können, ganz grundsätzlich gelten aber ähnliche Beziehungen wie an diesem Beispiel der glatten Platte.

Anpassungen der Tiere im strömenden Wasser können daher in folgende Richtungen erfolgen:

1. **Kleinheit der Körperform,** da die Grenzschichtdicke stets nur einige mm beträgt (Abb. **30a–d**);
2. **Ausrichten der Schmalseite** gegen die Strömung, um einen möglichst kleinen Strömungswiderstand zu erzeugen; hydrodynamisch angepaßte **Körperform** in Strömungsrichtung (Abb. **30a, b, d**);
3. **Anschmiegen** an die Substratseite, vor allem bei höherer Strömungsgeschwindigkeit (Abb. **30d**);
4. **Aufenthalt im Totwasserbereich.** Der Totwasserbereich ist die Zone hinter dem Ablösen der Turbulenzen auf der Leeseite und zeigt kleine Druckwiderstandswerte.

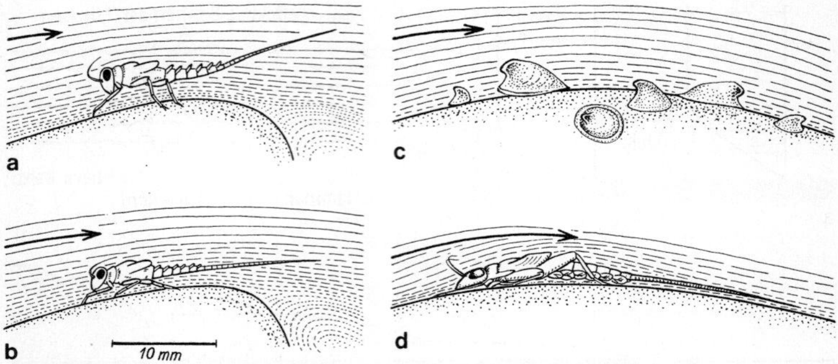

Abb. **30** Morphologische und ethologische Anpassungen an die Strömung im Fließgewässer. Der angegebene Maßstab gilt für alle 4 Teilabb. **a** Larve von *Baetis sp.* (Eintagsfliege) bei schwacher Strömung. **b** Dieselbe Larve bei starker Strömung. Der Körper wird gegen den Untergrund gedrückt, die Kiemen sind nahe der freien Außenströmung. **c** *Ancylus fluviatilis* (Flußmützenschnecke). Ihre Körpergröße läßt sie innerhalb der Grenzschicht verbleiben; keine Orientierung des Körpers. **d** *Ecdyonurus sp.* (Eintagsfliege) bei starker Strömung. In der Ausrichtung und morphologischen Gestaltung angepaßt (nach AMBÜHL, **c** Original).

Die Abb. 30 zeigt Beispiele für die geschilderten Anpassungen. Die Flußmützenschnecke *Ancylus fluviatilis* zeigt keinerlei Orientierung ihres Gehäuses. Diese Schalenform ist nicht eine spezielle Anpassung an die Strömungseigenschaften, sondern eine Folge des allgemeinen Bauplans dieser Schneckenfamilie, die im übrigen bei geeignetem Substrat auch im Stillwasser lebt. Eine wichtige Anpassung ist jedoch die Kleinheit. – *Eintagsfliegenlarven* halten sich namentlich nachts im laminaren Grenzschichtbereich auf und strecken ihren Körper unterschiedlich weit in den Freiwasserbereich hinaus. Die optimale Ausnutzung der gesamten Grenzschichtdecke auch bei niedriger Fließgeschwindigkeit (wenn die Grenzschicht somit dicker ist) ist atmungstechnisch von Vorteil, da die Erneuerung der um die Kiemen an O_2 verarmten Zonen intensiver vor sich geht. Tagsüber zieht sich die Eintagsfliegenlarve in den Totwasserbereich zurück, ist hier gegen die hohen Druckwiderstandswerte geschützt, genießt aber wegen der geringen Mächtigkeit der Grenzschicht doch eine gute O_2-Versorgung und ist vielleicht auch vor Feinden geschützter. Größere Formen, wie Wirbeltiere, können sich überhaupt nicht in die Grenzschicht zurückziehen. Sie haben Saugnäpfe und ähnliche Einrichtungen, wie manche *Fische* (Panzerwelse, Groppen) oder gewisse im Fließwasser lebende *tropische Frösche*. Anderseits sind sehr kleine Formen *(Einzeller, Rotatorien)* automatisch innerhalb der Grenzschicht und in einem Bereich sehr geringer Geschwindigkeitsvektoren, brauchen also kaum spezielle Anpassungen.

Anpassungswege an fließendes Wasser müssen also je nach Körpergröße und allgemeinem Bauplan sehr verschiedenartig verlaufen und in der Evolution ganz unterschiedliche Optimierungsprogramme in Gang setzen.

3.4.4. Komplexe Anpassungswege bei Mehrfaktoreneinflüssen

Die verschiedenen Umweltfaktoren, wie sie oben aufgezählt wurden (S. 82), wirken stets zusammen und führen zu einer Vielzahl möglicher Anpassungen:
Die Larven der *Köcherfliegen (Trichoptera)* nehmen über ihre Kiemen gelösten Sauerstoff aus dem Wasser auf, doch gelangt dadurch auch viel Wasser in den Körper. Das Wasser der Hämolymphe wird daher samt seinen Ionen in die Malpighischen Gefäßte gepumpt und gelangt von dort in den Enddarm, wo die Ionen wieder zurückresorbiert werden (Abb. **31a**). Ionenabsorption erfolgt aber nicht nur im Enddarm, sondern auch an den Analpapillen (Abb. **31b**) und an speziellen abdominalen **Chloridepithelien** (Abb. **31c**). Die Ausbildung der einen oder anderen Struktur als hauptsächlichstem Ionentransportepithel ist dabei von Familie zu Familie unterschiedlich. Die Feinstruktur von all diesen drei Epithelien weist typische Merkmale des aktiven Transportes auf (Abb. **31d**). Ionen werden zunächst aus dem umgebenden Medium auf der Kutikula angereichert; dann erfolgt der selektive Transport der physiologisch wichtigen Ionen durch das Epithel in dem Hämolymphraum. Zahlreiche Mitochondrien weisen auf die hierzu nötigen großen Energiemengen hin. Wird beispielsweise die Limnephilide *Glyphotaelius pellucidus*, die sechs ventrale Chloridepithelien aufweist, in sehr salzarmem Wasser aufgezogen, so zeigen die späten Larvenstadien wesentlich größere Chloridepithelien als unter normalen Süßwasserbedingungen. Steigt anderseits die Salinität auf Konzentrationen von Brackwasser an, nimmt die Epitheliengröße ab. Treten Salinitätsschwankungen innerhalb der Lebenszeit eines einzigen Larvenstadiums auf, kann natürlich keine morphologische Änderung eintreten (das ist nur bei Häutungen möglich), doch ändert sich dann der feinstrukturelle Bau der Epithelien.
Da bei größeren Larven wegen der relativ geringeren Oberfläche die Versorgung mit Sauerstoff immer schwieriger wird, nimmt die **Größe der Kiemen** relativ stärker zu als die Körpergröße, und die **Anzahl der Kiemen** steigt an. Allerdings ist bei Arten, die in O_2-reichen Gewässern leben, in der Familie der Limnephilidae die Anzahl der Tracheenkiemen mit 50–70 deutlich geringer als bei Arten in O_2-armen Gewässern, wo 120–200 Tracheenkiemen angetroffen werden. Aber diese Reaktion im Körperbau ist immer noch eine ungenügende Antwort des Körpers auf die O_2-Bedingungen im Gewässer. Um die Sauerstoffzufuhr zum Körper zu erleichtern, macht *Hydropsyche pellucidula* mit abnehmendem O_2-Partialdruck zunehmend intensivere **Undulationsbewegungen** mit dem Körper. Dadurch wirkt sie der O_2-Verarmung in der Grenzschicht rund um die Kiemen entgegen. Da der O_2-Verbrauch der Larven mit zunehmender Temperatur ansteigt, müssen auch diese Undulationsbewegungen mit zunehmender Temperatur intensiviert werden (Abb. **31f**). Herrscht aber anderseits in einem Fließgewässer eine gewisse **Strömung**, so sorgt diese für die Erneuerung des Sauerstoffs rund um die Larve, und die Undulationsbewegungen sind nicht mehr nötig (Abb. **31e**) (23). – Umweltfaktoren, allometrische Stoffwechselbeziehungen und Plastizität der Einzelart bewirken also eine Vielzahl von Anpassungsformen.

Eine wichtige Wechselbeziehung ist in aquatischen Ökosystemen diejenige zwischen dem Algenangebot und der Freß- und Wachstumsintensität der **Primärkonsumenten**. Mit zunehmender Futterkonzentration nimmt bei den Wasserflöhen der Gattung *Daphnia* die Schlagfrequenz der Beine, die die Nahrung herbeistrudeln, allmählich ab. Die Bewegungsfrequenz der Mandibeln, die das

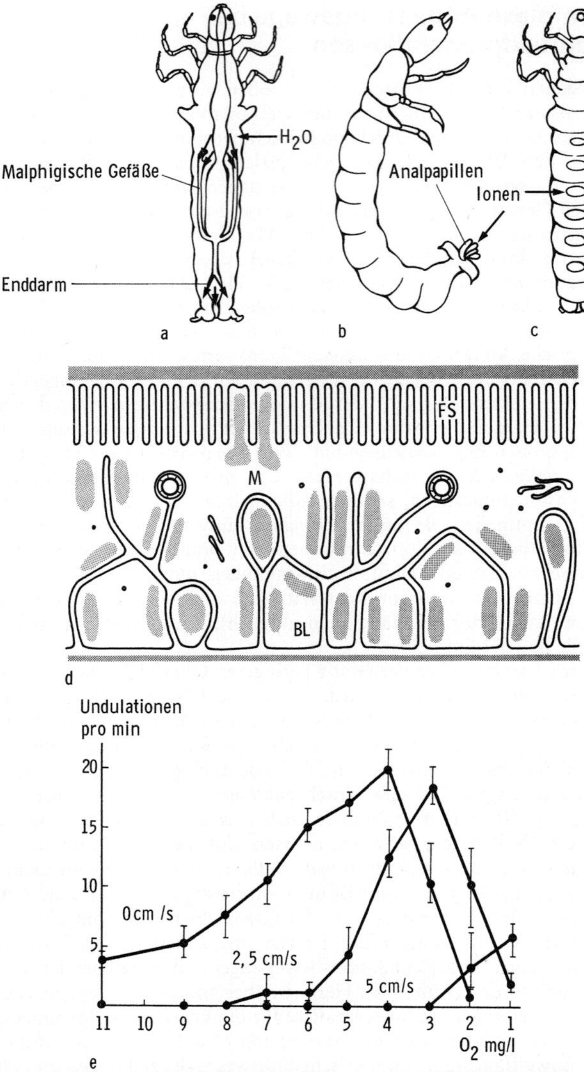

Abb. **31** Physiologisch-ökologische Anpassungen bei Trichopterenlarven. **a–c** Ort der Transportepithelien für die Ionenabsorption bei verschiedenen Familien. **d** Feinstrukturschema von ionenabsorbierenden Transportepithelien. FS = apikaler Faltensaum, M = Mitochondrien, BL = Basales Labyrinth. **e** Atembewegungen des Abdomens von *Hydropsyche*, bei unterschiedlicher Fließgeschwindigkeit des Wassers. **f** Atembewegungen des Abdomens von *Hydropsyche pellucidula* bei unterschiedlicher Wassertemperatur (nach 23).

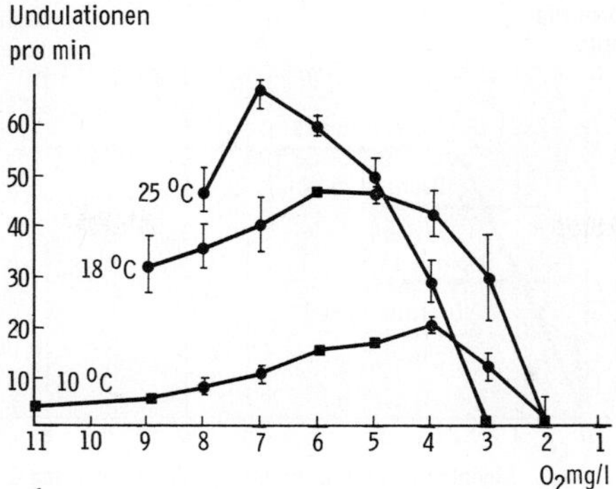

Abb. 31 f

Futter in den Mund stopfen, nimmt zunächst noch zu und bleibt dann konstant. Diese Abhängigkeiten sind Regulationseinrichtungen als Anpassungen an unterschiedliche Nahrungskonzentrationen (Abb. 32). Eine Folge dieser Beziehungen ist die, daß die Konsumptionsrate (in µg C · h^{-1} · $Tier^{-1}$) zunächst ansteigt und dann konstant bleibt. Dies ist für mittelgroße, 2 mm lange Tiere von *Daphnia*

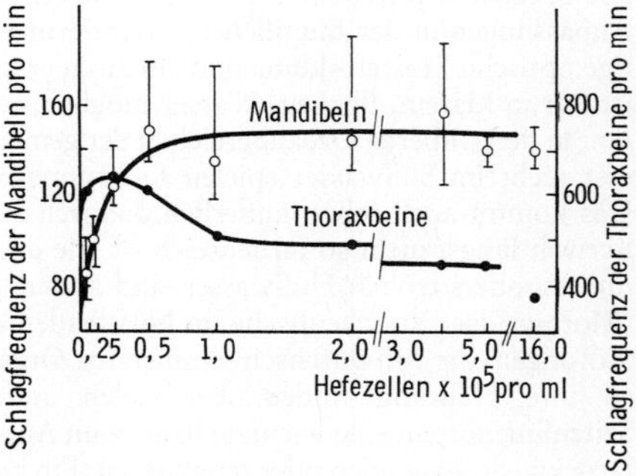

Abb. **32** Schlagfrequenz der Mandibeln und der Thoraxbeine bei *Daphnia rosea* in Abhängigkeit von der Nahrungskonzentration (nach BURNS, aus SCHWOERBEL).

pulex in der Abb. 33 dargestellt. Die Art der Kurve und vor allem der obere Plateauwert hängen von der Tiergröße, der Vorgeschichte des Tieres, der Tageszeit und der Temperatur ab. Auch für die auf hartem Untergrund lebende Dreikantmuschel *Dreissena polymorpha* ergibt sich eine ähnliche Beziehung. Dort beginnt der waagrechte Teil der Konsumptionskurve in Abhängigkeit von der Futterkonzentration erst später bei etwa 2 mg C · l^{-1}. Diese Tiere sind also an höhere Algendichten angepaßt. Die spezifische Konsumptionsrate ist natürlich viel kleiner als bei Daphnien, da diese viel größeren Organismen einen wesentlich kleineren Stoffwechsel haben. Auch das Wachstum ist von der Tiergröße, von der Temperatur, von der Nahrungskonzentration und von der Nahrungszusammensetzung abhängig. Auch für Schnecken, Fische und andere Tiere sind solche komplizierten Abhängigkeiten bestimmt worden (1, 5, 7, 10, 19, 20).

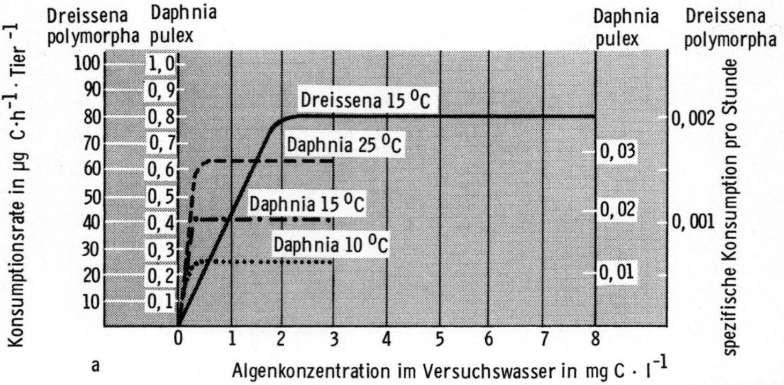

Abb. **33** Konsumption und spezifische Konsumption von *Daphnia pulex* und *Dreissena polymorpha* in Abhängigkeit von der Nahrungskonzentration und der Temperatur bei bestimmten Körpergrößen. Experimentelle Bedingungen für *Dreissena:* Masse 40 mg C, Länge 25 mm, Nahrung *Nitzschia;* für *Daphnia:* Länge 2 mm, Nahrung *Scenedesmus,* vorgefüttert (nach 7 und 20).

Die speziellen physikalischen Eigenschaften des Wassers haben auch spezielle Anpassungen in der **räumlichen Orientierung** nach sich gezogen. Eine reichhaltige optische Musterbildung und ein ausgeprägtes optisches Orientierungssystem ist nur in klarem, flachem Wasser möglich, wie etwa in tropischen Korallenriffen. In den trüberen Ozeanbereichen der gemäßigten oder nördlichen Breiten und erst recht im Süßwasser spielen Lichtsinnesorgane eine untergeordnete Rolle. Das kommt auch schon äußerlich dadurch zum Ausdruck, daß die Süßwassertierwelt längst nicht so farbenreich ist wie etwa die tropische Fischwelt. Gerade im besonders trüben Flußwasser sind andere Sinne dominierend (8): *Nilhechte* (Mormyridae, Knochenfische im Nil) senden **elektrische Felder** aus und können Störungen, die von durchschwimmenden Organismen stammen, ausmachen und so ihre Nahrung finden. Bei vielen anderen Knochenfischen spielt das **Seitenlinienorgan** eine wichtige Rolle zum Aufspüren von Gegenständen, die eine Druckwelle aussenden oder reflektieren. Ein besonders differenziert ausgeprägtes **Echoorientierungssystem** (oder Sonarsystem) haben die *Flußdelphine* des Indus, Ganges und Brahmaputra entwickelt (*Platanista indi* und *Platanista gangetica*). Diese Flüsse sind so trübe, daß selbst die ausgeklügeltste Weiterentwicklung des an sich schon sehr guten Gesichtssinnes der Säugetiere hier ungenügend gewesen wäre. Diese Tiere haben somit ihren Gesichtssinn reduziert, so daß er heute nur noch als Lochkamera funktioniert und wohl nur noch ein Hell-Dunkel-Sehen und ein Richtungssehen erlaubt. Sie schwimmen oft seitwärts und tasten den Untergrund mit der Brustflosse ab. Zusätzlich senden sie dann mit dem Kehlkopf Ultraschallaute mit Frequenzen bis zu 200 000 Hertz aus. Schallwellen pflanzen sich im Wasser mit über 1500 m · s^{-1} in Form von Verdichtungs-Verdünnungs-Wellen (Longitudinalwellen) fort (Abb. **34a**). Zwei wichtige physikalische Eigenschaften dieser Wellen sind nun entscheidend:

1. Die größere **Leitfähigkeit** des Wassers bewirkt, daß der Absorptionsfaktor für Wellen viel kleiner ist als in der Luft, man „hört“ also viel weiter.

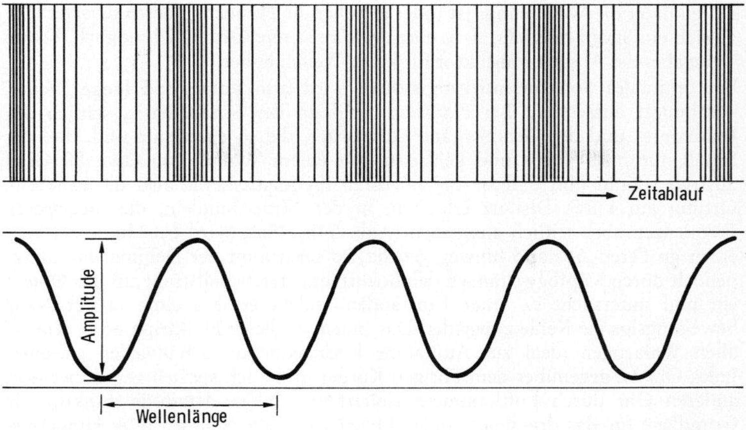

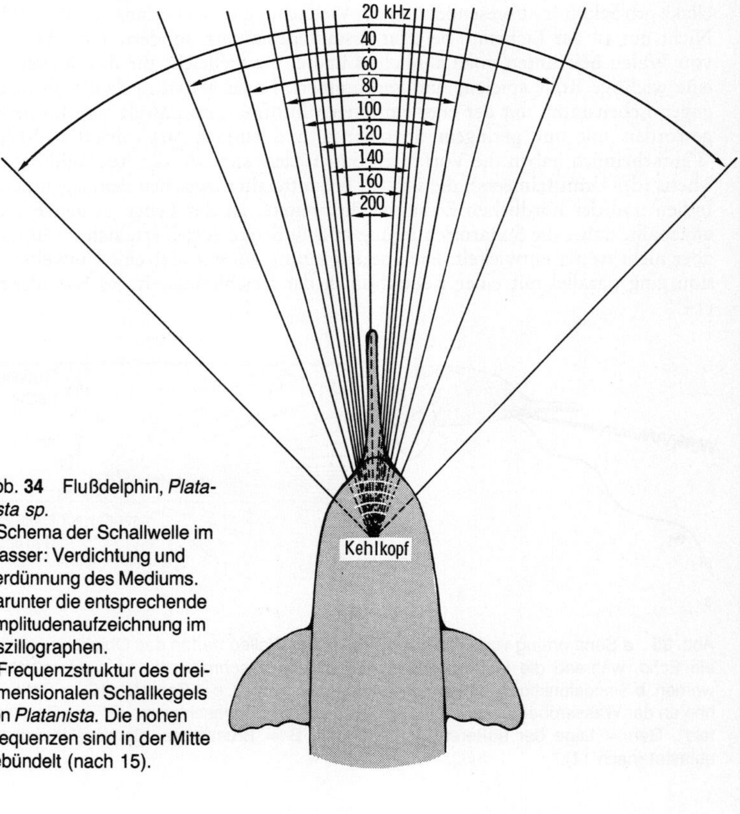

Abb. **34** Flußdelphin, *Platanista sp.*
a Schema der Schallwelle im Wasser: Verdichtung und Verdünnung des Mediums. Darunter die entsprechende Amplitudenaufzeichnung im Oszillographen.
b Frequenzstruktur des dreidimensionalen Schallkegels von *Platanista.* Die hohen Frequenzen sind in der Mitte gebündelt (nach 15).

2. Je kürzer die Wellenlänge ist (oder je höher die Frequenz), desto schärfer läßt sich ein Strahl **bündeln**, d. h. eine desto präzisere Ortung ist möglich. Dafür ist aber der Absorptionsfaktor für kurze Wellen höher.

Ein optimales **Sonarorientierungssystem** wird also kurze und lange Wellen kombiniert aussenden. Bei *Platanista* sind an der Schädelbasis, seitlich des Kehlkopfes und der Gehörorgane Luftpolster, die so eingebaut sind, daß der Schall nur nach vorne und kehlseitig mit einem Winkel von etwa 80 Grad austreten kann und daß sie die höchsten Frequenzen, die also die exakteste Ortung auf kurze Distanz erlauben, in der Mitte bündeln, die niedrigeren Frequenzen aber seitlich aussenden (Abb. **34b**, **35a**). Wird ein Hindernis über einen größeren Abstand hinweg geortet, so schwimmt der Delphin darauf zu, pendelt durch Kopfbewegungen den hochfrequenten Schallstrahl auf das Objekt ein und untersucht es unter Umständen, indem er ihm ganz in der Nähe bewegungslos die Kehle zuwendet. Das Innenohr dieser Flußdelphine ist wie bei allen Walartigen ideal zur Aufnahme hochfrequenter Schallwellen geeignet: Jedes Ohr ist gegenüber dem übrigen Körper und auch speziell gegenüber dem anderen Ohr durch Luftkammern isoliert und bildet damit die funktionelle Grundlage für das dreidimensionale Orten von Gegenständen oder Hindernissen. In der Ruhe werden etwa 20–40, im Extremfall bis 90, sogenannte Sonarclicks pro Sekunde ausgesendet und ein Vielfaches davon empfangen (Abb. **35b**). Nicht nur ist der Lichtsinn bei Platanista verkümmert, sondern auch die sonst von Walen bekannten vokalähnlichen Laute, die vielleicht für das **Sozialleben** eine wichtige Rolle spielen, sind verkümmert. Diese Art ist in dem trüben und engen Lebensraum mit der eher eintönigen Informationsumwelt zum Einsiedler geworden mit nur geringem Sozialleben und einfach strukturierter Psyche. Wahrscheinlich haben die Vorfahren dieser Tiere sich seit der Rückbildung der Thetis (des Urmittelmeers), die sich im Erdmittelalter zwischen dem eigentlichen Indien und der nördlichen Erdmasse ausbreitete, an das Leben in den Flüssen angepaßt, dabei die Sonarorientierung aufs äußerste verfeinert, sich im übrigen aber nicht weiter entwickelt. Die Spezialisierung auf eine extreme Umweltsituation ging parallel mit einer Reduktion in der Reichhaltigkeit des Soziallebens (14).

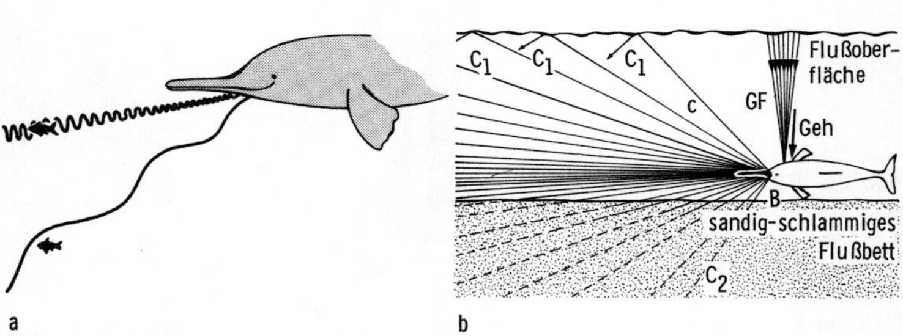

a b

Abb. **35** **a** Sonarortung von *Platanista:* Die kurzen Wellen treffen das Objekt und geben ein Echo, während die langen Wellen das Objekt umschmiegen und nicht reflektiert werden. **b** Sinnesfunktionen unter natürlichen Bedingungen. c = Sonarfeld (C_1 = Reflexionen an der Wasseroberfläche, C_2 = Schallverluste im Bodenschlamm), GF = „Gesichtsfeld", Geh = Lage der äußeren Gehöröffnung, B = Brustflosse, die den Untergrund abtastet (nach 14).

3.5. Spezielle Anpassungen bei terrestrischen Tieren

Atmosphärische Luft wirkt als Milieu ganz anders als Wasser. Man vergleiche noch einmal die charakteristischen Unterschiede, wie sie in Tab. 7 (S. 81) zusammengestellt sind. Wichtige variable ökologische Größen auf dem Lande sind:

1. die **Lufttemperatur** (Minimal-, Maximal-, Mitteltemperatur; in der Sonne, im Schatten, im Boden; wichtig ob gleichzeitig Luftbewegung auftritt) (4, 15, 18, 22–24, 27);
2. die **Luftfeuchtigkeit**;
3. die **Konzentration von O_2 und CO_2** ist v. a. im Boden variabel sowie mit zunehmender Meereshöhe abnehmend; so ertragen manche Collembolen der Erdoberfläche nur 1–2% CO_2, solche tieferer Bodenschichten aber bis 35%; Anpassungen erfolgen oft über spezielle Blutfarbstoffe mit unterschiedlichen Eigenschaften (25);
4. das **Licht** (qualitativ, quantitativ, Photoperiode);
5. die Verfügbarkeit und die Wahrnehmung der **Nahrung** und des **Wassers** (6, 9–11, 16, 17, 19, 30);
6. die physikalischen Eigenschaften der Atmosphäre und auch des Untergrundes als Träger für **Reiz-** und **Informationsvermittlungen** (13, 21, 29, 33, 36).

Auch auf dem eigentlichen Festlande gibt es überall **aquatische Mikrobereiche,** die teilweise allerdings nur von kurzer Persistenz sind. So leben in den Wasserfilmen um die Bodenteilchen und Pflanzenteile Protozoen, Rotatorien, Tardigraden, Gastrotrichen, Nematoden und andere Formen. Für diese Tiere gelten wieder die früher aufgezählten Faktorenkombinationen des aquatischen Milieus. Die allgemeinen Wirkungen der Temperatur und der Luftfeuchtigkeit werden im folgenden eingehender untersucht. Sodann werden wiederum beispielhaft die Wirkungen von Faktorenkombinationen aufgezeigt.

3.5.1. Lufttemperatur

Bei Landtieren wird der Wärmehaushalt nicht nur durch **Wärmeleitung** und **Konvektion** bestimmt, sondern auch durch **Strahlung** und durch die abkühlende Wirkung der **Verdunstungskälte.** Für die Wärmeleitung gilt das schon früher mitgeteilte Gesetz (*23*), S. 85.

Die Wärmestrahlung ist eine elektromagnetische Energieübertragung, die unabhängig von der Lufttemperatur proportional zur 4. Potenz der Temperatur des strahlenden Körpers und proportional zur Fläche ist (Stefan-Boltzmannsches Gesetz):

$$Q_{Strahlung} = F \cdot \sigma \cdot \varepsilon \cdot T^4 \qquad (27)$$

($Q_{Strahlung}$ = ausgetauschte Wärmemenge durch Strahlung in $J \cdot s^{-1}$; F = abstrahlende, bzw. absorbierende Fläche in cm^2; σ = Strahlungskonstante = $5{,}77 \cdot 10^{-12}\ J \cdot cm^{-2} \cdot s^{-1} \cdot K^{-4}$; ε = dimensionslose Emissionszahl- bzw. Absorptionszahl, sie ist für die Abstrahlung bei Landtieren annähernd 1, für den Strahlungsempfänger von der Sonne aber kleiner, z. B. 0,6–0,7 bei weißhäutigen Menschen, 0,8 bei Negern; T = Temperatur des strahlenden Körpers in K)

Durch dieses Gesetz wird sowohl die Wärmemenge beschrieben, die ein Tier bei Sonneneinstrahlung empfängt, wie auch diejenige, die es selbst abstrahlt. Die Bilanz kann positiv oder negativ sein. Möglichkeiten, den Strahlungsverlust in der Kälte zu verringern, bestehen im Zusammenkauern (Verringerung von F – dadurch ist gleichzeitig auch der Wärmeverlust durch Leitung verringert), ferner im Aufhellen der Körperoberfläche (Verringerung von ε, von manchen Reptilien bekannt). Umgekehrt kann möglichst viel Strahlungsenergie empfangen werden durch Exposition großer Körperflächen gegen die Sonne (Eidechsen, Tagschmetterlinge), also Erhöhung von F, oder durch Exposition dunkel pigmentierter Körperstellen (Vergrößerung von ε). Manche Eidechsen der Gebirge können durch diese Mechanismen selbst bei Umgebungstemperaturen um 0 °C schon innerhalb einer Stunde eine Körpertemperatur von 30–40 °C erreichen.

Die Verdunstung von Wasser ist eine sehr effektive Einrichtung, um Wärme von einem Körper abzuführen. Die Verdunstung von 1 g H_2O entzieht (bei 30 °C) 2430 J. Der Wärmeverlust durch Verdunstung ist wiederum proportional der Fläche sowie der Differenz zwischen dem Wasserdampfdruck an der Hautoberfläche und in der umgebenden Luftschicht:

$$Q_{\text{Verdunstung}} = F \cdot \beta \cdot (p_{\text{Haut}} - p_{\text{Luft}}) \qquad (28)$$

(F = Fläche in cm^2; β = Verdunstungszahl in $J \cdot cm^{-2} \cdot s^{-1} \cdot bar^{-1}$, hängt ab von der Konvektion des umgebenden Mediums; p_{Haut}Wasserdampfdruck an der Haut in bar; p_{Luft} = Wasserdampfdruck der darüberliegenden Luftschicht in bar)

Die Größe der Verdunstung kann, v. a. bei Säugetieren, gewöhnlich in vielfältiger Weise variiert werden. Als Beispiele für Mechanismen seien genannt: Anordnung, Anzahl und Funktion der Schweißdrüsen, Wasserdampfabgabe mit der Atemluft, wechselnde Durchblutung der Haut und damit wechselnde Oberflächentemperatur (Verdunstungszahl β ist auch temperaturabhängig!), Exposition an windreichen Stellen. – Bienen können bei drohender Überhitzung im Stock Wasser herbeitragen und durch Luftbewegung zu rascher Verdunstung bringen.
Die **Tiefsttemperatur** erreicht auf dem Festland niedrigere Werte als im Wasser. Viele Tiere kälterer Regionen müssen daher ihre Körperflüssigkeit mit einem „Frostschutzmittel“ vor der Gefahr des Gefrierens schützen. So enthält die Körperflüssigkeit der Wespenlarve *Bracon cephi* im Winter bis zu 30% Glycerin, wodurch sie bis –47 °C frostbeständig ist.

3.5.2. Luftfeuchtigkeit und Wasserhaushalt

Terrestrische Tiere unterliegen nicht einem passiven Wasseraustausch als Folge osmotischer Kräfte, wie die Wassertiere. Dafür sind sie der

Verdunstung ausgesetzt sowie in gewissen Fällen, z. B. bei manchen Urinsekten, einem Wassergewinn durch Kondensation (26). Die Menge Wasserdampf, die pro Zeiteinheit über eine homogene Membran an die Luft abgegeben wird, berechnet sich, in Anlehnung an das Ficksche Diffusionsgesetz, als:

$$J = D \cdot \frac{\Delta c}{\Delta x} \qquad (29)$$

(J = Wasserdampfabgabe in $g \cdot s^{-1} \cdot cm^{-2}$; D = Diffusionskoeffizient in $cm^2 \cdot s^{-1}$; c = die Konzentrationsangabe in $g \cdot cm^{-3}$ [oder evtl. $mol \cdot l^{-1}$]; Δx = Länge des Diffusionsweges in cm)

Wenn man für $D/\Delta x$ den Wert R^{-1} setzt (ein Maß für den „Widerstand" gegenüber der Diffusion), kann man die Gleichung umschreiben zu:

$$J = \frac{c_{innen} - c_{außen}}{(R_{Haut} + R_{Luft})} \qquad (30)$$

(c_{innen} = Wasserdampfkonzentration innerhalb der Haut oder der Cuticula; $c_{außen}$ = Wasserdampfkonzentration außerhalb der Haut und der Luftgrenzschicht; $R_{Haut} + R_{Luft}$ = „Widerstand" der Haut oder Cuticula und der Luftgrenzschicht in $s \cdot cm^{-1}$)

Die **Wasserpermeabilität** ist $\frac{1}{R_{Haut} + R_{Luft}}$, hat also die Dimension [$cm \cdot s^{-1}$] und ist eine wichtige Vergleichsgröße für die Wasserdampfdurchlässigkeit von Körperoberflächen. In der Tab. **8** sind einige Permeabilitätswerte für Landarthropoden verschiedener systematischer Zugehörigkeit und verschiedener Aufenthaltsorte zusammengestellt. Man erkennt, daß Arten trockener Aufenthaltsorte geringere Werte zeigen, daß allerdings bei Crustaceen die Möglichkeiten zur Eindämmung des Transpirationsverlustes eingeschränkt sind. Diese Tiere reduzieren also den Wert D, bzw. erhöhen R in den genannten Formeln. Arten, die erhebliche Mengen an Schleim absondern, wie Regenwürmer oder Nacktschnecken, haben einen so hohen Wasserbedarf, daß sie ohnehin nur an feuchten Standorten leben können oder aber nur zu bestimmten Tages- oder Jahreszeiten, wenn ($c_{innen} - c_{außen}$) einen kleinen Wert annimmt, aktiv sein können. Hier hat daher oft auch keine Anpassung in Richtung auf eine wasserundurchlässige Cuticula stattgefunden, sondern eine Anpassung dahingehend, feuchte Lebensräume zu besiedeln.

Oft gibt man statt der Permeabilität in $cm \cdot s^{-1}$ auch den **prozentualen Wasserverlust** während einer bestimmten Zeit an. Dieser Wert nimmt unter sonst gleichen Bedingungen negativ allometrisch mit steigendem Körpergewicht ab. Er ist daher nicht nur ein Ausdruck der unterschiedlichen Permeabilität der Haut, sondern auch des Oberflächen-zu-Volumen-Verhältnisses.

Bei Warmblütern wird die Wasserverdunstung aktiv durch unterschiedliche Durchblutungen der Hautzonen beeinflußt und dient auch der

Tabelle 8 Wasserpermeabilitätswerte bei verschiedenen Landarthropoden in Abhängigkeit vom Lebensort (nach EDNEY, Tab. 6 und PENZLIN 1977, Tab 4.4.).

Taxon	deutscher Name	Feuchtigkeitseigenschaft des Habitus	Permeabilität in cm · s^{-1} · 10^4
Decapoda			
Uca annulipes	Winkerkrabbe	feucht	235
Uca marionis	Winkerkrabbe	feucht	586
Isopoda			
Ligia oceanica	Strandassel	feucht	647
Oniscus asellus	Mauerassel	feucht	485
Porcellio scaber	Kellerassel	feucht – mittel	323
Armadillidium vulgare	Kugelassel	trocken	229
Myriapoda			
Glomeris marginata	Saftkugler	feucht	588
Arthroporus ornatus		trocken	23
Arachnida			
Pandinus imperator	ein Skorpion	mittel	223
Ixodes ricinus	Zecke	mittel	176
Lycosa amentata	eine Tarantel	mittel	83
Hadrurus hirsutus	ein Skorpion	trocken	74
Aphonopelma sp.	eine Tarantel	trocken	10,5
Buthotus minax	ein Skorpion	trocken	2,9
Insecta			
Agriotes-Larven	Drahtwurm	feucht	1760
Agriotes-Puppen	Drahtwurm	feucht	94
Bibio sp.	Haarmücke	feucht	223
Calliphora erythrocephala	Schmeißfliege	mittel	149
Periplaneta americana	Amerikanische Großschabe	mittel	162
Blatta orientalis	Küchenschabe	mittel	141
Glossina morsitans	Tsetsefliege	mittel – trocken	23,5
Glossina-morsitans-Puppe	Tsetsefliege	trocken	0,9
Tenebrio molitor	Mehlkäfer	trocken	15
Tenebrio-molitor-Puppe	Mehlkäfer	trocken	2,9

Wärmeregulation. Die Verwendung von verdunstendem Wasserdampf zur Abkühlung ist aber nur für größere Organismen effektiv. Der gesamte Wärmeaustausch zwischen einem Organismus und der Umgebung läuft über die Oberfläche; die zur Verdunstung verwendete Wassermenge ist aber ein Gewichtsfaktor. Bei zu großem Oberflächen-zu-Volumen-Verhältnis wäre daher der Wasserverlust viel zu hoch, wie

Abb. **36** Berechneter Wasserverbrauch für Tiere unterschiedlicher Körpergröße, wenn eine Verdunstungskälte erzeugt werden soll, die den Körper einige Grade unter die Umgebungstemperatur abkühlt. Alle Werte nur approximativ, da stark von weiteren Faktoren abhängig. – Für den Menschen wurde z. B. eine „durchschnittliche Wüstensituation" angenommen (nach 12).

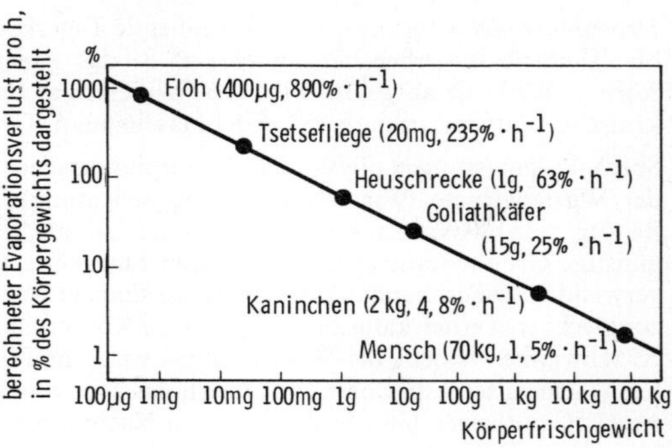

einige Modellrechnungen, deren Ergebnisse in Abb. **36** zusammengestellt sind, zeigen. Für eine ganz kurzfristige Abkühlung, v. a. wenn genügend Wasser in der Umgebung zur Verfügung steht, wird dieser Mechanismus allerdings zuweilen auch von Arthropoden verwendet, z. B. von Landasseln.

Tiere trockener Gebiete sind in mehrfacher Hinsicht an den ständigen Wassermangel angepaßt. So nutzen sie auch zu einem großen Teil das **Oxidationswasser** aus dem Abbau der Nahrung aus. Dieser Mechanismus ist dann wirkungsvoll, wenn relativ viel Material oxidiert wird und gleichzeitig höchste Ökonomie im Wasserhaushalt erreicht wird. 1 g Nahrungsmittel liefert insgesamt, je nach Zusammensetzung, zwischen etwa 0,4 und 1,1 g Wasser, bzw. pro J freigesetzter Energie etwa 20–30 mg Wasser. So trinkt beispielsweise die von Körnern lebende Känguruhratte (*Dipodomys spectabilis*) kein Wasser. Der Verlust über die Respiration wird bei dieser Art dadurch gering gehalten, daß die Ausatmungsluft in den Nasengängen stark abgekühlt wird und so Wasser im Körper zurückläßt. Bei „durchschnittlichen" Säugetieren macht der Wassergewinn durch die Oxidationsprozesse nur um die 10% des Gesamtwasserbedarfs aus (5, 7, 12, 31, 32).

3.5.3. Komplexe Anpassungswege bei Mehrfaktoreneinflüssen

Ökologisch wichtige Größen, wie z. B. die Entwicklungsdauer oder die Mortalitätsrate, sind oft von mehreren Faktoren gemeinsam beeinflußt. So kann man für die Embryonalentwicklung mancher Insekten **Temperatur-Feuchtigkeits-Diagramme** erstellen und eine Zone geringster Mortalität oder kürzester Entwicklungszeit bestimmen. Viele Arten benötigen zu ihrer Entwicklung zudem eine bestimmte **Lichtperiodik**, so daß man Langtag- und Kurztagarten unterscheiden kann. Andere Arten kann man beliebig lange im Dauerdunkel züchten (z. B.

Drosophila melanogaster). Eine abnehmende Tageslänge leitet bei Säugern auch oft Winterschlafvorbereitungen ein, z. B. das Anlegen von Fettreserven im Körper. Wirklich ausgelöst wird der Winterschlaf dann allerdings durch eine kritische Temperatur, die z. B. bei der Haselmaus 5 °C beträgt.

Spezielle Anpassungen physiologisch-morphologischer Art haben manche **Säuger der Wüstengebiete**. Wir erwähnten die Bedeutung des Oxidationswassers als Beitrag zum Wasserhaushalt. Das *Kamel* hat als relativ großes Tier bereits günstige Grundvoraussetzungen, Verdunstungskälte als Überhitzungsschutz zu verwenden. Die isolierenden Fellüberzüge sind ein weiterer Beitrag zum Überhitzungsschutz. Ferner kann dieses Tier seine Körpertemperatur bis zu maximal 7 °C schwanken lassen: Bei Wassermangel wird ein Teil der tagsüber produzierten Wärme also gespeichert, indem sich das Tier von 34 °C frühmorgens auf bis zu 41 °C aufheizen läßt. In der kühleren Nachtperiode wird die Wärme wieder abgegeben. Das entspricht einer Speicherung von 12 000 kJ oder annähernd 5 l Schwitzwasser. Die höhere Wärme des Tieres bewirkt im übrigen auch eine Verringerung des Temperaturgradienten von innen nach außen und damit eine Verringerung der Wärmeleitung (vgl. Gleichung *23* S. 85). Das Gehirn ist allerdings erhöhten Temperaturen gegenüber empfindlich. Das zuführende Blut wird aber an venösem Blut aus dem Rachenraum vorbeigeführt und so vorgekühlt, denn der Rachenraum erzeugt Verdunstungskälte. Schließlich erträgt das Kamel einen Wasserverlust von etwa 100–120 l, d. h. über 20%, was proportional einer Menge entspricht, die für den Menschen bereits tödlich wäre.

An einem Beispiel aus der Insektenwelt sollen schließlich noch einige allgemeine Anpassungsmechanismen untersucht werden (3, 35). Die Familie der **Laufkäfer** *(Carabidae)* umfaßt weltweit etwa 40 000 Arten und ist damit die größte Insektenfamilie und sogar größer als die meisten Tierstämme. Diesem großen Artenreichtum steht eine auffallende morphologische Ähnlichkeit aller Vertreter gegenüber. Was sind die Ursachen für eine derartig erfolgreiche Entwicklung? Wie haben sich die vielen Arten an unterschiedliche Aufgaben angepaßt? Welche allgemeinen ökophysiologischen Anpassungsstrategien und welche speziellen Anpassungsmechanismen kann man feststellen?

Die allgemeinen Körper- und Funktionsmerkmale sind natürlich diejenigen der ganzen Insektengruppe: Eine vor Austrocknung und auch mechanischer Beanspruchung gut schützende Cuticula und die Ausscheidung von wassersparender Harnsäure als N-Endprodukt gehören dazu. Vom ursprünglichen Bauplantyp haben sie eine nicht spezialisierte Körperform und verhältnismäßig ursprünglich gebaute Mundwerkzeuge beibehalten, die zu recht vielfältigen, aber wieder nicht zu spezialisierten Aufgaben herangezogen werden können (Abb. 37). Ihre Enzymausstattung zum Aufschließen der Nahrung ist offenbar recht breit gefächert, so daß auch ihre Nahrungsgrundlage breit gefächert sein kann, wenngleich sich die Mehrzahl der Arten vorwiegend räuberisch ernährt. Die Arten der Familie zeigen außerordentlich weite ökophysiologische Reaktionsmöglichkeiten oder „Einnischungen". Es folgen einige Beispiele hierzu:

– Einige Arten haben sich auf Tagaktivität spezialisiert, andere auf Nachtaktivität. Selbst ganze Ordnungen sind sonst im Tierreich vorwiegend auf eine der beiden Aktivitätsperioden festgelegt: Tagaktiv sind z. B. alle Libellen, die meisten Tagfalter (Rhopalocera), Hautflügler, Zweiflügler, Spinnen (Araneae), Tagraubvögel, Singvögel usw. Nachtaktiv oder dämmerungsaktiv sind die Diplopoden, Asseln, Schwärmer (Sphingidae), Nachtraubvögel usw.

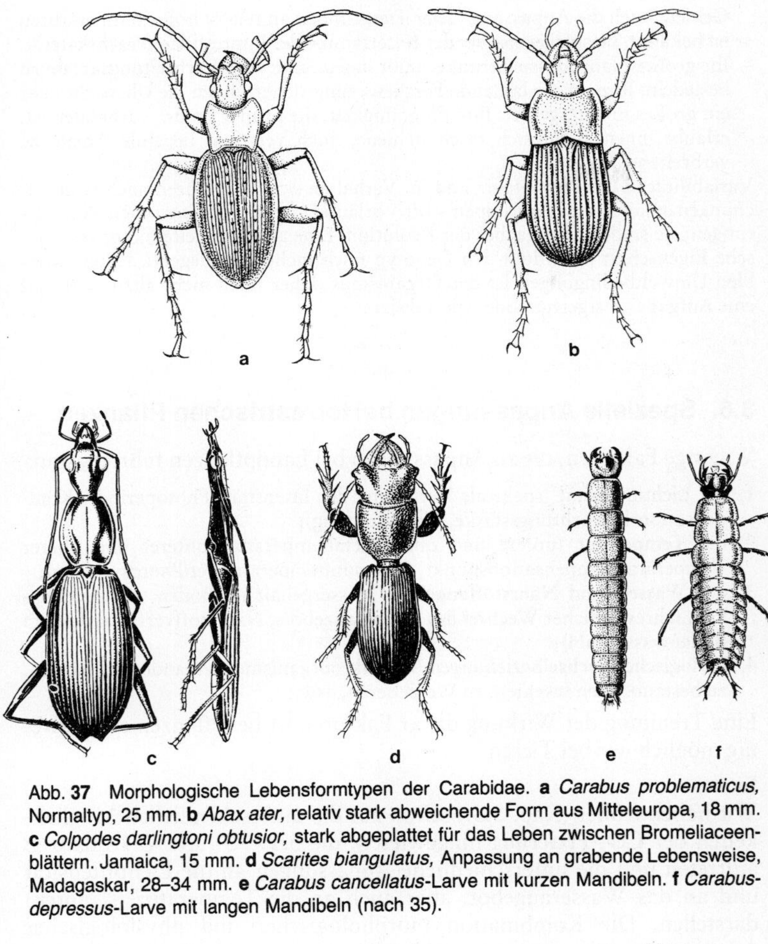

Abb. **37** Morphologische Lebensformtypen der Carabidae. **a** *Carabus problematicus,* Normaltyp, 25 mm. **b** *Abax ater,* relativ stark abweichende Form aus Mitteleuropa, 18 mm. **c** *Colpodes darlingtoni obtusior,* stark abgeplattet für das Leben zwischen Bromeliaceenblättern. Jamaica, 15 mm. **d** *Scarites biangulatus,* Anpassung an grabende Lebensweise, Madagaskar, 28–34 mm. **e** *Carabus cancellatus*-Larve mit kurzen Mandibeln. **f** *Carabus-depressus*-Larve mit langen Mandibeln (nach 35).

Ein Teil der Carabidenfauna eines Gebietes ist immer tagaktiv, ein anderer immer nachtaktiv (20).

- Die Carabiden sind gewöhnlich einjährig; überwintern können sie aber in unterschiedlichen Entwicklungsstadien, so daß zu jeder Jahreszeit sowohl adulte Käfer wie Larven, die jeweils etwas andere Ansprüche haben, zu finden sind. Auch diese Plastizität, die auch eine erhöhte Artenzahl erlaubt, haben längst nicht alle Insektengruppen bewahrt. So überwintern alle Eintagsfliegen (Ephemeroptera) und die meisten Libellen als Larven.
- Die Anpassungsfähigkeit an weite Spektren der Temperatur oder der Feuchtigkeit ist sehr weit gediehen. Viele Tierordnungen, wie die Asseln oder die Amphibien, zeigen ganz auffällige Maxima ihres Vorkommens im feuchten

Gebiet. Auch die Anpassung vieler Tiergruppen an relativ hohe Temperaturen ist bekannt, beispielsweise bei der Käferfamilie der Buprestidae (Prachtkäfer).

- Ihr großes Nahrungsspektrum erlaubt ihnen, sehr viele Verbreitungsareale zu besiedeln. Ihre rasche laufende Fortbewegung sichert ihnen die Übersicht über ein großes Einzugsgebiet. Ihre Flugfähigkeit, die primär immer vorhanden ist, erlaubt ihnen auch, sich rasch in neue, auch verstreut liegende Areale zu verbreiten.

Variabilität in der Physiologie und im Verhalten sind – so lehren auch Untersuchungen an anderen Tiergruppen – oft Vorläufer von morphologischen Veränderungen; sie sind Schrittmacher der Evolution. Eine abgewandelte ökophysiologische Eigenschaft beeinflußt den Genotyp noch nicht grundlegend. Unter variablen Umweltbedingungen ist der Organismus daher noch nicht allzu stark auf eine Aufgabe „festgelegt" oder spezialisiert.

3.6. Spezielle Anpassungen bei terrestrischen Pflanzen

Wichtige Faktoren, die zu Anpassungen bei Landpflanzen führten, sind:

1. die **Lichtintensität** (spektrale Verteilung der Intensität, Photoperiode, Kompensationsbeleuchtungsstärke, Lichtsättigung);
2. die **Temperatur** (untere und obere Letaltemperatur, unterer und oberer Temperaturkompensationspunkt, Optimumtemperatur der Photosynthese);
3. das **Wasser- und Nährstoffangebot** (Wassergehalt im Boden, Luftfeuchtigkeit, jahreszeitlicher Wechsel des Wasserangebots, Nährstoffverfügbarkeit im Bodenwasser, pH);
4. **biologische Wechselbeziehungen** (zu Mikroorganismen, zu anderen Pflanzen, zu bestäubenden Insekten, zu Weidetieren, usw.).

Eine Trennung der Wirkung dieser Faktoren ist bei Pflanzen ebensowenig möglich wie bei Tieren.

Licht:

Wir haben früher (Kap. 3.3.) schon auf die unterschiedlichen Möglichkeiten der **CO_2-Fixierung** hingewiesen, die bei C-3- und C-4-Pflanzen auftreten und die unterschiedliche Anpassungen an die Lichtintensität und an das Wasserangebot, aber auch an die Temperatur (s. unten) darstellen. Die Kombination morphologischer und physiologischer Anpassungsmechanismen hat hier zu ganz unterschiedlichen Fähigkeiten in der Photosyntheseleistung – und damit in der Nettoprimärproduktion – geführt, wie die Tab. 9 zeigt. Am einen Ende der Skala stehen hochgezüchtete Nutzpflanzen und viele (tropische) C-4-Pflanzen, am anderen Ende der Skala die an Extrembedingungen angepaßten Moose, Flechten und CAM-Pflanzen. Diese Werte gelten allerdings nur dann, wenn die anderen Faktoren optimal sind, beispielsweise also für „Lichtsättigung". Die **Lichtsättigung** ist diejenige Beleuchtungsstärke, oberhalb der keine weitere Steigerung der Nettophotosynthese erfolgt. Sie liegt bei den Gruppen 1–3 der Tab. 9 bei 30.000 bis über 80.000 Lux (abgekürzt: lx), bei Moosen und Flechten aber bei 10.000–20.000 lx.

Eine noch wichtigere Größe ist die **Kompensationsbeleuchtungsstärke,** bei der die CO_2-Fixierung gerade gleich der CO_2-Respiration ist (Tab. 9). Schließlich unterscheiden sich die Pflanzen auch in der spezifischen *Respirationsrate.* Diese muß ja insgesamt bei der Pflanze wesentlich kleiner sein als die Photosyntheserate. Der Photosyntheseüberschuß ist bei Coniferen und Flechten relativ gering, bei Sproßpflanzen aber recht hoch.

Tabelle **9** Durchschnittliche Höchstwerte der Nettophotosynthese bei natürlichem CO_2-Angebot (0,03%), Lichtsättigung, optimaler Temperatur und guter Wasserversorgung. 1 g Trockensubstanz-Gewinn entspricht ca. 1,5 g CO_2-Aufnahme (nach LARCHER).

Pflanzentypen	Einbau organischer Trockensubstanz in mg pro g Trockensubstanz und Stunde (Annäherungswerte)	Kompensations-beleuchtungs-stärke in lx
1. Hochleistungs-C-4-Pflanzen	40–95	1000–3000
2. landwirtschaftliche C-3-Nutzpflanzen	20–40	1000–2000
3. Sonnenkräuter	20–55	1000–2000
4. Schattenkräuter, Frühjahrsgeophyten, Bäume, Sträucher	7–20	200–1500
5. immergrüne Nadelbäume, Hartlaubholzpflanzen aus Mitttelmeergebieten, Zwergsträucher mit Rinnenblättern	2–12	100–1500
6. Wüstenpflanzen, Wasserpflanzen	1,3–12	–
7. Moose	1,3–3	400–2000
8. CAM-Pflanzen, Flechten	0,2–1,3	–

Temperatur:

Die artspezifische Kompensationsbeleuchtungsstärke ist selbst wieder von anderen Faktoren abhängig, so z. B. von der Temperatur. Zwar ist die Lichtreaktion der Photosynthese nahezu temperaturunabhängig, die Geschwindigkeit der nachgeschalteten Dunkelreaktion ist aber eine Funktion der Temperatur. Dies kann als unmittelbare Folge der Temperaturabhängigkeit einzelner Enzyme gesehen werden, wie der RuDP-Carboxylase oder der PEP-Carboxylase (vgl. Kap. 3.3.), deren Aktivität eine Optimumfunktion der Temperatur ist. Das **Temperaturoptimum** von tropischen Gräsern (also C-4-Pflanzen) liegt bei über 30 °C. Die Nettophotosynthese ist daher für diese Pflanzen erst in diesem Bereich optimal, nach unten und auch nach oben nimmt sie stark ab. Dadurch kann für die grünen Pflanzen auch ein unterer und ein oberer **Temperaturkompensationspunkt** für die Nettophotosynthese ermittelt werden, in dem unter sonst idealen Bedingungen trotzdem die CO_2-Fixierung gleich der CO_2-Respiration ist. Die Optimumtemperaturen wie auch die Extremtemperaturen sind nicht nur von den Enzymeigenschaften abhängig, sondern auch von morphologischen und physiologischen Eigenheiten. Die Kombination aller dieser Faktoren hat die unterschiedlichen Temperatureigenschaften zur Folge, die in der Tab. **10** zusammengestellt sind (8, 9).

Tabelle **10** Temperaturabhängigkeit der Nettophotosynthese während der Vegetationsperiode bei natürlichem CO_2-Angebot und Lichtsättigung (nach LARCHER).

Pflanzengruppe	unterer Temperaturkompensationspunkt	Temperaturoptimum	oberer Temperaturkompensationspunkt
tropische Hochleistungspflanzen und C-4-Pflanzen heißer Standorte	+5 – +7 °C	35–45 °C	50–60 °C
immergrüne Laubbäume der Tropen und Subtropen	0 – +5 °C	25–30 °C	45–50 °C
landwirtschaftliche C-3-Nutzpflanzen	–2 – über 0 °C	20–30/40 °C	40–50 °C
Sonnenkräuter	–2 – 0 °C	20–30 °C	40–50 °C
Schattenpflanzen	–2 – 0 °C	10–20 °C	um 40 °C
Laubbäume der gemäßigten Zone	–3 – –1 °C	15–25 °C	40–45 °C
immergrüne Nadelbäume	–5 – –3 °C	10–25 °C	35–42 °C
Flechten kalter Gebiete	–15 – –10 °C (z. T. – –25 °C)	5–15 °C	20–30 °C

Wasser:

Man unterscheidet bei Pflanzen zwei Formen der Wasseraufnahme. Bei der **Quellung** wird Wasser über die elektrostatische Anziehung der H_2O-Dipole durch geladene Gruppen der Makromoleküle angezogen (= sog. Hydratation) sowie durch die Kapillarkräfte kleiner Zwischen-

räume. Im eigentlichen Protoplasma überwiegen Hydratationsphänomene durch Proteine. Für den Übergang in latente Lebenszustände können Pflanzenteile, wie Samen oder Sporen, dadurch reversibel von Wasser befreit werden (sog. Entquellung), daß gewisse Kationen (Ca^{2+}, Al^{3+}), die selbst das Wasser stärker binden, zugegeben werden. Kapillarkräfte wirken anderseits v. a. in der Zellwand zwischen den Mikrofibrillen und den Intermicellarräumen.
Die **Osmose** ist eine Diffusion durch eine semipermeable Membran, d. h. durch eine Membran, die für Wasser, aber nicht oder nur schlecht für gelöste Substanzen durchlässig ist. Die Membranen der Pflanzenzellen sind zwar nicht semipermeabel, aber doch selektiv permeabel, d. h. sie lassen H_2O sehr viel leichter als andere Substanzen durch. Der „potentielle osmotische Druck" (oder „osmotische Wert") ist:

$$\text{potentieller osmotischer Druck} = n\,0{,}083 \cdot T\ [\text{bar}] \qquad (31)$$

(n = Teilchenzahl in mol · l^{-1}; T = Temperatur in K)

Eine molare Lösung einer nicht dissoziierenden Substanz erzeugt somit bei 0 °C einen Druck von 22,7 bar. Lösungen von dissoziierenden Substanzen enthalten mehr Teilchen als ihrer Molarität entspricht. Für Elektrolyte wird diese Gleichung daher um ein Glied erweitert, in das der Dissoziationsgrad mit eingeht.
Die Quellung ist ein wichtiger Prozeß für die Wasseraufnahme von **Samen** und **Kleinpflanzen** *(Bakterien, niedere Pilze, manche Algen und Flechten)*. **Größere Pflanzen** arbeiten vorzugsweise mit dem osmotischen Druck. Pflanzen, die an trockenen oder salzhaltigen Standorten leben, haben sich durch die Entwicklung hoher osmotischer Drucke (100–200 bar) an die geringe Wasserverfügbarkeit des Bodens anpassen müssen. Unsere Buche hat vergleichsweise in den Blättern nur 10–40 bar.
Die H_2O-Abgabe über die Stomata nimmt den gleichen Weg wie der Eintritt von CO_2. Wenn die Pflanze durch einen Verschluß der Stomata den Wasserverlust verringert, kann sie auch nicht mehr CO_2 assimilieren und wachsen. Die Austauschbedingungen für die beiden Gase sind zwar während der unterschiedlichen Tageszeiten und wechselnden klimatischen Bedingungen immer wieder ein wenig anders, trotzdem besteht hier für die Pflanze – etwas überspitzt ausgedrückt – ein nur enger Variationsbereich „zwischen verhungern und verdursten". Je nach allgemeinem Bauplan kann die eine Pflanzenart besser auf trockenem Boden, die andere besser auf feuchtem Boden wachsen.

Nährstoffe:

Eine altbekannte Beobachtung ist die, daß manche Arten **„kalkliebend"** sind, andere **„kalkfliehend"**. Kalkböden sind gewöhnlich relativ wasserdurchlässiger, trockener und daher bei Sonneneinstrahlung auch rascher erwärmt als Silikatböden. Ferner ist die Ca^{2+}- und die HCO_3^--Konzentration in der Bodenlösung stark erhöht. Der Boden-pH-Wert ist

dementsprechend auch höher als im Silikatgebiet. Kalkböden sind ferner relativ arm an leicht verfügbaren P, Fe, Mn und anderen Schwermetallen. An diese unterschiedlichen Bedingungen sind manche Pflanzen aber in der einen oder anderen Richtung angepaßt. So sind auf Silikatböden verbreitete Pflanzen auf die relativ hohen Fe-Gehalte angewiesen. Im Kalkboden zeigen sie Fe-Mangelsymptome (Eisenmangelchlorosen). Sie werden durch die relativ hohen Schwermetallkonzentrationen in der Bodenlösung nicht geschädigt, denn ein Überangebot können sie durch eine Chelatisierung in der Wirkung aufheben. Das können die auf Kalk lebenden Pflanzen nicht. Diese können anderseits sogar direkt große Mengen an Ca^{2+} aufnehmen und in den Zellvakuolen mit Oxalat neutralisieren. Sie müssen also einen speziell angepaßten Säurestoffwechsel (mit genügender Oxalatfreisetzung) haben.
Ähnliche Anpassungsprinzipien gelten auch für Pflanzen, die auf **Salzstandorten** leben, die echten Halophyten. Diese Pflanzen reichern Na^+ und Cl^- im Gewebe an, entwickeln hohe Saugkräfte und können damit den Bodensaugkräften entgegenwirken (1, 2, 6, 10,12).

Weitere Beispiele von Faktorenkombinationen und auch von biologischen Wechselwirkungen sind an anderen Stellen erwähnt (Kap. 2.6., 2.9., 4.3.4.) (3, 5, 7, 11).

3.7. Spezielle Anpassungen bei aquatischen Pflanzen

Eine wichtige Eigenschaft des aquatischen Milieus ist die Langsamkeit von **Diffusionsprozessen** (vgl. Gl. 22, S. 83) und somit auch der Bereitstellung von Kohlensäure zur Assimilation. Eine gewisse Kompensation liegt allerdings einerseits darin, daß relativ höhere Kohlensäurekonzentrationen im Wasser als in der Luft vorliegen und daß die Pflanzen zur Oberflächenvergrößerung (z. B. *Myriophyllum*) und zur Reduktion der Blattdicke neigen (z. B. Wasserblätter von *Nuphar*). Trotzdem zeigen sie relativ geringe Wachstumsraten (Tab. **9**, S. 105). – Die **CO_2-Fixierung** verläuft praktisch nur nach dem C-3-Typus. Da aber gewöhnlich die HCO_3^--Konzentration im Wasser wesentlich über die CO_2-Konzentration liegt, haben sich viele Pflanzen an die Fähigkeit adaptiert, direkt HCO_3^- aus dem Wasser zu entziehen und durch eine Dehydroxylierung zur Assimilation zu verwenden (z. B. Arten von *Ceratophyllum, Ranunculus, Myriophyllum, Elodea, Potamogeton, Lemna,* Characeen und viele andere benthische Algen). Direkt auf CO_2 angewiesen sind aber viele Bewohner „saurer“ Gewässer, wie etwa Arten von *Callitriche, Fontinalis, Isoetes* oder *Marchantia.* – Die **Lichtabhängigkeit** der Photosynthese zeigt bei Planktonalgen interessanterweise nicht eine Lichtsättigung, wie bei höheren Pflanzen, sondern ein Lichtoptimum: Bei zu hohen Lichtintensitäten tritt eine Assimilationsdepression auf. – (Weitere Angaben in den Kap. 2.1., 2.2., 3.3., 4.3.2., 4.3.3.).

4. Systemeigenschaften von Lebensgemeinschaften und Ökosystemen

Ein **Ökosystem** ist ein strukturell und funktionell einigermaßen gegen die Umgebung abgegrenzter Ausschnitt der Erde mit den typischen Eigenschaften des Energieflusses und des Stoffkreislaufes. Ökosysteme sind z. B. ein See, ein Wald oder ein Moor. Die Abgrenzung bleibt aber immer mehr oder weniger willkürlich: Ist ein ganzer Bach von der Quelle bis zur Mündung in einen Fluß oder in einen See ein Ökosystem, oder ist ein einzelner Bachabschnitt (Quelle, Forellenregion usw.) ein Ökosystem oder aber das Flußsystem des ganzen Einzugsgebietes? Ist ein Waldstück, das von Wiesen umgrenzt ist, wirklich ein Ökosystem, oder müßte man nicht wenigstens ein ganzes Einzugsgebiet zusammen als ein Ökosystem betrachten? Denn eine Bilanzierung der Stofftransporte in einem Wald ist nur unter Einbeziehung des Abflußwassers, das gewöhnlich durch den Untergrund in einen Bach entwässert, wirklich möglich. Ist ein See, das klassische Ökosystembeispiel, wirklich ein ausgeglichenes Ökosystem? Müßte nicht der fast jedem See früher oder später folgende Flachwasserweiher, dann der Sumpf und schließlich der Wald als raum-zeitliche Ökosystemeinheit betrachtet werden? Beim Weltmeer ist die Abgrenzung von Ökosystemen oft besonders fragwürdig.
Die Erörterung dieses Definitionsproblems soll nur klar machen, daß Einteilungen in der Ökosystemforschung nie als alleingültig angesehen werden können. Der Fortschritt in der **Ökosystemforschung** beruhte auf der Kombination von einer typologischen mit einer analytischen Forschungsrichtung, die einander ergänzen. Alle Einteilungsprinzipien sind bis zu einem gewissen Grade willkürlich. Praktisch gesehen muß man also als Ökosystem einen Raumausschnitt der Erde bezeichnen, der durch den Energiefluß, die Stoffkreisläufe, seine abiologische und biologische Struktur sowie durch Angaben über die Wechselwirkungen mit benachbarten Raumausschnitten (Stoff- und Energietransport, Tierwanderungen, Wasseraustausch) in seinen wichtigsten Eigenschaften beschreibbar ist.

4.1. Energiefluß, Stoffkreislauf und räumliche Struktur

Energiefluß:
Alle Lebensabläufe hängen energetisch letztlich von der Einstrahlungsenergie der Sonne ab. Bei senkrechtem Einfall der Strahlung beträgt der Energiefluß an der Oberfläche der Atmosphäre ungefähr 8,1 $J \cdot cm^{-2} \cdot min^{-1}$ (= 0,14 $W \cdot cm^{-2}$ = 120 000 $kJ \cdot m^{-2} \cdot d^{-1}$). Das ist die sogenannte **Solarkonstante,** die allein vom Abstand eines Körpers von der Sonne abhängt. Beim Durchtritt durch die irdische Atmosphäre verringert sich dieser Wert auch unter günstigen Bedingungen (klarer Sommertag, senkrechter Einfall) um nahezu ein Drittel, also auf ungefähr 80 000 $kJ \cdot m^{-2} \cdot d^{-1}$. Der Rest wird absorbiert oder reflektiert. Tatsächlich ist aber während eines 24-Stunden-Tages eine wesentlich kleinere Energiemenge auf der Erdoberfläche meßbar, denn die Sonne steht außerhalb der Äquatorialwendekreise niemals senkrecht (und

auch innerhalb der Wendekreise nur eine kurze Zeit), ist während der Nachtstunden sogar überhaupt nicht als Strahlungsquelle wirksam und zeigt auch jahreszeitliche Unterschiede. In Wasserökosystemen ist zudem noch ein erheblicher Verlust in der oberhalb der jeweiligen assimilierenden Pflanze vorliegenden Wassersäule zu beobachten. Tatsächlich steht daher den meisten Pflanzenformationen der Erde nur etwa **10 000–16 000 kJ · m^{-2} · d^{-1}** in den gemäßigten Zonen und **bis etwa 25 000 kJ · m^{-2} · d^{-1}** in den subtropischen und tropischen Zonen zur Verfügung. Im idealisierten Energieflußdiagramm der Abb. 38 sind einige approximative Zahlenwerte angegeben, die aber im einzelnen für die verschiedenen Ökosysteme stark variieren können:
Von den etwa 12 000 kJ · m^{-2} · d^{-1}, die in der gemäßigten Zone der Pflanzenformation zur Verfügung stehen, wird rund die Hälfte tatsächlich absorbiert, der Rest wird reflektiert, dient der Erwärmung der Pflanzenformation oder gelangt bis auf den Erdboden. Landpflanzenformationen verwenden den größten Teil der absorbierten Energie zur Aufrechterhaltung der Transpiration, d. h. für den Aufwärtssog der Nährlösungen aus dem Boden. Diese Größe fällt im Wasser weg, doch wird dort schon vor der Absorption durch die Pflanze (dies in Abb. 38 als Kästchen dargestellt) ein großer Teil der Energie vom Wasserkörper selbst absorbiert. Die quantitativen Beziehungen sind hier sehr variabel. Nur ein kleiner Teil der Energie (bei Landpflanzen etwa 120 kJ · m^{-2} · d^{-1}) wird in den Stoffwechsel geleitet; davon geht aber nochmals etwa die Hälfte als Respiration verloren. Auch dieser Betrag ist wieder stark vom Vegetationstyp abhängig, z. B. ob vorwiegend C-3- oder C-4-Pflanzen vorliegen. Bei Planktonalgen, Getreidefeldern und Wiesen findet man oft nur 10–20% Respirationsverluste, in Wäldern aber oft 50–80%. Als Nettoprimärproduktion ergibt sich in unserem Schema noch ein Wert von 60 kJ · m^{-2} · d^{-1}. Dieser Betrag steht den Konsumenten und Destruenten zur Verfügung. Die Summe ihrer Stoffwechselprozesse (d. h. ihrer Wärmeverluste) muß in einem ausgeglichenen Ökosystem ebenfalls diese 60 kJ · m^{-2} · d^{-1} zeigen. (In der Abb. 38 ist dies die Summe von R_2-R_4; die Summe von R_1-R_4 entspricht der Bruttoprimärproduktion [= Assimilation der Phototrophen] und ist in unserem Fall = 120 kJ · m^{-2} · d^{-1}.)

Die Primärkonsumenten können die potentiell zur Verfügung stehende Pflanzennahrung nicht zu 100% ausnützen, denn erstens ist zum Aufsuchen auch der allerletzten Futterquelle eine überdurchschnittliche Energieverausgabung nötig, zweitens wäre auch eine genaue Abstimmung mit der pflanzlichen Produktion nötig. Ferner ist auch der Assimilationsquotient im Darmtrakt meist weit unter 100%. So steht also auch ein erheblicher Nahrungsanteil für die Destruenten (Abfallfresser) zur Verfügung. Die Zahlenangaben in der Abb. 38 gehen von einer überwiegend aus Wechselwarmen bestehenden Primärkonsumentenbiozönose aus, die im Durchschnitt eine Nettoproduktion von etwa 6 kJ · m^{-2}

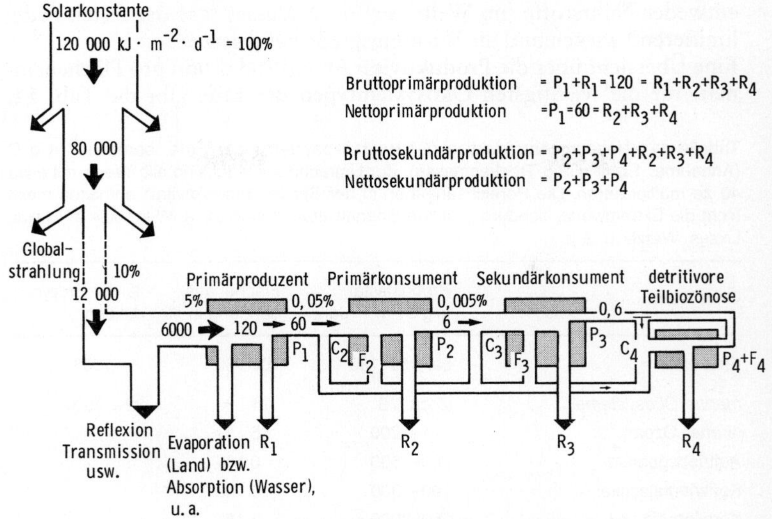

Abb. **38** Sehr stark schematisiertes und vereinfachtes Energieflußdiagramm eines autochthonen Ökosystems der gemäßigten Breiten mit durchschnittlicher Produktivität und ohne energetische Wechselwirkung mit benachbarten Ökosystemen. Alle Zahlenwerte, ausgenommen die Solarkonstante, können in weiten Grenzen variieren. C = Konsumption, F = Faeces, P = Produktion, R = Respiration. Zur Beziehung zwischen R und P in einem bilanzmäßig ausgeglichenen Ökosystem vgl. die Formeln.

$\cdot\, d^{-1}$ haben kann. Sind vorwiegend Säugetiere die Primärkonsumenten, so ist der Respirationsverlust sehr hoch, die Nettoproduktion der Primärkonsumenten somit niedriger. Bei jedem folgenden Schritt der Nahrungskette erniedrigt sich die Nettoproduktion in vielen Ökosystemen auf etwa den 10. Teil. Man sieht aus dieser Zahlenreihe, daß Konsumenten höherer Ordnung nur noch in relativ geringer Dichte existieren können, besonders dann, wenn sie, wie das in vielen Konsumentenketten der Fall ist, relativ große Organismen sind.

Global stehen der Erde auf Meereshöhe, im Spektralbereich von 300–4000 nm, ungefähr $2{,}5 \cdot 10^{21}$ kJ pro Jahr zur Verfügung. (Das entspricht etwa 13 000 kJ $\cdot\, m^{-2} \cdot d^{-1}$ im Durchschnitt, ist also ähnlich dem „Modellökosystem" der Abb. **38**.) Man schätzt die gesamte Nettoprimärproduktion der Erde auf 120–170 Milliarden Tonnen Trockenmasse pro Jahr, was etwa $2{,}4–3{,}4 \cdot 10^{18}$ kJ entspricht. Die mittlere **Effizienz** in der Ausnutzung der Sonnenenergie durch die grünen Pflanzen beträgt somit rund 0,1%. In unserem Modellökosystem hatten wir rund 0,05% eingesetzt. Wälder sind relativ gute Energieumsetzer mit relativ hohen Wirkungsgraden. Es gibt aber weite Gebiete der Erde, wo

entweder Nährstoffe (im Weltmeer) oder Wasser (auf der festen Erde) limitierend wirken und die Wirkungsgrade herabsetzen.
Eine Übersicht über die **Produktivität** (d. h. Produktion pro Flächeneinheit) für die wichtigsten **Ökosystemtypen der Erde** gibt die Tab. **11.**

Tabelle **11** Nettoprimärproduktion der Hauptökosysteme der Erde, berechnet in g C (Annahme: 1 g C = 2 g Trockenmasse). Zur Umrechnung in kJ sind alle Werte mit etwa 40 zu multiplizieren. Die Bereichsangaben in der Spalte „Produktivität" enthalten meist nicht die Extremwerte, sondern „mittlere Spannweiten" (nach LIETH, WHITTAKER u. LIKENS, LIKENS, WETZEL u. a.).

Ökosystem	Produktivität in g C · m^{-2} · $Jahr^{-1}$	Flächenausdehnung in %	% der Erdproduktion
Erde total[1]	ca. 150–180	100 %	100%
marine Ökosysteme	∅ ca. 75	71 %	32– 35%
offener Ozean	1– 200	65 %	
Auftriebsgebiete	200– 500	0,1%	
Kontinentalsockel	100– 300	5 %	
Korallenriffe usw.	250–2000	0,1%	
Flußmündungsgebiete	100–1750	0,3%	
terrestrische Ökosysteme	∅ ca. 370–400	27 %	61– 67%
Gletscher, Kältewüsten, Trockenwüsten	0– 5	4,5%	
Tundra	5– 200	1,5%	
Halbwüsten, Buschwüsten	5– 125	3,3%	
borealer Nadelwald	100– 750	2,2%	
sommergrüner gemäßigter Laubmischwald	200–1250	1,3%	
warmtemperierter Mischwald	300–1250	0,9%	
Hartlaubwald, Trockenbüsche, Waldsteppen	125– 750	1,6%	
tropisches Grasland (Steppen und Savannen)	100–1000	2,8%	
warmgemäßigtes Grasland (Steppen, Wiesen)	100– 750	1,7%	
regengrüne Monsunwälder	300–1750	1,4%	
tropische Regenwälder	500–1750	3,2%	
Kulturland	50–3500	2,6%	
limnische Ökosysteme	∅ ca. 125	4,0%	2,7–3,2%
Flüsse und Seen	1–2500	2,0%	0,3–0,6%
Sümpfe und Marschen	400–1750	2,0%	2,4–2,6%

[1] Die Schätzungen für die Gesamtproduktion der Erde schwanken zur Zeit zwischen etwa 60–85 · 10^{15} g C · $Jahr^{-1}$ (bzw. 120–170 · 10^{9} Tonnen Trockenmasse).

Etwa 3/4 der Erdoberfläche tragen geringproduktive Ökosysteme mit unter 200 g C · m^{-2} · $Jahr^{-1}$. Hierzu gehören die offenen Ozeane, die Wüsten, die Tundren und die Halb- und Buschwüsten mit 74,3% der Erdoberfläche. Nur relativ kleine Gebiete können als hochproduktiv angesehen werden mit Produktivitätswerten um 1000–2000 g C · m^{-2} · $Jahr^{-1}$ und vereinzelt noch mehr. Es sind namentlich die Regenwälder, die Monsunwälder, die vielen fruchtbaren tropischen Sumpfgebiete, die Korallenriffe, eutrophe Seen und ein großer Teil des bebauten Kulturlandes. Die maximale Ausnutzungseffizienz scheint sich aber – zumindest im terrestrischen Bereich – nicht über etwa 1,3% der empfangenen Globalstrahlung hinaus steigern zu lassen; dieser Wert wird etwa in nordamerikanischen Maisplantagen erreicht. Es darf hier allerdings nicht übersehen werden, daß derart hohe Effizienzen nur durch den Einsatz hoher technischer Energiemittel möglich sind, wie er durch die speziellen Bebauungs-, Bewässerungs-, Düngungs- und Erntemaßnahmen und durch die Ausbringung von Pflanzenschutzmitteln erreicht werden kann. Von der gesamtenergetischen Bilanzierung her sind deshalb diese Gebiete sogar „Energieverbraucher", da gewöhnlich die technisch hineingesteckte Energie (ursprünglich von fossilen Brennstoffen oder anderen Quellen herrührend) die abgeerntete überwiegt (1, 2).
Für die Höhe der Produktion der Konsumentenstufen, zusammenfassend auch **„Sekundärproduktion"** genannt, sind globale Vergleichstabellen nicht erarbeitet worden. Die Messung der gesamten tierischen Sekundärproduktion ist bisher erst an relativ einfachen Ökosystemen durchgeführt worden, die nur aus wenigen Konsumentengliedern bestehen.

Stoffkreislauf und räumliche Struktur:
Neben dem Energiefluß ist der Stoffkreislauf das zweite wichtige Charakteristikum der Ökosysteme. Jeder Mineralbestandteil (C, H, O, N, S, P, Na, K, Cl usw.) macht seinen charakteristischen Kreislauf durch das Ökosystem durch. Neben dem Transport durch die Nahrungskette ist stets noch die Rückführung von der festgelegten Biomasse zum freien Nährstoff ein Teil dieses Kreislaufs. **Stoffkreisläufe sind nie genau ausgeglichen.** So verlieren beispielsweise Waldökosysteme allmählich Alkali- und Erdalkaliionen. Solche Differenzen müssen durch **Import** und **Export** ausgeglichen werden, im Falle des Waldes durch Freisetzung aus dem anstehenden Gestein, das somit eine Art Reservepool darstellt. Für viele Nährstoffe existiert ein **Reservepool** im Untergrund (Boden, Sediment), der z. B. Ca, Fe, P oder S enthält, oder aber in der Atmosphäre, bestehend aus O_2, N_2 oder CO_2. Meist kann man sogar mehrere Reservepools unterschiedlichen Grades feststellen (vgl. Kap. 4.3.3.).
Ein sehr allgemeines Nährstoffkreislaufmodell ist in der Abb. **39** aufgezeichnet. Neben den Primärproduzenten und den Konsumenten sind „Destruenten" oder abbauende Organismen in das Schema gezeichnet

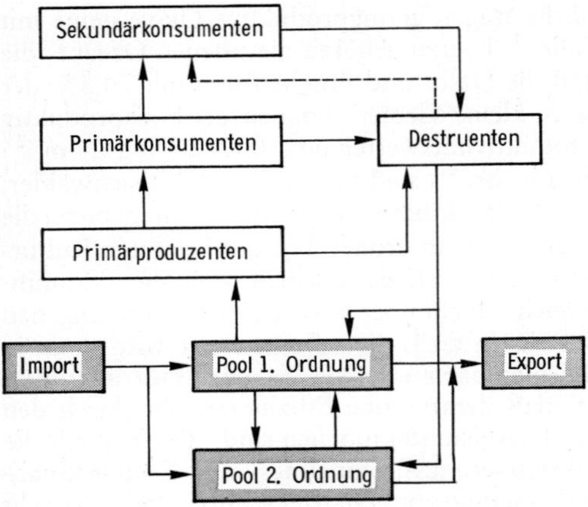

Abb. **39** Sehr stark schematisierter, verallgemeinerter Nährstoffkreislauf. Die Primärproduzenten können gewöhnlich nur die Nährstoffe des „Pools 1. Ordnung" unmittelbar aufnehmen, also z. B. nur das freie Sulfat im Erdboden, nicht die in den Proteinen enthaltenen S-Verbindungen, usw. Die Art der Verflechtung der Pools (dargestellt durch die Pfeile) ist für jedes Ökosystem und jedes Element wieder etwas anders.

worden. Die Abgrenzung dieser Destruenten von den Konsumenten ist etwas willkürlich. Collembolen und gewisse Milben in dem Waldboden oder Amphipoden (z. B. der Flohkrebs Gammarus) auf dem Gewässerboden nehmen Fallaub als Nahrung auf. Sie leisten damit Abbauarbeiten simultan mit Mikroorganismen, wie Pilzen und Bakterien. Diese verändern das Blattmaterial teilweise, indem sie die cellulose- und ligninhaltigen Bestandteile auflösen und durch ihre eigene Biomasse ersetzen, die ein wertvolleres, d. h. proteinreicheres Nährmaterial für die tierischen Konsumenten darstellt. Die Tiere fressen also das abgestorbene Material zusammen mit den Mikroorganismen. Oftmals werden hiervon dann nur die Mikroorganismen verdaut. Nachdem die Tiere das Unverdaubare wieder abgegeben haben, können an ihren Ausscheidungen wieder Mikroorganismen ansetzen. Dieser mehrfache Umsatz bewirkt 1. eine Verbesserung der Futterqualität, 2. eine allmähliche Freisetzung einfacher Verbindungen, wie CO_2 und NH_4^+. Auch weitere Nahrungskettenglieder, z. B. räuberische Käfer, können an den Detrituskonsumenten ansetzen. Das dargestellte Schema ist also nur eine starke Abstraktion; anderseits sind die zusätzlich auftretenden Komplikationen in jedem Ökosystem wieder anders.

Liegen in einer Biozönose lineare Räuber-Beute-Beziehungen vor, wie in den aufgezeichneten vereinfachten Fällen (Abb. 38 u. 39), so spricht man von **Nahrungsketten.** Bestehen mannigfache Wechselbeziehungen, indem sich beispielsweise manche Sekundärkonsumenten auch als Primärkonsumenten betätigen oder von Destruenten leben, so spricht man von **Nahrungsnetzen.** Nahrungsketten sind immer idealisierte Darstellungen der tatsächlichen Beziehungen. Es ist aber nicht so, daß mit zunehmend mehr Arten in einem Ökosystem eine immer gleichmäßigere Vernetzung stattfindet. Oftmals können einige wenige „Hauptnahrungsketten" im Ökosystem vorliegen, die relativ wenige oder quantitativ unbedeutende „Querstränge" aufweisen. Beide Darstellungen sind also stets mehr oder weniger richtig. Zudem muß man sich immer vor Augen halten, daß die energetisch-trophischen Beziehungen, wie sie in Nahrungsnetzschemata zum Ausdruck kommen, nur einen Teil der Wechselbeziehungen wiederspiegeln. Denn erstens kann es sein, daß Konsumenten nur einen energetisch kleinen Teil der Beute fressen, der aber recht bedeutende Folgen haben kann (z. B. knospenfressende Rehe, eierfressende Raubvögel), zweitens bestehen natürlich auch Wechselbeziehungen ganz anderen Charakters (vgl. z. B. Abb. **61**).

Eine weitere wichtige Eigenschaft fast aller Ökosysteme ist die Tatsache, daß sie vertikal **geschichtet** sind, entweder in Form einer Stufenschichtung (wie bei Seen) oder in Form von **Gradienten** (allmähliche Übergänge). Die Schichtung hängt damit zusammen, daß wichtige physikalische und chemische Faktoren, wie das Licht oder der Sauerstoff, von oben her eindringen und nach unten sukzessive oder auch relativ abrupt abnehmen, letzteres z. B. am Erdboden oder an der Wasser-Sediment-Kontaktzone. In aquatischen Ökosystemen ist ganz allgemein in den oberen Schichten ein hohes **Redoxpotential** anzutreffen, in den unteren ein niedriges. Organische Verbindungen sind daher in den Oberschichten potentiell leicht abbaubar, in den tieferen Schichten ist aber der Abbau unter Umständen gestoppt. Auch in atmosphärischen Ökosystemen ist die thermodynamisch berechenbare Instabilität der organischen Verbindungen in der sauerstoffhaltigen Luftatmosphäre in der assimilierenden Zone am größten, im Boden am geringsten. Kommt es im Boden gar zur perennierenden Nässe, so kann das Redoxpotential im Wasser, wegen der zu langsamen Diffusionsgeschwindigkeit der Reaktionspartner, v. a. des O_2, so stark abfallen, daß jeder organische Abbau aus thermodynamischen Gründen zum Stillstand kommen muß. Das ist vollendet in Mooren der Fall. Das unter diesen Bedingungen stabile Endprodukt ist dann bereits mehr oder weniger die vorliegende Kohlenstoffverbindung. Meist kommt es sowohl in Seesedimenten wie auch im Boden zu periodischen Änderungen des Redoxpotentials. Das heißt, daß thermodynamisch auch die Möglichkeit für einen oxidativen Abbau periodisch variiert, (vgl. auch Tab. **6**, S.60). Im Wasser wird die Höhe des Redoxpotentials von der Wasserkörperumwälzung und dem Anfall an absinkendem organischen Material bestimmt; im Boden des festen Landes ist das Redoxpotential vor allem in niederschlagsreichen Perioden niedrig. Der Bereich, den man in Böden antrifft, variiert zwischen etwa +0,8 V und −0,35 V. In humusreichen A_h-Horizonten (s. Kap. 4.3.3.) kann schon wenige Stunden nach Beginn einer Durchnässung eine starke Abnahme des Redoxpotentials festgestellt werden. Die starken Änderungen in den Stoffwechselprozessen verdeutlichen die Tabelle **12** und die Abb. **46** (S. 137).

Tabelle **12** Experimentell bei pH 7 ermittelte Redoxpotentiale für verschiedene Redoxreaktionen (nach versch. Autoren, 4).

Redoxreaktionen	E_7 (Volt)
Beginn der NO_3^--Reduktion	0,45–0,55
Beginn der Mn^{2+}-Bildung	0,35–0,45
nicht mehr nachweisbar	0,33
NO_3^- nicht mehr nachweisbar	0,22
Beginn der Fe^{2+}-Bildung	0,15
Beginn der SO_4^{2-}-Reduktion und S^{2-}-Bildung	–0,05
SO_4^{2-} nicht mehr nachweisbar	–0,18

4.2. Langzeitkonstanz, Sukzession und Artendiversität

4.2.1. Langzeitkonstanz

Es gibt **vergängliche** Ökosysteme und **perennierende**, über lange Zeit existierende Ökosysteme. Zur ersten Gruppe gehören flache Seen und Weiher mit starker Verlandungstendenz, zur zweiten Gruppe gehören viele marine Ökosysteme und der tropische Regenwald. Aber auch mittel- und langfristig existierende Ökosysteme sind oft zeitlichen Schwankungen ihrer Artenzusammensetzung und damit auch der Eigenschaften des Energieflusses, des Stoffkreislaufs und der biologischen Wechselbeziehungen ausgesetzt. Wirklich über lange Zeiten konstante Ökosysteme sind bisher nicht sicher nachgewiesen worden. Man vermutet, daß die Tiefsee oder tropische Regenwälder recht zeitkonstant sind, doch ist das teilweise reine Spekulation. Natürlich haben alle Ökosysteme im Laufe der Erdgeschichte Arealverschiebungen als Folge von klimatischen und tektonischen Vorgängen erlitten, doch soll hier – unabhängig von diesen geographischen Verschiebungen – nur die Konstanz der Eigenschaften untersucht werden. Ferner sollen hier auch nicht die eindeutig auf direkte menschliche Einflüsse zurückführbaren Veränderungen untersucht werden (dies folgt in Kap. 4.4.).

Wir können bis jetzt 2 Arten von Inkonstanz feststellen:

1. Plötzliche Zerstörungen von großen Teilen der Biozönose, die oftmals auftreten. An diese Zerstörungen ist die Biozönose angepaßt und reagiert mit einer Regeneration.
2. Große Umwälzungen im Systemcharakter ohne sicher bekannte Ursachen und ohne klare Vorstellungen über die Bedingungen, die zum ursprünglichen Zustand zurückführen.

Fall 1:

Terrestrische Ökosysteme zeigen oft abrupte Aspektwechsel. Mehrere Beispiele mit starken Dichtefluktuationen von Säugetieren sind aus der

Tundraregion im hohen Norden bekannt geworden (6). Auch unsere europäischen „Urwälder“ zeigen regelmäßig Alterungs- und Verjüngungsphasen; unter natürlichen Bedingungen sind sie als Areale mosaikartig (mit 10–50 m Durchmesser) verteilt. Die nordeuropäischen **Taigawälder** erleben unter natürlichen Bedingungen etwa 2–3 Brände pro Jahrhundert, die wohl vorwiegend durch Blitzschlag bewirkt werden. Das hat immer wieder abrupte Aspektwechsel zur Folge. So sind in Nadelwäldern westlich des Urals, in Schweden und in Nordamerika viele Bäume oft genau gleich alt. Kiefern, Eichen, Ericaceen und die dazugehörende Tierwelt sind durchaus an diese unregelmäßig auftretenden Feuer angepaßt. Die Rinde der genannten Holzgewächse ist offenbar ein schlechter Wärmeleiter und schützt den darunterliegenden Pflanzenkörper vor dem Absterben. Auch angepaßte Insektenpopulationen überstehen gelegentliche Feuer überraschenderweise recht gut (5, 13). Der Brand bewirkt auch eine Freisetzung der Nährstoffe oder mindestens eine leichtere Angreifbarkeit der organischen Verbindungen für Mikroorganismen. – Anderseits sind die mitteleuropäischen **Laubwaldgesellschaften** sehr empfindlich gegenüber Feuer. Natürliche Feuer dürften hier auch seltener auftreten. – Regelmäßige Brände sind jedoch, außer für die Nadelwaldzonen, für verschiedene **mediterrane Gesellschaften** (in den südlichen USA, im Mittelmeergebiet) sowie für manche tropische Gebiete typisch.

Der Mensch hat das Bestreben, jeden Brand, auch den natürlichen, zu unterbinden (teilweise allerdings auch, gezielt anzuwenden). Die abrupte Zerstörung eines Teils dieser Ökosysteme ist aber in den „Brandökosystemen“ sicher langfristig notwendig für die Stabilität und hat hier unter anderem die Aufgabe, die Remineralisation zu beschleunigen. Wir wissen von Pollenuntersuchungen, daß in Kanada die Zusammensetzung der Waldbäume nordwestlich des Lake Winnipeg seit etwa 5–6000 Jahren, nachdem sich das nacheiszeitliche Gleichgewicht eingespielt hatte, durchschnittlich konstant war, obwohl natürliche Feuer stets zu kleinräumigen mosaikartigen Mustern in der Zusammensetzung führten (19). – Was die künstliche Eindämmung der Feuer durch den Menschen für die Ökosysteme bewirkt, können wir noch nicht sicher sagen (4, 11, 22).

Eine plötzliche Zerstörung von großen Teilen der Biozönose verursacht z. B. auch der Biber. In Gebieten, in denen er natürlicherweise auftritt, kann er durch Dammbauten Waldgebiete in „**Biberseen**“ umwandeln. Bricht der Damm später einmal zusammen, so ist es möglich, daß diese Seengebiete zu Wiesen und dann allmählich wieder zu Wald werden.
In vielen unserer **Fließgewässer**, v. a. in Gebirgsgegenden, wird in unregelmäßigen Abständen der größte Teil der bodenbewohnenden Tiere durch starke Hochwasser abgedriftet, zerquetscht oder einfach von Sediment zugedeckt. Diese Fließgewässer zeigen aber schon nach

kurzer Zeit wieder die typische Besiedlung. Die Biozönose ist an diese aperiodischen Zerstörungen angepaßt (vgl. auch Kap. 4.4.).

Fall 2:
Der **Neusiedler See** an der österreichisch-ungarischen Grenze wird schon vom Römer PLINIUS erwähnt. Im 4. Jahrhundert war der See völlig ausgetrocknet. Wir wissen ferner, daß er im 14. Jahrhundert viel kleiner war als heute. Im letzten Jahrhundert folgte ab 1855 ein Rückgang der Seefläche, und von 1866–1869 war er fast ganz trocken. 1870–1876 füllte er sich dann wieder. Sicher sind uns nicht alle Phasen in historischer Zeit bekannt, und wir können daher annehmen, daß er mehrmals fast oder ganz austrocknete. Die Ursachen sind teilweise sicher klimatischer Art. Der Austrocknungsprozeß mag sich aber vielleicht auch unter zusätzlicher positiver Rückkopplung durch biologische Prozesse dadurch ausgebildet haben, daß die stark transpirierenden Schilfpflanzen, die zeitweise den See völlig überwucherten, eine immer stärkere Austrocknung aufgrund ihrer sehr hohen Transpiration bewirkten. Das Gebiet ist niederschlagsarm. Wenn das Schilf eine kritische Bestandsdichte überschritten hat, so wird möglicherweise der Austrocknungsprozeß immer stärker, bis das Schilf selbst abstirbt. – Was auch immer die Ursache ist – das Oszillieren ist jedenfalls für dieses und auch andere Ökosysteme nachgewiesen (nach REMMERT) (12).

Der **Nakurusee** in Ostafrika ist ein Sodasee mit einem pH-Wert von 10,5. Über Jahrzehnte findet man in diesem See fast nur einen einzigen Primärproduzenten, die Blaualge *Spirulina platensis*, die in ungeheuren Massen auftritt. Der wichtigste Primärkonsument ist der Zwergflamingo (*Phoenicopterus minor*), der die Algen mit seinem Schnabel herausfiltrieren kann. Er tritt in riesigen Mengen, in der Größenordnung von einer Million Individuen, im See auf. Zuweilen ändert sich aber das Besiedlungsbild des Sees drastisch, so zuletzt 1974: Der See wird klar, eine andere Alge sowie ein Copepode (Ruderfußkrebs) als Primärkonsument erscheinen. Die Zwergflamingos verschwinden, dafür tritt der Rosaflamingo (*Phoenicopterus ruber*) auf. Die Ursachen und auch die Dauer dieser zeitlichen Inkonstanz sind unbekannt (24).

Im **Großen Barriereriff** bei Australien lebt der Seestern *Acanthaster planci* und ernährt sich von Steinkorallen. Früher war er recht selten, aber seit Ende der 50er Jahre wurden immer häufiger an verschiedenen Orten Massenvorkommen registriert. Die Seesterne wandern als Front über das Riff, und wenn sie es leergefressen haben, wandern sie zum nächsten, sofern das dazwischenliegende Wasser nicht zu tief ist. Die leergefressenen Stöcke werden erodiert und zerbrechen, da sie von bohrenden Organismen befallen werden. Sie werden rasch von Algen überzogen; später erscheinen Weichkorallen. Die Regeneration der Riffe durch eine Wiederbesiedlung mit Steinkorallen schreitet sehr langsam voran. Die Ursache dieser offenbar endogen durch das Ökosystem selbst verursachten Zerstörung sowie der zukünftige Verlauf der Regenerationsphase sind nicht klar, auch wenn gewisse Hypothesen bestehen. Jedenfalls ist das ganze Korallenriffökosystem – trotzdem es aus sehr vielen Arten mit vielen Wechselbeziehungen besteht – nicht sehr stark stabilisiert, sondern kann durch interne Aufschaukelungen von Systemparametern abrupte Teilzerstörungen erleiden. Es scheint so, daß sich der Seestern um so rascher vermehren kann, je höher seine Dichte schon ist, daß also eine positive (nicht negative!) Rückkopplung besteht, die erst nach dem Leerfressen der Riffe zusammenbricht.

Weil für die Untersuchungen solcher Probleme außerordentlich langfristige Untersuchungsprogramme nötig sind, wissen wir noch recht wenig davon. Erst jetzt, wo im Rahmen des Umweltschutzgedankens nur allzu leicht jede Ökosystemveränderung als Folge zivilisatorischer Schadwirkungen interpretiert wird, wird deutlich, daß man zunächst einmal über die natürlichen Schwankungen im Ökosystem Bescheid wissen muß. Man kann zwar Ökosysteme im Labor nachbilden und ihre Eigenschaften untersuchen, dabei muß man aber immer relativ kurzlebige Arten ins Ökosystem einsetzen, sonst läßt sich das Typische der Ökosysteme, wo alle Glieder über viele Generationen leben, nicht studieren. In einem solchen **Mikroökosystem** mit Algen, Daphnien und mikrobiellen Destruenten zeigen viele Systemparameter, wie die Algendichte, auffallende und schwer erklärbare Oszillationen, obwohl das Ökosystem durchaus stabil ist (18). Wir haben schon bei populationsdynamischen Untersuchungen mit Rotatorien Dichteschwankungen kennengelernt, die durch die verzögerte Dichteregulation der Konsumenten auf die Nahrungsdichte verursacht waren (Kap. 2.2.2.). Vielleicht liegen hier ähnliche Phänomene vor. Auf jeden Fall scheint eine Übertragung auf natürliche Ökosysteme mit langlebigen und andersartigen Organismen schwierig und problematisch.

Der ganze Problemkreis ist vorläufig noch schlecht untersucht. Wir können bis jetzt nur feststellen, daß viele Ökosysteme kurzfristige oder langfristige starke Änderungen in ihren Systemeigenschaften erleiden. Wir können zwar heute nirgends mehr einen unmittelbaren oder mittelbaren Einfluß des Menschen von der Hand weisen, doch scheinen auch wirklich ungestörte Ökosysteme ihren Charakter oftmals zu ändern. Anderseits ist „Ungestörtheit“ für das Ökosystem gar kein „natürlicher“ Zustand, denn ständig wandern Arten ein, und es sterben Arten aus. Eine „einwandernde“ Baumart würde sich zwar bei uns zunächst sicher nicht gegen die bestehenden laubwaldbildenden Bestände durchsetzen können, unter bestimmten Bedingungen kann sie aber plötzlich deutlich im Vorteil sein: Ein Ökosystem kann auch Reaktionszeitverzögerungen zeigen, die zu recht abrupten Umwälzungen führen (2, 9). Auf einige dieser Probleme kommen wir noch im Kap. 4.4. zurück.

4.2.2. Sukzession

Wenn in einem Glasgefäß eine Lösung mit anorganischen Nährstoffen bereitgestellt und diese Lösung mit etwas natürlichen **Teichwasser** beimpft und im Licht aufgestellt wird, so spielt sich immer eine ungefähr ähnliche **„Sukzession“** ab: Einige wenige Algenarten werden zunächst ausgesprochen häufig und vermehren sich intensiv, ähnlich dem früher beschriebenen exponentiellen Wachstumsgesetz. Nach einiger Zeit werden diese Formen aber abgelöst von anderen Algen, und es erscheinen auch vermehrt heterotrophe Organismen, wie Protozoen, kleine Vielzeller und Bakterien. Es spielt sich schließlich ein Gleichgewicht zwischen Produzenten und Destruenten ein, das man **Reifestadium** oder **Klimax** nennt. Die Artenmannigfaltigkeit ist größer, und die Zahl der Wechselbeziehungen zwischen den Organismen ist erhöht; sie wachsen nicht mehr „nebeneinanderher“ wie die Algen der Anfangsphase. Die Menge der jeweils neu produzierten Substanz ist etwa gleich der Menge der insgesamt veratmeten Substanz. Am Anfang war hingegen der Atmungsverlust geringer, daher hat die Biomasse im Laufe der Sukzession zugenommen. – Wir können die ökologische Sukzession in diesen Gefäßen jederzeit dadurch wieder in Gang setzen, daß wir frisches Nährmedium (d. h. anorganische Nährstoffe) zugeben.
Die Sukzession könnte man auch anders ablaufen lassen. Wenn wir anfangs sehr viel leicht abbaubares organisches Material in die Lösung geben, entwickeln sich zunächst große Individuenzahlen heterotropher Organismen (Bakterien, Pilze, verschiedene Tiere). Der Atmungsverlust ist jetzt im System größer als die Menge neu produzierter Substanz. Diese verringert sich daher zunächst. Algen haben vorläufig noch geringe Konzentrationen an Nährionen zur Verfügung und wachsen zunächst sehr langsam. Irgendwann wird sich aber ein Gleichgewicht wie im oben beschriebenen Fall eingespielt haben.
Wir bezeichnen den erstgenannten Fall – zu Beginn viele anorganische Nährstoffe – als **autotrophe Sukzession**, den zweiten Fall – zu Beginn viele abbaubare organische Verbindungen – als **heterotrophe Sukzession**. Grundsätzlich ähnliche Abläufe, nur in wesentlich größeren Zeiträumen, findet man in terrestrischen Ökosystemen. Ein **Basaltfelsen**, sich selbst überlassen, entwickelt sich, je nach Klima, in etwa 100 bis über 1000 Jahren in einer autotrophen Sukzession, beginnend mit Algen und Flechten, über manche Zwischenstufen zur standortgemäßen **Klimax-Vegetation**. Anderseits wird auch ein Fluß, der an einer Stelle eine organische Verunreinigung erfahren hat, in einer heterotrophen Sukzession Richtung flußabwärts allmählich wieder ein Gleichgewicht finden zwischen Auf- und Abbau von Material. Hört die Verschmutzung ganz auf, so wird der Fluß in seiner ganzen Länge wieder zum Normalzustand zurückfinden. Die flußabwärts gerichtete Sukzession in einem Fluß mit lokaler Schmutzeinleitung heißt **„Selbstreinigungsstrecke“**.

Einige typische Eigenschaften einerseits von Sukzessionsstadien, anderseits vom jeweiligen reifen „Klimaxstadium" sind in der Tab. **13** zusammengefaßt. Diese klare Zusammenstellung soll uns allerdings nicht darüber hinwegtäuschen, daß wir noch sehr vieles nicht verstehen. Aus **nordischen Taiga-Zonen** sind Orte bekannt, wo ganz offensichtlich seit dem Ende der letzten Eiszeit noch keine Klimaxstufe erreicht wurde, wenn der Boden schwierig besiedelbar ist (z. B. aus Geröllen besteht). Allgemeine Angaben über den Zeitbedarf können wir also in vielen Fällen noch nicht machen. In den **Mittelmeerländern** war die ursprüngliche Klimaxgesellschaft in weiten Teilen ein Hartlaubwald, der vorwiegend aus immergrünen Eichen (*Quercus ilex*, *Quercus suber*, *Quercus coccifera*) bestand. Er wurde im Altertum und im Mittelalter weitgehend abgeholzt und ist bis jetzt nicht wiedererstanden. Es haben sich andere Klimaxgesellschaften, etwa in Form der Macchie, einem dichten, buschartigen Gestrüpp, entwickelt. Man kann spekulieren, womit das zusammenhängt. Sicher wissen wir es aber nicht. In Kalifornien gibt es unter ähnlichen Bedingungen eine ähnliche Gebüschformation, das sogenannte Chaparral. Diese Formation ist aber auf natürlichem Wege entstanden. – Landwirtschaftlich genutzte Gebiete des **tropischen Urwaldes** entwickeln sich oft nicht mehr zum ursprünglichen Regenwald, sondern zu einem Sekundärwald. Unter dem gleichen Klima scheinen also durchaus verschiedene Klimaxökosysteme zu existieren. Vielleicht ist die Entstehung mancher der heutigen Ökosysteme nur unter einem anderen Klima als dem gegenwärtigen möglich gewesen; einmal entstanden, können diese Ökosysteme aber im gegenwärtigen Klima weiterleben. Auf diesem so wichtigen Gebiet haben wir leider noch große Wissenslücken (7, 10, 20).

4.2.3. Artendiversität

Ein charakteristisches Merkmal von Klimaxgesellschaften war nach der Tab. **13** eine hohe Artenvielfalt (Artendiversität). Allgemein haben variable Umweltbedingungen, wie sie in reifen, ungestörten und reich strukturierten Ökosystemen oftmals vorliegen, eine große Arten- und geringe Individuenzahl zur Folge (= sog. **1. biozönotisches Grundgesetz**). Beispiele hierfür sind der tropische Regenwald, wo die einzelnen Arten zwar selten sind, aber eine große Artenvielfalt herrscht, ferner der oligotrophe (= nährstoffarme), natürliche See. Sich frisch entwickelnde Ökosysteme zeigen im Gegensatz dazu oft eine geringe Artenvielfalt. Die geringste Artenzahl, bei allerdings oft sehr hoher Individuendichte, findet man unter „einförmigen" oder extremen Umweltbedingungen. So treten oft riesige Mengen der schlammkonsumierenden Tubifexwürmer im Sediment organisch belasteter Gewässer auf. An Strohmaterial können wir riesige Mengen einer bestimmten Milbengruppe (Astigmata) finden, sonst aber kaum Tiere.

Tabelle **13** Einige allgemeine Eigenschaften von Entwicklungsstadien und von Klimaxstadien im Laufe einer ökologischen Sukzession.

Charakteristikum des Ökosystems	Entwicklungsstadien während der Sukzessionsphase		Reifestadium (Klimax)
	autotrophe Sukzession	heterotrophe Sukzession	
1. P/B-Verhältnis	hoch	hoch	niedrig
2. R/P-Verhältnis	unter 1	über 1	etwa 1
3. Energiefluß durch die Phototrophen im Verhältnis zum Gesamtenergiefluß	hoch	niedrig	mittel hoch
4. Eigenschaften der heterotrophen Biomasse	v.a. Weidegänger	v.a. Detritusfresser	Weidegänger und Detritusfresser
5. Nahrungsbeziehungen	linear	linear	stärker vernetzt
6. räumliche Heterogenität, Schichtung	meist wenig entwickelt	meist wenig entwickelt	meist gut entwickelt
7. biochemische Diversität (Anzahl aller organischer Verbindungen zur Gesamtmasse der Verbindungen)	niedrig	verschieden	hoch
8. Stabilität gegenüber äußeren Einflüssen	oft schwach	oft schwach	oft gut
9. Stoffkreislauf	eher offen	eher offen	oft geschlossen
10. Nährstoffaustauschrate zwischen Organismus und Umgebung	hoch	hoch	oft niedrig
11. Rolle des detritischen Nahrungsnetzes	unwesentlich	wichtig	wichtig
12. Artendiversität	meist niedrig	meist niedrig	meist hoch
13. Nischenbreite der Arten	breit	breit	eng

14. Körpergröße der heterotrophen Organismen	eher klein	klein	oft groß
15. Selektionsbedingungen für das Populationswachstum	r-Selektion	r-Selektion	K-Selektion, α-Selektion
16. Lebenszyklus, Reproduktion	oft einfacher Lebenszyklus, einmalige Reproduktion	oft einfacher Lebenszyklus, einmalige Reproduktion	oft komplexer Lebenszyklus, mehrfache Reproduktion
17. K_2 der Konsumenten	oft hoch	oft hoch	oft niedrig

Ein einfacher **Index** für die Artenmannigfalt ist die **Anzahl der Arten,** die für bestimmte taxonomische Gruppen auf einer bestimmten Fläche ermittelt wird. Sie berücksichtigt allerdings häufige und seltene Arten gleich stark. Man verwendet diese einfache Meßgröße etwa, um die Auswirkung einer organischen Belastung im Fließgewässer zu verdeutlichen. Die Differenz zwischen den Artenzahlen oberhalb der Belastung und an einzelnen Punkten der Selbstreinigungsstrecke wird als **Artenfehlbetrag** bezeichnet, denn nach einer Abwassereinleitung verschiebt sich nicht nur die Artenstruktur, sondern auch die Artenzahl nimmt rapide ab und dann innerhalb der Selbstreinigungsstrecke wieder allmählich zu.

Die Artenmannigfaltigkeit (heterogeneity) läßt sich durch Verhältniszahlen zwischen der Anzahl der gefundenen Arten und der Anzahl der gefundenen Individuen ausdrücken. Am gebräuchlichsten ist der sogenannte **Diversitätsindex** nach SHANNON und WIENER (manchmal auch Shannon-Weaver-Index genannt). Danach wird die relative Häufigkeit einer jeden Art aus einer bestimmten Gruppe gemessen. Wenn beispielsweise 5% aller Individuen einer Art angehören, so ist die relative Häufigkeit dieser Art = 0,05. Dieser Wert wird mit dem Logarithmus dualis (ld = $\log_2$) von eben dieser Zahl (hier also ld 0,05 = –4,322) multipliziert. Die Werte aller Individuen werden dann zusammengezählt, und der negative Wert der Summe (damit das Ergebnis positiv wird) wird als Diversitätsindex verwendet:

$$H_s = -\sum_{i=1}^{s} p_i \cdot \mathrm{ld}\, p_i \qquad (32)$$

(H_s = Diversitätsindex der s Arten; p_i = relative Häufigkeit der Art i [Angabe zwischen 0 und 1])

Der Wert H_s drückt im Prinzip aus, wie hoch die Unsicherheit ist, daß ein willkürlich herausgegriffenes Individuum zu einer bestimmten Art gehört. Tritt überhaupt nur eine einzige Art im Untersuchungsgebiet auf, so wird $H_s = 0$; wir können in diesem Fall völlig sicher vorhersagen, welche Art wir herausgreifen. Je geringer somit der Wert H_s ist, desto ausgeprägter sind **Dominanz**verhältnisse zu beobachten (das Vorherrschen einer oder weniger Arten). Im Maximum kann H_s gleich dem ld der Artenzahl werden (d. h. bei s = 10 ist $H_s[max] = 3{,}32$; bei s = 100 ist $H_s[max] = 6{,}64$ usw.).
Der Wert H_s ist nur im Vergleich zwischen zwei Standorten sinnvoll; die absolute Zahl sagt nichts aus. Eindrücklich verändert sich der Wert z. B. in Fließgewässern hinter der Einleitungsstelle eines größeren Abwasserkanals, oder wenn eine durch Kühlwassereinleitung relativ stark erwärmte Strecke folgt. Sinnvollerweise sollte man die Berechnung immer nur für bestimmte systematische Gruppen getrennt durchführen. Ferner muß stets die gleiche Sammelmethode verwendet werden.

Es gibt weitere Diversitätsindices. So wird der Wert H_s auch mittels des dekadischen Logarithmus ($\log_{10}$) oder des natürlichen Logarithmus (ln) berechnet.
Weiter ist der **Simpson-Index** D in Gebrauch. Er existiert in 2 Versionen:

$$D_1 = 1 - \sum_{i=1}^{s} (p_i)^2 \quad , \qquad D_2 = -\log \sum_{i=1}^{s} (p_i)^2 \qquad (33a, b)$$

Alle diese Indices sind im Prinzip gleichwertig. Der Simpson-Index berücksichtigt aber z. B. etwas weniger stark die selteneren Arten als der Wert H_s.

Nicht in jedem Fall hat das Klimaxstadium die höchste Diversität. Zwischenstadien sind oft außerordentlich mannigfaltig, was die Artenzusammensetzung anbetrifft. So ist z. B. das mitteleuropäische Klimaxstadium des Rotbuchenwaldes nicht dasjenige mit der größten Artenmannigfaltigkeit, sondern gerade die Zwischenstadien beherbergen sehr viel mehr verschiedene Tier- und Pflanzengruppen. Ähnliches gilt bei der Neubesiedlung von Felssubstraten im Meer (15). Weiter ist es wichtig zu beachten, daß zwar mit höherem Diversitätsgrad in einem Ökosystem auch die Wechselbeziehungen zwischen den Organismen zunehmen, daß aber der Energiefluß nicht unbedingt in zunehmend mehr Bahnen gleichmäßig aufgeteilt wird. Es scheint vielmehr, als ob auch bei großer Mannigfaltigkeit wenige große Energiebahnen mehr oder weniger unabhängig voneinander nebeneinanderherlaufen. Eine phytophage Insektenart kann in einem Wald der gemäßigten Zone, also in einer Klimaxgesellschaft, durchaus etwa die Hälfte der über Primärkonsumenten laufenden Energie aufnehmen. Die Insektenart tritt allerdings nicht jedes Jahr so häufig auf. Trotzdem haben wir aber auf keinen Fall einen auf viele Kanäle mehr oder weniger gleichmäßig

verteilten Energiefluß in Klimaxgesellschaften. Hohe Diversität braucht also nicht unbedingt etwas über die Intensität der Energiefluß- und Stoffkreislaufvernetzung im Ökosystem auszusagen.
Global betrachtet nimmt die Diversität in den Ökosystemen von den Polen zum Äquator zu. Ferner bestehen überall lokale Diversitätsgradienten zwischen benachbarten Lebensräumen.

Will man den Übereinstimmungsgrad zweier Organismengemeinschaften vergleichen, so kann man den Unterschied der H_s-Werte mittels eines t-Testes auf Signifikanz prüfen, doch gehen wir hier nicht näher darauf ein. Ein signifikanter Unterschied sagt dann allerdings nichts darüber aus, wie er zustande gekommen ist. Eine Verschiebung der relativen Häufigkeit der beteiligten Arten oder auch eine Änderung in der Gesamtartenzahl bewirken ja Unterschiede im H_s-Wert. Ferner können natürlich auch praktisch identische H_s-Werte auftreten, obwohl völlig unterschiedliche Artenzusammensetzungen vorliegen. Hier müssen zur Charakterisierung weitere Maßzahlen herangezogen werden:

1. Die **Eveness** E eliminiert die Auswirkungen unterschiedlicher Gesamtartenzahlen und berechnet sich wie folgt:

$$E = \frac{H_s}{H_{max}} = \frac{H_s}{\text{ld } s} \qquad (34)$$

   Der Wert strebt bei geringer Diversität nach Null, bei hoher nach eins.

2. **Jaccard-Zahl** $= \frac{a}{b} \cdot 100\ (\%)$

   (a = Zahl der in den 2 Vergleichsbeständen gemeinsamen Arten; b = Zahl aller Arten. Die Signifikanz kann einer Tabelle (1) entnommen werden.

3. Durch die **Renkonen-Zahl** wird der Prozentsatz jeder Art am Gesamtumfang (die sog. Dominanz; kann auf die Individuenzahl oder auch auf das Gewicht bezogen werden) bestimmt. Dann wird von jeder Art der niedrigere der beiden Prozentsätze gezählt und die Summe als sogenannte Dominanzidentität oder Renkonen-Zahl bestimmt. Beispiel:

	Bestand 1	Bestand 2	niedrigerer Wert
Art A	50%	40%	40%
Art B	25%	55%	25%
Art C	20%	5%	5%
Art D	5%	0%	0%
	100%	100%	70%

4.3. Charakteristische Ökosysteme

Es gibt verschiedene Möglichkeiten, Ökosysteme zu klassifizieren. Man kann **natürliche** (Seen, Wälder) von **anthropogenen** Ökosystemen (Fischteiche, Mähwiesen) unterscheiden oder **aquatische** von **terrestrischen.** Ferner kann man **vollständige** (autochthone) Ökosysteme von **unvollständigen** (allochthonen) unterscheiden. So fehlen z. B. in stark verunreinigten Gewässern und in Höhlengemeinschaften photosynthetische Primärproduzenten. Trotzdem können wir noch von Ökosystemen reden, denn wir können einen Energiefluß und einen Stoffkreislauf erkennen und Konsumenten und Destruenten unterscheiden. Man kann ferner alle irdischen Ökosysteme in **Großökosysteme** oder **Biome** einordnen, so etwa in die Tundrazone, die Nadelwaldzone (Taiga), die gemäßigte Mischwaldzone (Silvaea), in die Mittelmeervegetationsökosysteme, die Savannen, Steppen, Wüsten und die tropischen Regenwälder (Hylaea). Innerhalb dieser Großökosysteme treten dann Seen und Fließgewässer als Teilökosysteme auf. Auch im Weltmeer kann man eine ganze Reihe von Teilökosystemen unterscheiden, wie die Flachmeere der gemäßigten Breiten (z. B. die Nordsee), die Mangrovensümpfe, die Korallenriffe, das Pelagial der Hochsee usw.

Im folgenden wird das Besondere einiger Ökosysteme dargestellt, soweit es die Eigenschaften des Energieflusses, des Stoffkreislaufs, der räumlichen Struktur und der Organismengemeinschaft betrifft.

4.3.1. Der See als Ökosystem

Entstehung und Morphologie:
Seen sind geologisch junge Gebilde. Die meisten mitteleuropäischen und nordamerikanischen Seen sind mit dem Ende der letzten **Eiszeit**, also vor etwa 10–20 000 Jahren entstanden und waren zunächst viel größer, kühler und stärker zusammenhängend als heute. Einige ältere Seen der Erde verdanken ihre Entstehung vorwiegend **tektonischen** Vorgängen, so der Ochridsee in Südosteuropa, der Baikalsee in Asien und der Tanganjikasee in Ostafrika. Sie entstanden im Laufe des Tertiärs und zeichnen sich meist durch eine große Tiefe (bis zu 1740 m im Baikalsee) aus. Wir beschränken uns im folgenden auf die charakteristischen Seen glazialen Ursprungs, die – im Gegensatz zu vielen alten Seen – relativ flach sind, eine verhältnismäßig einheitliche, nicht sehr mannigfaltige Biozönose beherbergen, die z. T. in intensiven Artumbildungsprozessen begriffen ist, und die von der Seite der Ökosystemforschung her auch besser untersucht sind.

Die allgemeine morphologische Gliederung eines Sees geht aus der Abb. 40 hervor: Aus einer ursprünglichen (z. B. durch einen Gletscher ausgehobenen) Wannenform mit steil abfallendem Ufer bildete sich im Laufe der Seenentwicklung eine neue, flachere Uferform heraus. Die

Windenergie wird auf die obere Wasserschicht in Form von Strömungen, Wellen und von Brandung (= überschlagende Wellen in Ufernähe) übertragen. Das führt im Laufe der Seenentwicklung dazu, daß Ufermaterial teilweise abgetragen und seewärts wieder abgelagert wird. Dadurch entsteht eine flache **Uferbank**, der die steil abfallende **Halde** folgt, die schließlich in die **Tiefenzone** übergeht. Das seichte Randgebiet, das der Wellenbrandung stark ausgesetzt ist und auch von der jahreszeitlichen Wasserstandsschwankung betroffen wird, wird als **Eulitoral** bezeichnet. Es ist nach oben von der maximalen Wasserhöhe begrenzt, nach unten von der nachlassenden Wirkung der Brandung. Dort beginnt das **Infralitoral** mit einem meist starken Unterwasserpflanzenbewuchs. Wir finden von hier an seewärts ferner meist ein schlammiges Sediment, während das Eulitoral oft Gerölluntergrund zeigt. Den gesamten Freiwasserbereich bezeichnet man als Pelagial. Der gesamte Bodenbereich vom Eulitoral bis zum **Profundal** ist das **Benthal.**
Ist ein See so flach, daß er in seiner ganzen Ausdehnung von höheren Wasserpflanzen besiedelt wird, so wird er in der Limnologie als **Weiher** bezeichnet. So ist beispielsweise der über 300 km^2 große Neusiedlersee limnologisch ein Weiher. Er hat eine mittlere Tiefe von nur etwa 1,3 m, und rund die Hälfte seiner Fläche ist von Schilf bedeckt. – Ablaßbare künstliche Weiher werden als **Teiche** bezeichnet, künstliche Seen als **Talsperren** oder **Stauseen** (man-made-lakes). Diese wirtschaftlich genutzten Gewässer zeigen oft unnatürlich starke Wasserstandsschwankungen, eine vom Schema der Abb. **40** abweichende Morphologie, eine

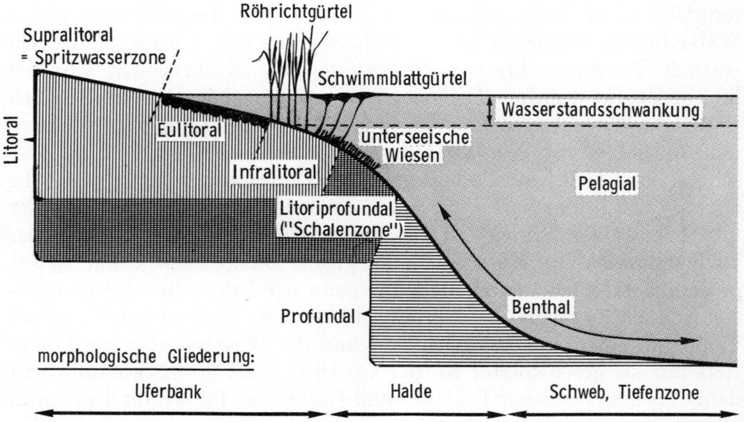

Abb. **40** Gliederung eines Sees nach der Morphologie und nach Lebensbereichen. Zum Benthal gehören Organismen, die in oder auf dem Seeboden leben oder im unmittelbaren Einflußbereich davon sind (z. B. zwischen Pflanzen). Es wird in die Großbereiche Litoral und Profundal unterteilt. Die morphologische Gliederung richtet sich nach der Neigung und Tiefe des Untergrundes.

atypische Sedimententwicklung, eine verarmte Biozönose und manchmal eine unterirdische, statt der oberirdischen Entwässerung.

Physikalische Eigenschaften:
Im See wird die Entstehung und die Auswirkung von physikalischen Faktorengradienten besonders deutlich und anschaulich. Die auf die Oberfläche eines Sees auftreffende Globalstrahlung wird vom Wasserkörper teilweise absorbiert, teilweise reflektiert. In reinem Wasser folgt die **Strahlungsintensität** einer exponentiellen Funktion der Tiefe, die durch folgende Beziehung ausgedrückt werden kann:

$$I = I_0 \cdot e^{-\varepsilon \cdot d} \qquad (35)$$

(I = Strahlungsintensität in $J \cdot cm^{-2} \cdot s^{-1}$ in der Tiefe d; I_0 = Strahlungsintensität an der Wasseroberfläche; ε = Extinktionskoeffizient in cm^{-1}; d = Wassertiefe in cm)

Organismen und andere suspendierte Partikel, die schichtweise auftreten, bewirken Abweichungen von diesem Gesetz, die aber nicht grundlegend sind. Diese Beziehung hat zur Folge, daß die oberen Wasserschichten, die am stärksten absorbieren, auch am stärksten erwärmt werden. Ohne eine Bewegung des Wasserkörpers bleibt die absorbierte Energie praktisch am Absorptionsort, da die geringe Wärmeleitfähigkeit des Wassers die Wärme nur sehr langsam auf das tiefer liegende Wasser überträgt. Wirkt aber zusätzlich **Windenergie,** so hat diese mechanische Energieform eine Bewegung der oberen Wasserschichten zur Folge. Teile der Oberflächenschicht werden am leeseitigen (= windabgewandten) Ufer in die Tiefe gedrückt und in Form einer langsam rotierenden Walze in etwas größere Tiefe zum luvseitigen Ufer zurückgeführt. Da warmes Wasser leichter als kühles ist, kann es aber nicht sehr tief hinabgedrückt werden. Die Tiefe, bis zu der sich das oberflächlich erwärmte Wasser vermischt, hängt einerseits vom Temperaturgradienten, anderseits von der Windenergie ab. Eine vollständige Durchmischung eines Sees (eine **Vollzirkulation**) ist nur dann möglich, wenn die Dichte überall annähernd gleich ist, das heißt also, das Wasser an der Oberfläche etwa die gleiche Temperatur wie in der Tiefe hat. Wegen der **Dichteanomalie** des Wassers, das die größte Dichte bei 4 °C hat, ist das in den gemäßigten Breiten stets nur dann der Fall, wenn das Oberflächenwasser ungefähr 4 °C mißt, denn ober- und unterhalb dieser Temperatur ist das Wasser leichter, und der Wasserkörper wird dann stets nur als geschichteter Körper vorliegen. Eine Vollzirkulation tritt daher normalerweise im Frühjahr und Herbst auf. Im Winter liegt kaltes Oberflächenwasser über dem 4 °C messenden Tiefenwasser. In milden Klimagebieten und bei großen Seen kommt es oftmals nur zu einer einzigen langandauernden Vollzirkulation im Laufe des Winters. Diesen **„monomiktischen“** Typus finden wir im Gegensatz zum normalen **„dimiktischen“** Typus etwa im Bodensee oder in den oberitalienischen

Seen. In den Tropen haben Seen oft auch in der Tiefe hohe Temperaturen, die nur geringfügig unter den Oberflächentemperaturen liegen. Daher zeigen sie teilweise viele Vollzirkulationen im Laufe eines Jahres. Allen diesen mindestens gelegentlich vollständig umgeschichteten Seen, den **holomiktischen** Seen, stehen die **meromiktischen Seen** gegenüber, deren Tiefenwasser (hier Monimolimnion genannt) stets in der Tiefe verbleibt. Meromiktisch sind z. B. die Eifelmaare oder die Kärntner Seen (Abb. **41**).

In der hydromechanisch sehr stabilen **„Sommerstagnation"** der Seen liegt eine warme Oberschicht, das **Epilimnion**, über einer wesentlich kühleren Tiefenschicht. Unmittelbar unter dem Epilimnion folgt zunächst eine Zone starker Temperaturabnahme, das **Metalimnion** (auch Thermokline oder thermische Sprungschicht). Die Zone des gleichmäßig um 4 °C messenden Tiefenwassers heißt **Hypolimnion.** Die vertikale Ausdehnung der einzelnen Schichten ist sehr unterschiedlich und nimmt im großen und ganzen mit der Größe des Gewässers zu. Die Schichten sind auch innerhalb eines Sees nicht an einem festen Ort,

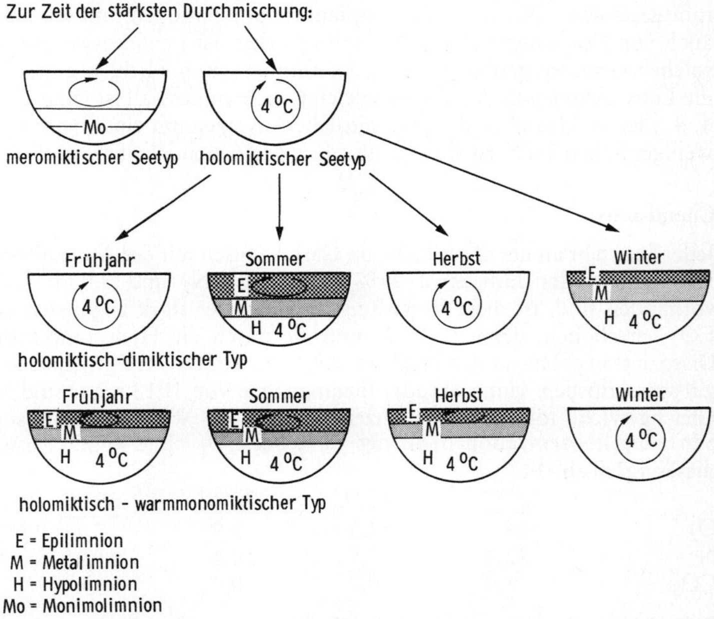

Abb. **41** Seetypen der gemäßigten Zone: Eigenschaften der Durchmischung und Schichtung der Wasserkörper. Das Winterepilimnion des dimiktischen Sees ist nur geringmächtig oder gar nicht ausgebildet. – In den meisten Tropenseen ist das Hypolimnion fast so warm wie das Epilimnion (d. h. über 20 °C), doch ist die Schichtung dennoch stabil.

sondern führen gewöhnlich Schwingungen (französisch: **interne seiches**) nach Art der stehenden Wellen aus. In manchen Seen können die thermischen Schichten bei starkem Windeinfall sehr stark schwingen und im Bodensee bei einer Periodendauer von etwa 1 Tag um mehrere Zehner von Metern auf und ab pendeln. Statt dieser im Wasserkörper ablaufenden inneren Schwingungen können bei konstanten Winden auch konstante Schrägstellungen der verschieden warmen Wasserkörper zueinander erfolgen, so daß unter extremen Bedingungen sogar kaltes und nährstoffreiches Hypolimnionwasser aus der Tiefe an die Oberfläche tritt. Diese Effekte wurden am Bodensee und an den Großen Seen Nordamerikas beobachtet. Spezielle meteorologische Verhältnisse können somit den Stoffhaushalt eines Sees stark beeinflussen. Dabei ist keine Proportionalität zwischen Witterungseinfluß und Seendynamik vorhanden, sondern irgendwann kann die Windenergie von der richtigen Seite mit der notwendigen Energie angreifen, so daß es zu einem „Umschlagen" im Stoffhaushalt kommen kann, hier also z. B. zu einem Einbruch nährstoffreichen Tiefenwassers in das Epilimnion. Auch schwächere Winde entscheiden sehr stark das horizontale Verteilungsmuster von Phytoplankton, beeinflussen Aggregationen und Wachstumsgeschwindigkeiten von Phytoplanktonpopulationen und sekundär auch von Konsumenten. Die **Vorhersagbarkeit** ist für Ökosysteme aus solchen Gründen genau so wenig deterministisch möglich, wie dies für die Entwicklung von Populationsgleichgewichten der Fall ist (Kap. 2.8., 4. 4.). Es sind lediglich durchschnittliche Aussagen mit einer mehr oder weniger hohen Trefferwahrscheinlichkeit und Genauigkeit möglich.

Chemismus:

Jeder See steht an der Oberfläche im **Gasaustausch** mit der Atmosphäre. Während in der Luft etwa 21% O_2, 78 % N_2 und 0,03% CO_2 vorhanden sind, ist diese Verteilung im Gewässer stark zugunsten des CO_2 verschoben, denn das CO_2 und die durch die Hydratation und Dissoziation entstehenden Produkte (H_2CO_3, HCO_3^-, CO_3^{2-}) sind sehr gut wasserlöslich. Unter Standardbedingungen von 1013 mbar sind bei Gleichgewicht folgende Gaskonzentrationen im Wasser gelöst (sog. Sättigungskonzentrationen) in mg · l^{-1}; bei CO_2 ohne HCO_3^- usw.; dieses vgl. Tab. **14**:

	0 °C	10 °C	20 °C	30 °C
O_2	14,5	11,1	8,9	7,2
N_2	22,4	17,5	14,2	11,9
CO_2	1,0	0,7	0,5	0,4

Bei erhöhter Temperatur wird die O_2-Versorgung im Gewässer leicht kritisch, da die Respirationsintensität stark erhöht wird, anderseits die Löslichkeit des O_2 erniedrigt ist. In flachen Gewässern kann es dann zu ausgeprägten **Tagesganglinien** in der O_2-Konzentration mit einem Minimum am Ende der Nacht kommen. Die CO_2-Tagesganglinie zeigt eine Kurve mit umgekehrtem Verlauf. Das CO_2 ist aber relativ selten produktionsbegrenzender Faktor für Wasserpflanzen.

Salze sind in sehr unterschiedlichen Mengen in Seewasser gelöst. Ionen gelangen über den Regen und die Zuflüsse in Seen. Zuflüsse erhalten ihrerseits die Ionen aus dem Regen und durch Lösungsprozesse aus dem Untergrund. In sehr **niederschlagsreichen** Gegenden stimmt das Verteilungsmaximum der Hauptkationen im Zuflußwasser recht genau mit der mittleren Regenwasserzusammensetzung überein. Die Gesamtkonzentration ist dort sehr gering. In **mittelfeuchten** und **trockenen** Gebieten tritt zunehmend stärker der Einfluß von Sedimentgesteinen in den Vordergrund, aus denen die leichter löslichen Komponenten in die Wasserphase übertreten. Diese Unterschiede sollen am Beispiel von Flußwasser, das nicht von Schichtungsphänomenen überprägt ist wie der See, gezeigt werden. Das weitgehend durch das Regenwasser bestimmte Orinokosystem wird dem im semiariden Klima liegenden Rio-Grande-System gegenübergestellt (Tab. **14**).

Tabelle **14** Chemismus eines Gewässersystems in einem regenreichen Gebiet (Orinoko) und einem regenarmen Gebiet (Rio Grande) (nach LIVINGSTONE, aus FÖRSTNER u. MÜLLER).

	Orinoko		Rio Grande		Mittel der Erde	
HCO_3^-	22,0 mg/l	41,4%	183 mg/l	20,8%	58,4 mg/l	49,4 %
SO_4^{2-}	8,8 mg/l	16,5%	238 mg/l	27,1%	11,2 mg/l	9,5 %
Cl^-	2,0 mg/l	3,8%	171 mg/l	19,5%	7,8 mg/l	6,6 %
Ca^{2+}	3,2 mg/l	6,0%	109 mg/l	12,4%	15,0 mg/l	12,7 %
Mg^{2+}	0,5 mg/l	0,9%	24 mg/l	2,7%	4,1 mg/l	3,5 %
Na^+	8,7 mg/l	16,4%	117 mg/l	13,3%	6,3 mg/l	5,3 %
K^+	–	–	7 mg/l	0,8%	2,3 mg/l	1,9 %
SiO_2	8,0 mg/l	15,0%	30 mg/l	3,4%	13,1 mg/l	11,1 %
	53,2 mg/l	100,0 %	879 mg/l	100,0 %	118,2 mg/l	100,0 %

Der Rio Grande hat also einen wesentlich erhöhten Gehalt an den leicht aus den Gesteinen auswaschbaren Kationen Ca^{2+}, Mg^{2+} und Na^+ und den Anionen Cl^- und SO_4^{2-}. – Extreme Situationen findet man in **Wüstengebieten,** wo es zu einer Anreicherung und Wiederausfällung der im Einzugsgebiet gelösten Mineralien kommen kann. Dadurch können dann sehr salzreiche Binnengewässer entstehen. – In Binnengewässern finden wir einen Konzentrationsbereich von ungefähr 10 mg · l^{-1} Gesamtsalzgehalt bis etwa 300 g · l^{-1} (d. h. 0,01–300‰). Mitteleuropäische Seen zeigen meist Werte um 100–500 mg · l^{-1} (0,1–0,5‰).

Den natürlichen Ionenzusammensetzungen sind **anthropogene Einflüsse** überlagert. Phosphat, Nitrat und viele Schwermetalle haben daher in den vergangenen Jahrzehnten stark zugenommen. – Die meisten wasserlöslichen **organischen Verbindungen,** die in Organismen vorkommen, lassen sich auch frei im Wasser nachweisen (2). Dazugekommen ist in der letzten Zeit eine Vielzahl von technischen Umweltchemikalien (vgl. auch Kap. 5.3.).
Im See sind neben dem Import aus dem Einzugsgebiet und dem Export über den Seeausfluß auch die **Löslichkeitsprodukte** der verschiedenen möglichen Verbindungen entscheidend für die Konzentrationen der einzelnen Reaktionspartner. Einige im Süßwasser wichtige Löslichkeitsprodukte sind in der Tab. **15** zusammengestellt.

Tabelle **15** Löslichkeitsprodukte einiger wichtiger Verbindungen im See.

Ionen	ausfallendes Produkt	Löslichkeitsprodukt bei 18–25 °C in mol/l
Ca^{2+}, SO_4^{2-}	$CaSO_4$	$6{,}2 \cdot 10^{-5}$
Ca^{2+}, OH^-	$Ca(OH)_2$	$3{,}1 \cdot 10^{-5}$
Ca^{2+}, CO_3^{2-}	$CaCO_3$	$4{,}8 \cdot 10^{-9}$
Fe^{2+}, CO_3^{2-}	$FeCO_3$	$2{,}1 \cdot 10^{-11}$
Fe^{2+}, OH^-	FeOH	$4{,}8 \cdot 10^{-16}$
Fe^{2+}, S^{2-}	FeS	$4{,}0 \cdot 10^{-19}$
Fe^{3+}, OH^-	$Fe(OH)_3$	$3{,}8 \cdot 10^{-38}$

Aus dieser Zusammenstellung wird schon klar, daß der **pH-Wert,** der unter anderem mit der OH^--Konzentration und der H_2CO_3-Konzentration zusammenhängt, sowie das **Redoxpotential,** das wiederum in Zusammenhang mit dem O_2-Gehalt steht, entscheidend mitbestimmen, welche Verbindung unter den jeweiligen Umweltbedingungen ausfällt oder in Lösung bleibt. Als ein Beispiel für diese Zusammenhänge ist in der Abb. **42** ein **Potential-pH-Stabilitätsdiagramm** für die Bildung von Eisenhydroxiden dargestellt. Innerhalb des Wasserstabilitätsbereichs, d. h. zwischen etwa 0,8 V und –0,4 V (bei pH 7) sind Umwandlungen amorpher und kristalliner Fe(III)-Oxide in Fe^{3+}- und Fe^{2+}-Ionen, in die Oxide und Hydroxide möglich. Die gestrichelten Linien gelten für amorphe Eisenoxide, die eine geringere Stabilität haben als die kristallinen. Die Potential-pH-Diagramme gelten stets nur für Gleichgewichtsbedingungen; solche liegen aber im Ökosystem oft nicht vor. Ferner lassen sich stets nur dann genaue Berechnungen durchführen, wenn alle auftretenden Verbindungen eines Elements bekannt sind. Manche Elemente liegen oft auch in unbekannten organischen oder organo-mineralischen Bindungsformen vor, namentlich im Sediment. Wichtige allge-

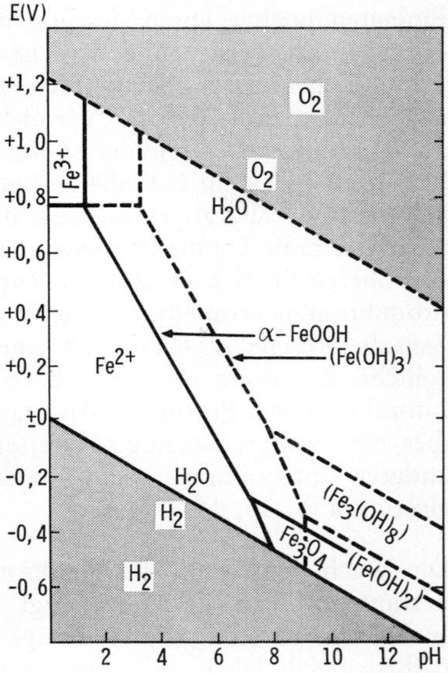

Abb. **42** Potential-pH-Stabilitätsdiagramm von Fe-Ionen und -Verbindungen. Gestrichelt: die instabileren amorphen Verbindungen $Fe(OH)_3$, $Fe_3(OH)_8$ und $Fe(OH)_2$. Bei Reduktionsvorgängen werden erst diese Verbindungen reduziert, dann die kristallinen. Das Diagramm gilt für Ionenaktivitäten von 10^{-5} mol · l^{-1}, 1013 mbar und 298 K. Bei Anwesenheit von genügend S oder CO_2 auch Umwandlung in Sulfide bzw. Karbonate möglich (aus SCHEFFER u. Mitarb.: Lehrbuch der Bodenkunde. Enke Stuttgart 1979).

meine Relationen lassen sich aber trotzdem deutlich erkennen. So hat z. B. eine Reduktion des Redoxpotentials, wie es als Folge einer verminderten O_2-Zufuhr auftritt, eine Umwandlung von Fe(III) in Fe(II) zur Folge, das generell höhere Löslichkeitsprodukte hat. Als Folge wird sich vermehrt Eisen lösen und den Algen als Nährstoff zur Verfügung stehen.

Da der pH-Wert und der Sauerstoffgehalt, wie auch die Konzentration der Nährstoffe, stark sowohl von den biologischen Aktivitäten wie von den physikalischen Durchmischungseigenschaften abhängen, liegen hier komplexe Wechselwirkungen vor (12).

Biologie:

Im **Pelagial** sind ein- oder wenigzellige Algen (Diatomeen, Grünalgen, Blaualgen u. a.) für die **Primärproduktion** verantwortlich. Um die Nettoprimärproduktion pro Zeiteinheit zu messen, schließt man Wasser aus einer bestimmten Tiefe in ein Fläschchen ein, exponiert es wieder in der ursprünglichen Entnahmetiefe und holt es nach ein paar Stunden wieder hervor. Die jetzt zusätzlich zum ursprünglichen O_2-Gehalt gefundene O_2-Menge ist das Ergebnis der Nettoprimärproduktion (d. h. Bruttoprimärproduktion minus Respirationstätigkeit der Pflanzen und Tiere) im „Mikrokosmos“ des Fläschchens. In abgedunkelten Fläschchen wird die Respiration der gesamten Biozönose bestimmt, indem die Abnahme des O_2-Gehaltes gemessen wird. Durch Verrechnung der Hell- und Dunkelflaschenwerte ist die Bruttoprimärproduktion in O_2-

Einheiten meßbar. Diese Messung muß in verschiedenen Tiefen des Sees durchgeführt werden und wird gewöhnlich über 4–6 Stunden ausgedehnt. Neben dieser „Sauerstoffmethode“ wird oft die „^{14}C-Methode“ angewendet. Bei diesem Verfahren wird eine bestimmte Menge $H^{14}CO_3^-$ zugegeben und der photosynthetisch fixierte Anteil nach einer bestimmten Zeit (in C-Einheiten) gemessen. Auch hier muß die „Dunkelfixierung“ abgezogen werden, die v. a. durch bakterielle Tätigkeit auftreten kann. Da die Photosynthese stark lichtabhängig ist, ist sie auf den oberen Bereich beschränkt. Die Tiefe, bei der keine Nettoprimärproduktion mehr möglich ist, heißt „Kompensationstiefe“ (oder „Kompensationsebene“). Die Zone oberhalb davon ist die trophogene Schicht, die Zone unterhalb davon die tropholytische. Neben dem Litoral und dem Profundal, dem Epilimnion und dem Hypolimnion ist dies eine weitere wichtige Unterteilung des Gewässers, die mit den anderen Unterteilungen nicht – oder höchstens einmal zufällig – übereinstimmt (5, 13, 15).

Die **Wachstumsrate** μ der **Planktonalgen** (vgl. Gleichung 5) in einer bestimmten Tiefe des Sees hängt von der Lichtintensität und ihrer spektralen Verteilung, der Temperatur und der Konzentration der Nährstoffe ab. Für Licht besteht gewöhnlich eine Optimumbeziehung in der Art, daß sowohl eine zu niedrige als auch eine zu hohe Intensität hemmend auf die Photosynthese wirkt. Unmittelbar an der Wasseroberfläche ist daher gewöhnlich nicht die höchste Primärproduktion. Die Abhängigkeit der Wachstumsrate von einzelnen Nährstoffen – bei genügender Konzentration der übrigen Nährstoffe – ist eine hyperbelähnliche Beziehung zur Konzentration gemäß dem Schema in der Abb. **43** und entspricht der aus der Enzymkinetik bekannten Michaelis-Menten-Beziehung. Der K_m-Wert, der die Konzentration angibt, bei welcher die halbmaximale Wachstumsrate $\frac{\mu_{max}}{2}$ vorliegt, ist sehr

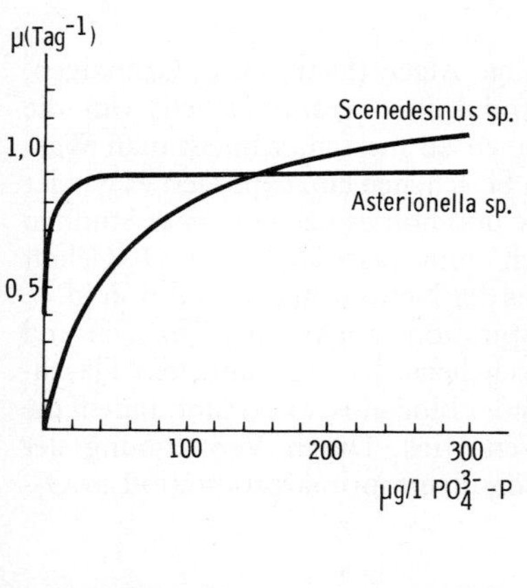

Abb. **43** Schema der Konkurrenzfähigkeit von Phytoplanktern mit unterschiedlichen Nährstoffansprüchen. Bei niedrigem P-Angebot erzielt die *Asterionella-Art,* (eine Diatomee), bei hohem die *Scenedesmus*-Art (eine Grünalge) den höheren Zuwachs. μ = spezifische Zuwachsrate. Vgl. Text S. 6 und S. 33(nach UHLMANN).

unterschiedlich hoch. In nährstoffarmen (= oligotrophen) Gewässern können sich nur Arten halten, die einen niedrigen K_m-Wert entwickelt haben. Für PO_4^{3-}-P liegt der Wert dieser Konzentration für manche planktische Diatomeen um 0,4–0,5 µg · l^{-1}, für gewisse *Scenedesmus*-Arten um 50 µg · l^{-1} und für *Chlorella*- und *Euglena*arten um 500 µg · l^{-1}. Die erstgenannten Formen findet man daher in nährstoffarmen Gewässern, die zuletztgenannten in nährstoffreichen (eutrophen), wie etwa gedüngten Teichen. Diatomeen können Phosphat auch in Form wasserunlöslicher Polyphosphate speichern. Diese doppelte Fähigkeit (geringer K_m-Wert und Speicherfähigkeit) erlaubt es diesen Algen, auch Perioden gänzlichen P-Mangels zu überdauern.

Planktonalgen erleiden einen andauernden Verlust durch Absinken und durch die Freßaktivität der Konsumenten, vor allem mancher Zooplankter. Die täglichen **Sinkverluste** betragen meist mehrere Prozent der jeweiligen aktuellen Biomasse („standing crop") pro Tag, und über die gesamte Vegetationsperiode sinkt ein Vielfaches der durchschnittlichen Biomasse zu Boden. Einige Arten sind allerdings durch Geißeln zu Eigenbewegungen befähigt und machen oft tagesperiodische Vertikalwanderungen. **Herbivore Zooplanktonarten** üben einen ständigen Fraßdruck auf die Algenpopulationen aus. Kleinformen, wie die Rotatorien, fressen bevorzugt Flagellaten und auch Bakterien, größere Formen wie Cladoceren und die Diaptomiden unter den Copepoden ernähren sich von Diatomeen, Grünalgen und weiteren Arten. Die Ernährungsweise ist meist recht wenig selektiv, die Filterorgane bestimmen allerdings einigermaßen die Größenordnung, innerhalb der die Partikelgröße liegen muß. Die Freßintensität und auch die Wachstumsrate von Zooplanktern ist über einen weiten Bereich proportional der Algendichte und hängt auch von der Temperatur und anderen Bedingungen ab. (Weitere Informationen zur Wachstumsrate in Kap. 2.1., zur Populationsdynamik in Kap. 2.2., zur Ernährungsökologie in 3.4.4.)
Vom herbivoren Zooplankton ernähren sich **räuberische Zooplanktonarten.** So frißt die räuberische Rotatorienart *Asplanchna* die Rotatoriengattung *Brachionus*. Die Copepoden *Cyclops, Leptodora* und *Bythotrephes* ernähren sich von Daphnien und anderen Formen. Fische der Gattung *Coregonus* (Felchen) fressen allgemein Zooplankter, bevorzugen aber oftmals bestimmte Arten. – Eine sehr komplexe **Bakterien**flora ist schließlich an die vielfältigen Abbauleistungen angepaßt (3).

Neben diesen pelagischen kann man **benthische Nahrungsbeziehungen** finden. Am Untergrund wachsen einerseits ebenfalls einfache Algen, anderseits auch höhere Algenformen wie Characeen oder, so v. a. in eutrophierten Seen, Cladophoraceen. Auch *Blütenpflanzen* (z. B. Potamogetonaceen) kommen teilweise häufig vor und können zu dichten unterseeischen Wiesen führen. Nur in stillen Buchten entwickeln sich Pflanzen, deren Blätter auf der Wasseroberfläche liegen, wie Seerosen *(Nymphaea)* oder Wasserlinsen *(Lemna)*. Anderseits ist der Bestand an Schilf *(Phragmites)* auf den äußeren Uferrand beschränkt. Nur relativ wenige **Primärkonsumenten** ernähren sich direkt von lebenden Pflanzenteilen des Benthals. So gibt es bevorzugt algenkonsumierende Chironomiden und Trichopteren (manche Hydroptilidae). Manche Formen weiden auch den Algenwuchs auf den höheren Wasserpflanzen (das sogenannte Periphyton) ab. Gewisse Formen minieren auch in höheren Wasserpflanzen, wie bestimmte Chironomiden. Zum größten Teil werden diese größeren Wasserpflanzen (oder „Makrophyten") aber erst nach dem Absterben konsumiert, bilden also die Ernährungsbasis für eine **detritische Nahrungskette.** Viele Formen nehmen auch mehr oder weniger wahllos Material vom Untergrund auf, so manche Schnecken und viele Insektenlarven. Da Detritusmaterial leicht aufgewirbelt wird, sind auch viele Filtrierer am Untergrund zu finden, wie Muscheln (die Teichmuschel *Anodonta* im Weichsediment, die Dreikantmuschel *Dreissena* auf festem Untergrund, die Erbsenmuschel *Pisidium* meist im Weichsubstrat) und manche Prosobranchier unter den Schnekken. **Räuberische Formen** sind Egel (Hirudinea), v. a. die Gattungen *Herpobdella* (v. a. von Chironomiden und Oligochaeten lebend), *Glossiphonia* (v. a. von Lungenschnecken lebend) und *Helobdella* (v. a. von Chironomiden lebend). Ferner sind manche Trichopteren und v. a. die meisten Fischarten räuberisch. Sekundärkonsumenten sind aber oft nicht genetisch auf bestimmte Beuteorganismen festgelegt, sondern man beobachtet regionale und jahreszeitliche Unterschiede in ihrer Nahrungspräferenz. **Wasservögel** nehmen entweder höheres Pflanzenmaterial auf oder auch Wassertiere wie Muscheln *(Dreissena)* oder Fische. Schließlich gibt es als **Endkonsumenten** im Litoral die Raubfische, wie z. B. den Hecht, *Esox lucius,* die sich von anderen Fischen ernähren. In **größerer Tiefe** der Seen mit reinem Weichsediment leben Chironomiden, Tubificiden, *Helobdella stagnalis,*Turbellarien, Protozoen usw. Manche Formen sind nur zeitweise in der Tiefe auf dem Untergrund, z. B. die Felchen nur im Ei- und Embryonalstadium. Die Dipterenlarve *Chaoborus* macht tagesperiodische Wanderungen zwischen dem Sediment und den höheren Wasserschichten. Ist am Untergrund kein Sauerstoff vorhanden, so können nur speziell angepaßte Formen (v. a. manche Chironomiden und auch *Chaoborus)* leben, die bei erneutem Sauerstoffzutritt (d. h. bei der Vollzirkulation für die Chironomiden und bei der Wanderung in höhere Wasserschichten bei Chaoborus) eine **„Erholungsatmung"** durchmachen, während sie sonst auf Gärungen (mit Lactat, Alanin, Succinat und Äthanol als Endprodukte) angewiesen sind (Abb. **44** u. **45**). In Anpassung an die

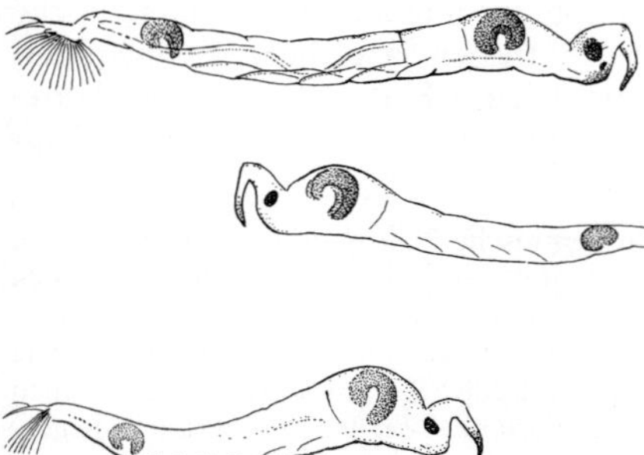

Abb. **44** *Chaoborus flavicans.* Zooplanktonart (Ordnung Diptera), die Vertikalwanderungen durchführt und ihre Lage mit Hilfe von Luftkammern (schwarz punktiert) reguliert. Gezeichnet ist ein Ausschnitt aus einem Schwarm im Pelagial eines Sees (nach 7).

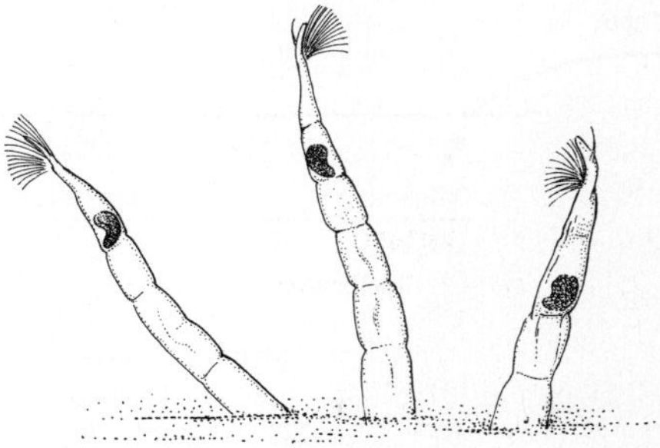

Abb. **45** *Chaoborus flavicans*, mit dem Vorderende im Profundalschlamm steckend. Die Larve kann so auch eine Zeitlang in O_2-freien Zonen der Seen leben und geht dann von der aeroben Atmung zur Gärung über (nach 7).

recht niedrigen Energieausbeuten dieser anoxidativen Gärung (Kap. 3.1.) legen diese Formen (z. B. *Chironomus anthracinus* und *Chironomus plumosus*) recht hohe Glykogenreserven an. In gut mit O_2 versorgten Seen sind andere Chironomidengattungen (z. B. *Tanytarsus*) statt der *Chironomus*arten zu finden. Man hat daher auch Seetypen nach den charakteristischen Benthalbewohnern aufgestellt („Chironomussee“, Tanytarsussee“, vgl. auch Abb. **46**) (1, 7, 11).

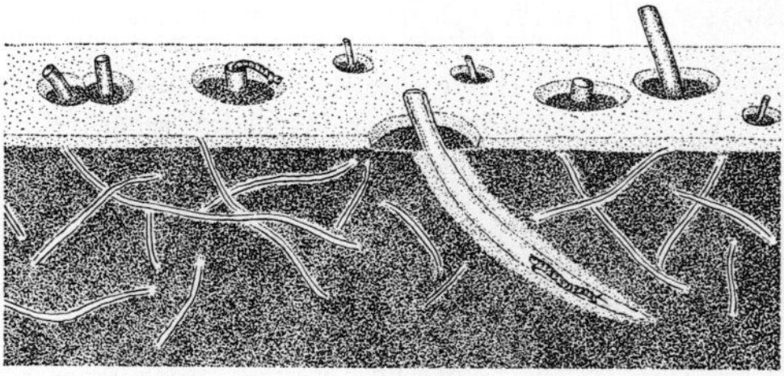

Abb. **46** *Chironomus-anthracinus*-Larven („Zuckmücken“-Larven) fressen den organischen Detritus von der hellen oxidierten Sedimentoberfläche des Profundals, so daß die schwarze Tiefenschicht des Sediments (mit niedrigem Redoxpotential) in der Umgebung der Wohnröhren an die Oberfläche kommt. 2. und 3. Larvenstadium (nach 7).

Beispiel einer Systemanalyse:

Will man **Vorhersagen** über die Entwicklung bestimmter Aspekte eines Sees in der Zukunft machen, muß man von den vielen Daten, die man von diesem See hat, die für die Fragestellung wesentlichen herausgreifen und in ein Modell einbauen, das sich rechnerisch handhaben läßt. Im folgenden wollen wir einige Prinzipien kennenlernen, nach denen ein Modell strukturiert sein kann, das die Entwicklung des **P-Haushaltes** in einem eutrophierten See beschreibt. Die P-Konzentration steuert die Primärproduktion und diese wiederum eine ganze Reihe weiterer Eigenschaften. Sie gilt daher allgemein als wichtiger Systemparameter des Ökosystems See (4, 6, 8).

Wir arbeiten mit einem morphometrisch sehr einfachen See, wie er in der Abb. **47** gezeigt ist. Dieses vereinfachte Seemodell hat relativ steil

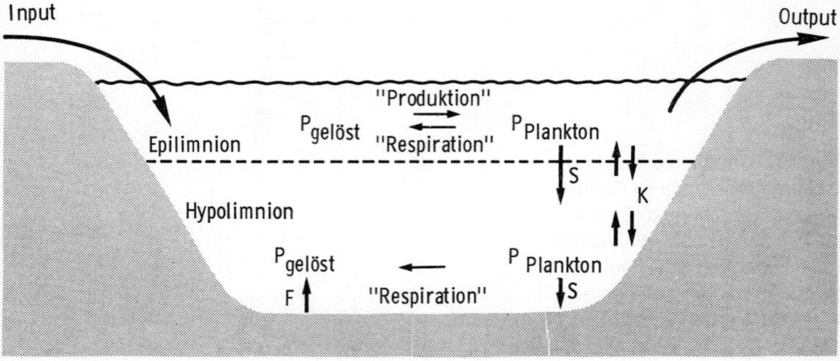

P = Phosphatfraktion $[mg \cdot m^{-3}]$

K = vertikaler Eddy-Diffusions-Koeffizient (Maß für Verwirbelungsaustausch), Größenordnung während der Stagnationsperiode: in der Thermokline 0,26 $m^2 \cdot Tag^{-1}$, im Hypolimnion 0,86 $m^2 \cdot Tag^{-1}$

S = Nettosedimentationsrate, Größenordnung im Epi- und Hypolimnion 0,6 $m \cdot Tag^{-1}$

F = Freisetzung von gelöstem P aus dem Sediment $[mg \cdot m^{-2} \cdot Tag^{-1}]$, empirisch gilt F = 0,45 · P-Aufnahmerate

Als Beispiel sei hier der Ansatz für die mittlere P-Aufnahmerate im Laufe eines Tages im Epilimnion modellmäßig beschrieben (im Schema mit "Produktion" bezeichnet).
Es gilt näherungsweise:

$$\text{P-Aufnahmerate} = \bar{\mu}\,\frac{P_{gelöst}}{P_{gelöst} + K_m} \cdot \frac{P_{Plankton}}{\varepsilon_0 + \beta \cdot P_{Plankton}}$$

$\bar{\mu}$ mittlere P-Aufnahme, liegt hier um 0,2 -1,1 Tag^{-1}

K_m = Michaelis-Konstante, liegt hier bei 1,5 $mg \cdot m^{-3}$

ε_0 = planktonunabhängiger Extinktionskoeffizient, hier ca. 0,25 · m^{-1}

β = (eine Konstante), hier 0,015 $mg^{-1} \cdot m^2$

Über diesen Modellansatz kann ein Differentialgleichungssystem erstellt werden, das die verschiedenen P-Umsatzprozesse im See zueinander in Beziehung setzt. Annahmen über die zukünftig zu erwartenden P-Belastungen lassen sich dann umrechnen in den Gang der P-Konzentrationen in verschiedenen Tiefen im Laufe eines Jahres (→ Abb. 48).

Abb. **47** Prinzip des mathematischen Ansatzes für ein Systemmodell des Phosphathaushaltes im geschichteten See. Die Begriffe „Produktion" und „Respiration" stehen hier stellvertretend für die Vorgänge des Biomasseaufbaus und -abbaus. Die angegebenen Werte gelten für den Greifensee (vgl. Abb. **48**) (nach 6).

abfallende Ufer, was uns erlaubt, die Litoralzone außer acht lassen zu dürfen. Die im folgenden gemachten Annahmen und Berechnungen werden dafür anderseits auch nicht für sehr flache Seen Gültigkeit haben. Wir nehmen ferner nur eine Zweifachschichtung des Sees in ein Epilimnion und ein Hypolimnion an. Der **Input** von Wasser und Phosphat, die Seenmorphometrie und die Tiefe der Thermokline seien bekannt oder leicht meßbar. Wir suchen ein Modell, das uns den Verlauf der P-Konzentration in unterschiedlichen Tiefen in Abhängigkeit von der Zeit und der zu erwartenden Phosphatfracht (d. h. den Input) aufzeigt. Gewisse Beziehungen sind bekannt, bzw. werden modellmäßig vereinfacht eingesetzt. Hierzu gehört zum Beispiel die Tatsache, daß die **Lichtintensität,** die ja die Primärproduktion steuert, exponentiell mit der Tiefe abnimmt (vgl. Gleichung *35*). Zusätzlich wird allerdings noch der tageszeitliche und jahreszeitliche Verlauf mit in die Rechnung einbezogen, doch soll hierauf nicht näher eingegangen werden. Die Aufnahmerate von Phosphat durch das **Phytoplankton** ist abhängig von der Phosphatkonzentration, der Lichtintensität und der Zusammensetzung der Algenbiozönose. Für die Abhängigkeit der **P-Aufnahmerate** von der Phosphatkonzentration kann man aufgrund von Erfahrungen eine Michaelis-Menten-Kinetik zugrunde legen, wie das auch für das Wachstum gilt. (Für Einzelarten wurde das schon in Abb. **43** gezeigt; es gilt aber auch für Algenpopulationen, die aus mehreren Arten bestehen, recht genau.) Die Höhe der Aufnahmerate läßt sich allerdings für eine Algengemeinschaft unbekannter Zusammensetzung nicht berechnen, nur der allgemeine Verlauf in Abhängigkeit von der Konzentration gilt generell. Man muß daher unter definierten Bedingungen mit der Biozönose Aufnahmekinetiken bestimmen und dann die gefundenen Werte in die Berechnung einsetzen. Oft mißt man hier aber auch nicht direkt die P-Aufnahme, sondern die ^{14}C-Aufnahme, da das einfacher durchzuführen ist, und rechnet dann auf die P-Aufnahme um. (Die P-Aufnahme ist ca. $\frac{1}{40}$ der C-Aufnahme.) Einige weitere Berechnungen und Überlegungen sind dann nötig, v. a. was den Austausch mit dem Hypolimnion betrifft (näheres vgl. Abb. **47**). Dann kann man das Modell einer elektronischen Rechenanlage eingeben, **Annahmen** über den Eintrag von Phosphat treffen und den berechneten Verlauf der Phosphatkonzentration in Abhängigkeit von der Zeit und der Tiefe berechnen. Ein solches Modell muß mit mehreren Seen **überprüft** werden (Abb. **48**). Ist es hinreichend genau, das heißt, wurden alle für das Modell wirklich wichtigen Parameter wirklichkeitsnah abgeschätzt, so stimmt die Kurve bis auf statistisch zufällige Abweichungen mit den wirklich gemessenen Werten überein. Jetzt darf das Modell auch angewendet werden, um Aussagen für die Zukunft zu erstellen. Man wird dabei stets ein Vertrauensintervall für die berechneten Werte angeben müssen. Ferner müssen die Grundannahmen für das Modell (also z. B. die zukünftige Phosphatfracht) möglichst zuverlässig aufgrund anderer

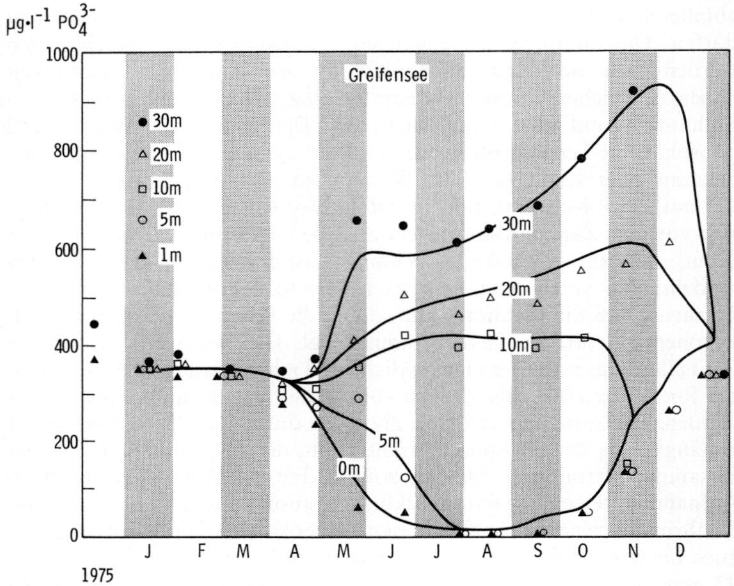

Abb. **48** Orthophosphatkonzentration (d. i. $H_2PO_4^-$, HPO_4^{2-}, usw.) im holomiktischen Greifensee (Kanton Zürich) im Jahre 1975. Fläche 8,5 km², Maximaltiefe 33 m, mittlere Verweildauer des Wassers 445 Tage. Die Kurven der Modellrechnung wurden nach dem Ansatz der Abb. **47** (nach 6) errechnet, die Punkte entsprechen gemessenen Werten (nach AMBÜHL).

Kenntnisse abgeschätzt werden können. Alle diese Modelle werden eine erhebliche Restungenauigkeit beinhalten, da die getroffenen Annahmen nie alle richtig bleiben. Wir haben weiter oben (S. 130) auf derartige „unberechenbare“ Einflüsse hingewiesen, zu denen vor allem auch die Wirkung der jeweiligen Wetterlage gehört.

4.3.2. Fließgewässer als Ökosysteme

Das Niederschlagswasser, das auf die feste Erdoberfläche fällt, sammelt sich einerseits zu oberirdischen Fließgewässern, anderseits zu unterirdischem Sicker- und Grundwasser. Größenordnungsmäßig dürften sämtliche Grundwasser der Erde etwa gleich viel Wasser enthalten, wie alle Flüsse und Seen zusammen (je ca. 250 Mio. km³). Die eigentlichen oberirdischen Fließgewässer machen sogar nur etwa 2–3 Mio. km³ aus oder etwa 1 Millionstel des Gesamtwassers der Erde. Diese „winzige“ Wassermenge wird aber äußerst stark anthropogen beeinflußt und genutzt (4).

Physikalische Eigenschaften:
Das Gefälle eines Fließgewässers wird von der Quelle bis zur Mündung in ein stehendes Gewässer zunehmend geringer. Trotzdem ist die mittlere **Fließgeschwindigkeit** im Unterlauf meist höher als im Oberlauf. Das hängt damit zusammen, daß Fließgewässer talabwärts zunehmend mehr Wasser führen und daher die bremsende Bodenreibung immer stärker zurücktritt. Die Reibung zwischen den Wasserteilchen (die Kohäsion) ist in der Strömung recht gering, die zwischen dem Wasser und der Atmosphäre allerdings wieder etwas höher. Daher ist die höchste Fließgeschwindigkeit gewöhnlich über der tiefsten Stelle des Flußbettes, nahe (aber nicht ganz) an der Oberfläche (Abb. **49**). Gegen die Stromsohle und auch gegen das Ufer ergibt sich ungefähr eine logarithmische Abnahme der Geschwindigkeit, doch sind die Fließgeschwindigkeiten sowie die Art der Turbulenzen im einzelnen stark von der Substratbeschaffenheit abhängig. In Boden- und Ufernähe können sogar aufwärts gerichtete Gegenströmungen auftreten. Im mm-Bereich um das Substrat herum entstehen spezielle Grenzschichtphänomene (Kap. 3.4.3.). In Bergbächen liegen die mittleren Geschwindigkeiten um $1\ m \cdot s^{-1}$, bei Hochwasser allerdings bis um etwa $4\ m \cdot s^{-1}$. Die Oberflächengeschwindigkeiten einiger größerer Flüsse sind in der Tab. **16** zusammengestellt. Die mittlere Profilgeschwindigkeit liegt in Flüssen gewöhnlich bei etwa 80–85% der Maximalgeschwindigkeit. In 50 cm über dem Grund mißt man in unseren Flüssen je nach Wasserführung $10–100\ cm \cdot s^{-1}$. Von da an bis zum Substrat wird es rasch immer weniger.

Tabelle **16** Oberflächengeschwindigkeit einiger Flüsse in $cm \cdot s^{-1}$ (aus 12).

1. Rhein bei Straßburg:	a) Niedrigwasser	150
	b) Mittelwasser	215
	c) Hochwasser	285
2. Rhein beim Binger Loch (großes Gefälle!)		340
3. Rhone		40–150
4. Ganges (im Mittel)		154
5. Mississippi (im Mittel)		125–150

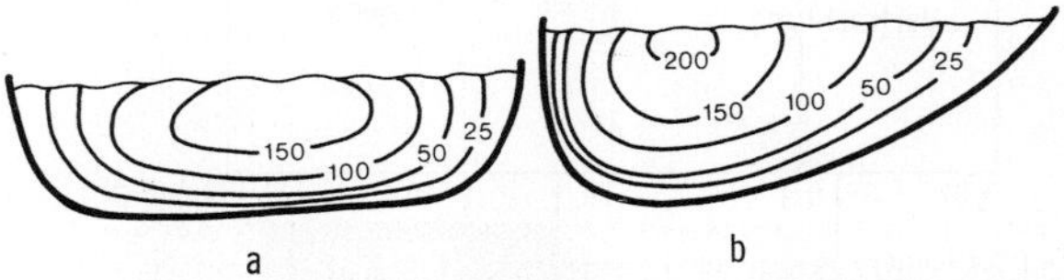

Abb. **49** Idealisierte Geschwindigkeitsprofile (in $cm \cdot s^{-1}$) im Fließgewässer: **a** auf gerader Strecke, **b** in einer Krümmung. Maximum nahe der Oberfläche, gegen den Untergrund zunächst langsame, dann rapide Geschwindigkeitsabnahme (nach 5).
Zur Situation unmittelbar über dem Sedimentbereich vgl. Abb. **29**.

Eine Eigenschaft, die das gesamte Leben dieses Ökosystemtyps aufs tiefste beeinflußt, ist die von Zeit zu Zeit auftretende **Sedimentumlagerung.** Das Sediment kann theoretisch nur zur Ruhe kommen, wenn stets gleiche Abflußverhältnisse herrschen. Schon bei geringem Abflußrückgang nimmt die Ablagerung zu. Einige wichtige Beziehungen können der Abb. 50 entnommen werden.

Die durchschnittlichen **Wassertemperaturen** nehmen in den gemäßigten Breiten von der Quelle, wo das Wasser etwa die örtliche Jahresmitteltemperatur zeigt, flußabwärts im Sommer zu, im Winter ab. Zusätzlich ist eine Tag-Nacht-Schwankung zu beobachten, die in kleineren Bächen mehrere Grade ausmachen kann, in großen Fließgewässern aber gewöhnlich unter etwa 2 °C bleibt. Temperaturschichtungen treten nicht auf, doch können in Randlagen, wie seichten Ufern und schwach durchflossenen Flußschlingen, stärkere Temperaturschwankungen auftreten. Typischerweise liegt die Maximaltemperatur mitteleuropäischer Flüsse im Sommer bei 20–25 °C, die Minimaltemperatur im Winter bei 0–2 °C.

Die **optischen Eigenschaften** der Fließgewässer weichen insofern etwas von denen der Seen ab (vgl. S. 128), als

1. die Reflexion etwas größer ist;
2. die mitgeführten Schwebstoffe das Licht stark absorbieren, streuen und reflektieren können; auch gelöste Substanzen verändern stark die Lichtintensität und auch die spektrale Zusammensetzung; vor allem nach starken Regengüssen kann die Schwebstofffracht drastisch zunehmen;

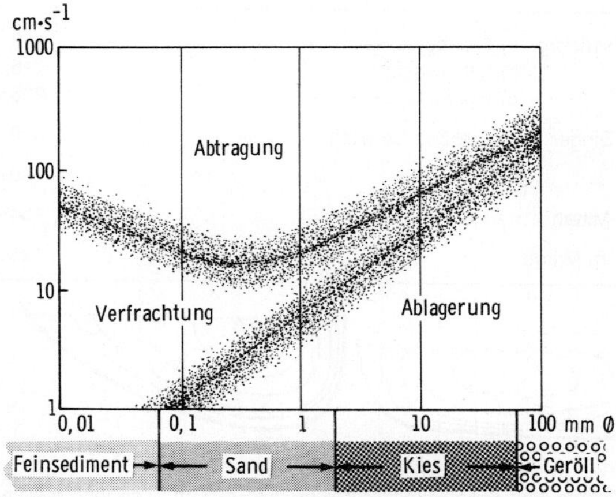

Abb. **50** Abtragung, Verfrachtung und Ablagerung im Fließgewässer in Abhängigkeit von der Korngröße und der Fließgeschwindigkeit. Im Felde „Verfrachtung" bleiben ruhende Teilchen in Ruhe, bewegte in Bewegung (nach 14).

3. die photosynthetisch wirksame Lichtstrahlung daher in Bergbächen meist bis zum Untergrund, in größeren Fließgewässern aber nur am Rande bis zum Untergrund dringt.

Die negativen Auswirkungen für die Photosynthese der Pflanzen und auch die Möglichkeiten der optischen Orientierung der Tiere sind damit offensichtlich. Über ein Beispiel extremer Orientierungsanpassung bei Flußdelphinen wurde schon berichtet (Kap. 3.4.4.).

Die ungünstigen Substrateigenschaften und die zumindest zeitweise ungünstigen optischen Bedingungen verhindern zwar eine Primärproduktion am Boden größerer Fließgewässer, doch ist die Nahrungsversorgung der Konsumentenketten durch allochthones Material gesichert, das in reichem Maße in die Fließgewässer gelangt. Die Sauerstoffversorgung ist zudem durch den innigen Kontakt des fließenden Wassers mit der Atmosphäre gesichert. Ohne künstliche Verunreinigung kommt es daher selten zur Ausbildung größerer O_2-freier Zonen.

Chemismus:

Die ionale Zusammensetzung hängt vom allgemeinen Klima (ob feucht oder trocken), vom Untergrund sowie von der Jahreszeit ab. Die starken Unterschiede, wie sie unter „feuchten" und „trockenen" Bedingungen auftreten können, sind in der Tab. **14** (S. 131) zusammengestellt. In reich belebten Fließgewässern findet man Tagesganglinien des O_2 und CO_2, ähnlich denjenigen in flachen stehenden Gewässern.

Biologie:

Energieflußdiagramme für Fließgewässerabschnitte sind je nach Gewässertyp, z. B. ob organisch belastet oder unbelastet, sehr unterschiedlich ausgebildet. In nährstoffreichen und klaren Fließgewässerabschnitten stellen die Algen als Primärproduzenten wichtige Anfangsglieder der Nahrungsketten dar, während in Waldbächen der Energie- und Stoffbestand des Fallaubs die Ernährungsgrundlage der Konsumenten und Destruenten bildet (1).

Die folgenden Eigenschaften und Beziehungen in der Biozönose schildern die Verhältnisse in einem mitteleuropäischen **Bach** des **Berg-** oder **Hügellandes** mit Gerölluntergrund (**Oberlauf**):

Plankton tritt im Bergbach nicht auf, doch können losgelöste Algen und auch Tiere zu einer erheblichen Drift führen (s. unten). Alle wichtigen biologischen Beziehungen laufen am Untergrund ab. Höhere Pflanzen finden sich hier aber selten. Dafür besiedeln verschiedene Formen von **Algen** den Untergrund. Auf der Lee- und auch auf der Luvseite siedeln viele Fadenalgen, wie *Stigeoclonium*, *Ulothrix* oder die Büschelalge *Cladophora* (Abb.51). Sie haben einen flexiblen Thallus, der mit der Strömung flottiert. Andere Algen bilden flache epilithische Lager, wie manche Rot- und Blaualgen. Erhöhte, halbkugelige, gallertige Lager werden von verschiedenen Blaualgen gebildet. Auch flache Flechten (z. B. *Verrucaria*) kommen vor. Dünne Schichten von einzelligen Grünalgen und Diatomeen findet man oft auch an der strömungsexponierten Oberseite. Von den Moosen ist v. a. das Quellmoos *Fontinalis antipyretica* vertreten.

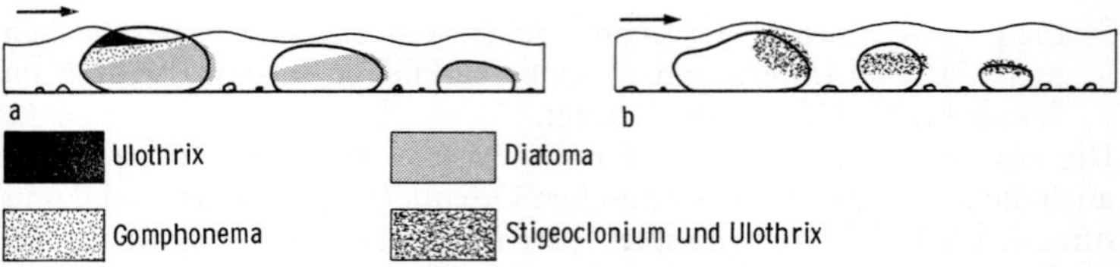

Abb. **51** Besiedlungsbilder von Algen auf Geröll im Fließgewässer. **a** Zonierung von drei Algengattungen (Fluß in Michigan). **b** Besiedlungsorte auf verschieden großen Steinen im Bach (Schwarzwald) (nach BLUM und BACKHAUS, aus 5 und SCHWOERBEL).

Von diesem potentiell vielfältigen Nahrungsangebot wählen die **Konsumenten** einen auffallend kleinen Teil als Nahrung aus. Es sind namentlich die dünnen Lagen von Grünalgen und Diatomeen, die bevorzugt von Insektenlarven (z. B. den Ecdyuronidae, Abb. 30), manchen Köcherfliegenlarven oder Schnecken (z. B. *Theodoxus fluviatilis* oder *Ancylus fluviatilis*, Abb. 30) konsumiert werden. Im einzelnen sind unterschiedliche **Beweidungsstrategien** zu beobachten: Ecdyurioniden bleiben tagsüber unter den Steinen versteckt und kommen erst abends hervor, um sehr rasch und extensiv eine große Fläche eines Steins mit Hilfe ihrer Mundwerkzeuge abzuweiden. *Ancylus fluviatilis* ist stets zu einem bestimmten Prozentsatz auf den nahrungsreichen Steinoberseiten und Flanken (der Prozentsatz ist temperaturabhängig) und beweidet intensiv den Untergrund, von dem sie v. a. Diatomeen und Grünalgen aufnimmt und verdaut. Wie alle diese Konsumenten das ihnen jeweils zusagende Nahrungsvorkommen feststellen, ist oft noch sehr unklar. Von *Ancylus fluviatilis* weiß man, daß sie zu dünn mit Algen bewachsene Stellen, die auch bei ununterbrochenem Weiden zu einer negativen Kohlenstoffbilanz führen würden, nicht als Futterstellen annimmt, sondern darüber hinwegwandert, als wäre keine Nahrung da. Die „kritische" Algendichte liegt bei 0,1–0,3 µg C · mm^{-2}. Die obere Grenze liegt bei einigen µg C · mm^{-2}, dort wo die Schicht für die richtige Funktion des Radularmechanismus zu dick wird. Allerdings legt das Tier zusätzlich immer wieder Wanderphasen ein (vgl. Kap. 2.2.2.) (1, 5, 8, 10).

Viele Invertebraten ernähren sich von der **organischen Drift**, so z. B. die Simulienlarven (Diptera) oder die älteren Larvenstadien von Hydropsyche (Trichoptera) oder auch die Chironomiden der Gattung Rheotanytarsus. Die Fangtechniken sind sehr unterschiedlich: Die Simuliidae (Abb. **52**) strecken ihre Mundgliedmaßen möglichst weit in die Strömung hinaus, da die Fließgeschwindigkeit ja rasch zunimmt (vgl. Kap. 3.4.3.) und somit eine höhere Fracht pro Querschnittsfläche und Zeit filtriert werden kann. Hydropsyche konstruiert Netze und frißt tierisches und pflanzliches Material, das sich darin verfängt. Rheotanytarsus baut ein Gehäuse in die Strömung hinaus, das wesentlich größer als die eigentliche Larve ist (8, 11).

Zerkleinerer, wie die Krebse *Gammarus* und *Asellus* verwerten Fallaub und anderes sich zersetzendes pflanzliches und tierisches Material. **Räuberische Formen** haben verschiedene Fangtechniken. Zu ihnen gehören Köcherfliegenlarven (*Rhyacophila*), Egel (*Glossiphonia*, *Herpobdella*, *Helobdella*), Turbellarien und auch Fische (Groppe). Die hier ebenfalls lebende Bachforelle ernährt sich hingegen vorwiegend von verdriftendem Material. Auch spezielle Lebensformen, wie **Parasiten**, gibt es: z. B. Milben, die an Insekten schmarotzen, oder Mermithiden

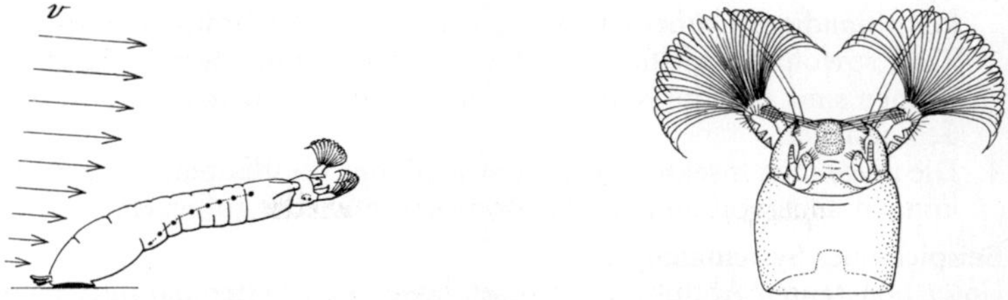

Abb. **52** Larve von *Simulium sp.* (Kriebelmücke). **a** Körperstellung in der Strömung, Geschwindigkeitsprofil nur schematisch angedeutet. **b** Kopf mit Filterorgan (nach 5).

(eine Nematodengruppe), die in Insekten leben. Ein Beispiel für nicht parasitisches Zusammenleben ist der Oligochaet *Chaetogaster limnaei*, der auf dem Weichkörper von *Ancylus fluviatilis* und anderen Schnecken lebt, sie als bewegliches und schützendes „Gefährt" verwendet und vom sicheren Unterschlupf aus die Nahrungsalgen vom Boden aufnimmt (ein Beispiel für **Epökie**, vgl. Kap. 2.9.).

Im **Unterlauf** findet sich weniger Geröll und mehr Schlamm. Es treten andere Fische auf, z. B. Vertreter der Cyprinidae. Generell treten vermehrt Schlammbewohner auf. Höhere Wasserpflanzen werden im nicht zu tiefen Wasser häufiger.

Die Fließwasserbiozönose unterliegt äußerst starken aperiodischen Störungen ihrer physikalischen Umwelt, wie es in diesem Umfang in kaum einem anderen Ökosystem der Fall ist. Denn in unregelmäßigen Zeitabständen treten **Hochwasser** auf, die die Sedimentpartikel bis zu einer bestimmten Korngröße umschichten und damit die Biozönose zu einem großen Teil zerstören. Erhöhte Wahrscheinlichkeiten für solche Hochwasser sind zwar periodisch vorhanden (zur Zeit der Schneeschmelze, zur Regenzeit), doch ist die Periodizität viel zu unpräzis, als daß sich die Biozönose darauf einstellen könnte. Bei strenger Periodizität könnten z. B. die Insekten immer gerade ihre Flugphase durchführen.

Die Anpassung der Biozönose kann also nur in der Richtung gehen, nach einem Hochwasser den freien Raum möglichst rasch wieder zu besiedeln. Einrichtungen hierfür sind:

1. das **Driftverhalten**, das viele Fließwassertiere zeigen. Diese Driftrate ist teilweise direkt dichteproportional, so daß dadurch eine Dichteregulation gewährleistet ist.
2. Viele Organismen haben während der Hochwasserperiode **Reserveanteile ihrer Population** im geschützten hyporrheischen Interstitial, wohin sie vielleicht bei steigendem Wasserstand auch aktiv flüchten. Stark gefährdete Tiere, wie die Dottersackstadien der Forellen, verbringen ohnehin direkt ihre Entwicklung dort, können aber, da die O_2-Versorgung hier schwieriger ist, nur in klaren, sauberen und kühlen Gewässern mit Kiesuntergrund leben.
3. Die dritte Möglichkeit haben die schon mehrfach erwähnte *Ancylus fluviatilis* und wohl auch manche andere Fließwassertiere entwik-

kelt: **Ständiges Umherwandern** nach einem Zufallsmuster führt die Tiere sowohl auf kleine wie auf große Steine. Individuen auf großen Steinen sind auch bei stärkerem Sedimenttransport noch einigermaßen gesichert.
4. Die fliegenden Insekten (und die sich an ihnen festhaftenden Milben) können auch von anderen Fließgewässern wieder **zufliegen.**

Beispiel einer Systemanalyse:
Unter konstanten Abflußverhältnissen lassen sich Systemparameter im Fließgewässer (z. B. Populationsentwicklungen, Ionenkonzentrationen usw.) relativ genau erfassen und auch voraussagen. Mehr oder weniger konstante Abflüsse findet man in vielen künstlichen Fließgewässern wie Abwasserkanälen oder generell im gesamten Klärwerkbetrieb, der ja als ein intensiv genutztes artifizielles Fließwassersystem betrachtet werden kann. Wie läßt sich nun z. B. die *Selbstreinigung* berechnen?
In einer kontinuierlich beschickten **Rinnenanlage** mit dem Abwasser-„Pilz" *Sphaerotilus natans* (einem obligat aeroben heterotrophen Prokaryonten) verändert sich die Konzentration eines zudosierten organischen Nährsubstrats, z. B. Glukose, nach einer e-Funktion im Laufe des Rinnenlängsprofils:

$$\ln \frac{c_x}{c_o} = -k \cdot x \quad \text{oder} \quad c_x = c_o \cdot e^{-k \cdot x} \qquad (36)$$

(c_x = Konzentration an der Stelle x in $g \cdot l^{-1}$ [oder $mol \cdot l^{-1}$],
c_o = Konzentration an der Stelle 0 in $g \cdot l^{-1}$ [oder $mol \cdot l^{-1}$],
k = Konstante in der Dimension m^{-1},
x = Laufstrecke vom Anfang bis zur beobachteten Stelle in m)

Man kann die Selbstreinigung der betreffenden Biozönose für diese Verbindung wie folgt definieren:

$$\text{Selbstreinigung} = \text{Abflußmenge} \cdot (c_o - c_x) \qquad (37)$$

$$\text{Spezifische Selbstreinigung} = \frac{\text{Selbstreinigung}}{\text{Biomasse von 0 bis x}} \qquad (38)$$

Die Dimension der Selbstreinigung ist dann $\frac{l \cdot g}{s \cdot l} = \frac{g}{s}$, die Dimension der spezifischen Selbstreinigung ist $\frac{g}{s \cdot g} = s^{-1}$. Die spezifische Selbstreinigung ist

1. für jede **Verbindung** anders (z. B. für Glukose größer als für Fruktose),
2. mit zunehmender **Fließgeschwindigkeit** (bis zu einem Optimum) ansteigend,

3. davon abhängig, ob eine Biozönose **angepaßt** ist an die Abbauaufgaben. Eine Biozönose mit vorwiegend Sphaerotilus und daneben vielleicht einigen Diatomeen und Blaualgen ist gut angepaßt, eine andere mit überwiegend Algen ist schlecht angepaßt. Die letztere wird sich allerdings über eine Sukzessionsphase an die spezifische Belastung anpassen.

In natürlichen Fließgewässern, die organische Verbindungen aufnehmen, findet man zwar im Prinzip ähnliche Verhältnisse, aber zusätzlich zu den schon früher genannten nicht vorhersehbaren meterologischen Störungen treten allerdings meist auch noch unregelmäßige Zufuhren von organischer Substanz auf. Belastete Fließgewässer können also wie eine ideale, präzis berechenbare Abwasserrinne behandelt werden, der aber eine Reihe von Zufallsstörungen überlagert sind, so daß nur noch der allgemeine Zug des idealisierten Systemverhaltens erkennbar ist.

4.3.3. Der Laubmischwald als Ökosystem

Allgemeine strukturelle Eigenschaften, Vegetation:
Ökosysteme des festen Landes zeigen nicht die scharfen Schichtgrenzen, die wir im See und im Meer kennen. Das hängt mit der geringeren Viskosität der atmosphärischen Luft im Gegensatz zum Wasser und auch mit der größeren Diffusionsgeschwindigkeit der Gase zusammen (Tab. 7, S. 81). Dadurch ist in Landökosystemen meist überall genügend Sauerstoff vorhanden. Nur in durchnäßten Böden oder Böden mit sehr geringem Hohlraumvolumen kommt es zu ähnlich anaeroben Verhältnissen, wie wir das beim See kennengelernt haben. Anders als im aquatischen Milieu können hier die Organismen auch erheblich die physikalischen Bedingungen mitbestimmen und beispielsweise im Wald das Mikroklima gegenüber waldfreien Gebieten umgestalten.
Ein naturnaher Laubmischwald der gemäßigten Breiten besteht aus mehreren Schichten. Zuoberst befindet sich die Kronenschicht der hoch aufragenden Bäume. Hier ist einerseits ein relativ starker Sprung in den Temperaturverhältnissen, den Feuchtigkeitsverhältnissen und auch in der Intensität und spektralen Zusammensetzung des Lichts zu beobachten, anderseits ist die Kronenregion mit ihren reichen Nahrungsquellen während der Vegetationsperiode ein Ort intensiver tierischer Aktivitäten. Viele Insekten fressen von den Blättern Stücke weg oder saugen Pflanzensäfte. Räuberische Insekten und viele Vögel ernähren sich ihrerseits wieder von diesen Insekten.
In den tieferen Schichten folgt eine je nach Waldtyp sehr unterschiedlich ausgebildete Strauch- und Bodenfloraschicht. Hier leben viele Pflanzen, die als Schattenpflanzen eine relativ hohe Chlorophyllkonzentration pro Blattfläche haben und daher mit den geringeren Beleuchtungsstärken im Waldesinneren auskommen. Anderseits sind sie aber oft auch

auf die hohe Feuchtigkeit, den geringeren Wind und generell das ausgeglichenere Klima angewiesen, das sie hier finden. Entsteht eine natürliche oder künstliche Waldlichtung, so werden sie von anderen Pflanzen wieder verdrängt. Für eigentliche Bodenpflanzen ist dabei auch ein Vorteil, daß stets eine erhebliche Menge von CO_2 aus dem Boden freigesetzt wird und zur Photosynthese verwendet werden kann (1). Es bestehen hier aber auch wieder Beziehungen zu dem früher geschilderten unterschiedlichen Photosynthesetyp: Schattenpflanzen zeigen als C-3-Pflanzen (Kap. 3.3.) eine Lichtsättigung (Kap. 3.6.) schon bei niederen Beleuchtungsstärken. Sonnenpflanzen (C-4-Pflanzen und C-3-Sonnenpflanzen) erreichen ihre Lichtsättigung erst viel später. Sie sind den Schattenpflanzen dadurch bei hoher Beleuchtungsstärke überlegen. Die Kompensationsbeleuchtungsstärke liegt für Schattenpflanzen bei 0,5–1% des vollen Tageslichts, ähnlich wie auch bei Planktonalgen im Wasser. Da in Buchen- oder auch Fichtenwäldern im Sommer nur etwa 2–5% der Strahlung auf den Boden gelangen, in Birken-, Lärchen- oder Kiefernwäldern aber um 18–27%, ist der reichere Unterwuchs in den Wäldern des 2. Typs erklärbar. Manche Kryptogamen kommen allerdings bei noch geringeren Lichtintensitäten vor, so manche Moose und Flechten noch bei 0,5% des Tageslichts (gewisse Höhlenmoose angeblich bei noch geringeren Prozentzahlen), manche Luftalgen noch bei 0,1%. Die Lichtabhängigkeit der Photosynthese kann auch zu einem Wechsel in der Großvegetation eines Waldes führen, da unter Umständen die Jungpflanzen von lichtbedürftigen Bäumen gar nicht mehr hochkommen können. Das kann lokal zu einer Überalterung der Baumschicht führen.

Es wird hiermit klar, daß es in Abhängigkeit vom Großklima (Temperatur, Lichtintensität, Niederschläge), vom Bodentyp und von der Exposition (Ebene oder Hanglage, Nord- oder Südexposition) zu unterschiedlichsten Pflanzenzusammensetzungen kommen muß. Das beeinflußt aber wieder grundlegend die Tiergemeinschaft. Viele Tiere sind relativ stark auf bestimmte Futterpflanzen spezialisiert. Das gilt für viele Insekten wie aber auch für manche andere Tiergruppen. Generell ist die Spezialisierung auf eine bestimmte Nahrung in Landökosystemen stärker ausgebildet als in aquatischen Ökosystemen.

Boden:
Ein spezielles Teilsystem im Wald stellt der Boden dar. Böden entstehen aus der physikalischen und chemischen Verwitterung des anstehenden Gesteinsuntergrundes und entwickeln sich je nach dem Klima, der orographischen Lage und der Vegetation zu bestimmten Bodentypen. Der Boden ist eine Mischung anorganischer und organischer, belebter und unbelebter Bestandteile, zwischen denen üblicherweise sowohl Wasserfilme als auch größere Lufthohlraumsysteme bestehen (1, 5, 10, 16, 20). Da die anorganischen Bestandteile zum großen Teil von unten her durch Verwitterung nachgeliefert werden, die organischen Komponenten und auch das Wasser und die atmosphärische Luft aber von

oben her in den Boden eindringen, kommt es zu charakteristischen Schichtungen in den Böden:

Rohböden (im gemäßigten Klima sogenannte **Syroseme**) findet man im Gebirge, auf Dünen, auf Lava oder auch in Erosionslagen auf Tonschiefer oder Geschiebemergel. Sie haben kaum Humussubstanz, sind wenig belebt und sind auch Initialstadien anderer Bodenformen. Ist der Oberboden deutlicher entwickelt und hat erhebliche Humusbestandteile (= sog. A_h–Horizont), sitzt aber noch unmittelbar auf dem Gestein (= C-Horizont) auf, so sprechen wir in Gebieten mit Ca-reichem Gestein (also etwa Kalk, Dolomit, Gips) von einer **Rendzina**, in Gebieten mit Ca-armem oder Ca-freiem Gestein von einem **Ranker**. Unter einem kontinentalen Klima kann sich in einer Steppen- oder Waldsteppenvegetation ein sehr mächtig entwickelter A_h-Horizont bilden, der recht locker, trocken und krümelig ist und in seiner Farbe je nach Feuchtigkeit zwischen dunkelgrau (trocken) und schwarz (naß) schwankt. Er ist stark von aktuellen und ehemaligen Wurmgängen (der Lumbricidae) sowie von verschiedenen wühlenden Nagetieren durchzogen. Dieser sogenannte **Tschernosem** (russisch) ist in Südrußland, im zentralen Nordamerika (in der „Prärie") und im nördlichen Argentinien („Pampa") verbreitet, tritt aber auch in Trockenbecken West- und Mitteleuropas in Wäldern als Überrest kontinentalerer Perioden des Postglazials auf. Bei zunehmender Niederschlagsbildung entstehen nun immer intensivere Stoffverlagerungen im Boden, und man kann zwischen dem humosen A_h-Horizont und dem Untergrund einen braunen B-Horizont unterscheiden, der in seiner Farbe braun (**Braunerde, Parabraunerde**), gemischt schwarzrostbraun (**Podsol**) oder unterschiedlich grau (**Pseudogley, Gley**) ist. Braunerden und Parabraunerden treten in gemäßigten Waldgebieten sehr häufig auf, Podsole mehr in kühleren Gebieten (z. B. Skandinavien oder im Gebirge), Gleye in Gebieten mit hochanstehendem Grundwasser, Pseudogleye (auch „nasse Waldböden" genannt) treten bei einem Wechsel von Stauwasser und Austrocknung auf. – In den USA hat sich ein anderes Klassifikationssystem durchgesetzt. – Die Bodenkunde ist ein eigener Forschungszweig und kann hier nicht dargestellt werden. Die Angaben sollen nur klarmachen, wie die unterschiedliche klimatische, orographische und geologische Ausgangsbasis, zusammen mit der postglazialen Klimaentwicklung, zu einer Reihe mosaikartig verteilter Bodenformen geführt hat, die natürlich starke Auswirkungen auf die jeweiligen Ökosystemeigenschaften haben.

Energiefluß:

Um die Struktur und Funktion einzelner Glieder im Waldökosystem zu verstehen, betrachten wir folgendes Energieflußdiagramm aus einem nordamerikanischen Laubmischwald (Abb. 53). Es handelt sich um ein Waldstück in New Hampshire, 120 km von der Atlantikküste entfernt, mit Buche, Ahorn, Esche, Linde, Eiche und Ulme sowie einigen Nadelbäumen *(Tsuga, Picea, Pinus)* als hauptsächlicher Baumvegetation. Der Boden ist ein sogenannter Haplorthodboden, ein zur Gruppe der Spodosole der amerikanischen Bodensystematik gehörender Bodentyp (entspricht einem podsolähnlichen Boden).

Die jährliche Sonneneinstrahlung wurde zu etwa 2 011 000 kJ · m^{-2} bestimmt. Davon werden etwa 15% reflektiert, 41% nur absorbiert und in Wärme umgewandelt (also nicht weiter genutzt); weitere 42%

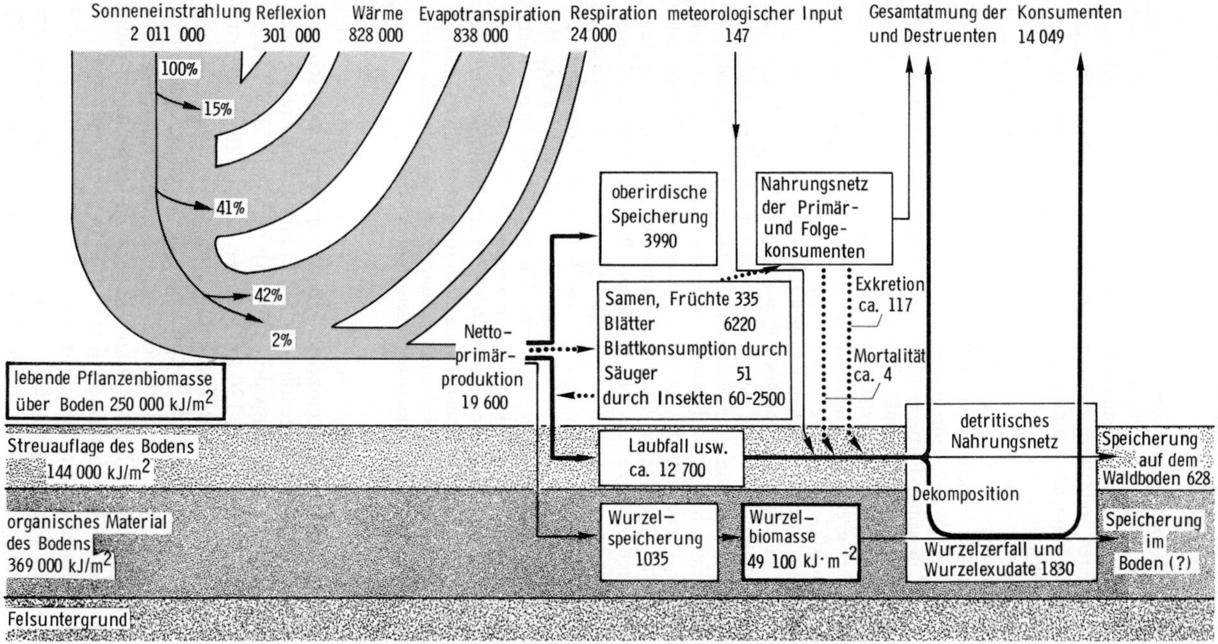

Abb. **53** Energieflußdiagramm in einem Laubmischwald. Hubbard-Brook-Experimental-Forest in New Hampshire. Die Energieflußangaben sind alle in $kJ \cdot m^{-2} \cdot Jahr^{-1}$, die Biomasseangaben in $kJ \cdot m^{-2}$. Alle Größen variieren von Jahr zu Jahr, was hier nur teilweise (für die Primärkonsumption) angedeutet ist: Die Konsumption des produzierten Blattmaterials (6220 $kJ \cdot m^{-2} \cdot Jahr^{-1}$) erfolgt in „Kalamitätenjahren" zu einem großen Teil durch Insektenfraß. Der (stark variable) unausgenutzte Laubanteil gelangt als Laubfall zu Boden (nach 7).

gehen als Evapotranspiration verloren, werden also benötigt, die Nährstoffe mit Wasser als Transportmittel bis in die Blätter zu führen. Die verbleibenden 2% der Energie werden für den Kohlenhydrataufbau verwendet, doch geht auch davon noch einmal etwa die Hälfte als Respirationsenergie verloren, so daß die Nettoprimärproduktion jetzt noch etwa 1% der eingestrahlten Energie ausmacht. Die pflanzliche Produktion erfolgt überwiegend zwischen etwa Mai und Mitte September. Bei solchen Bilanzen können nie alle Größen mit gleicher Genauigkeit gemessen werden. Oftmals muß man eine Größe aufgrund irgendwelcher Annahmen schätzen oder durch Differenzbildung aus zwei anderen berechnen.

Wie hoch die Sekundärproduktion ist, wurde nicht genau bestimmt, weil es für eine so heterogene Organismengemeinschaft, wie sie von den Heterotrophen eines Waldökosystems dargestellt wird, keine einheitliche oder einfache Meßmethode gibt. Die Sekundärproduktion ist jedenfalls etwas gleichmäßiger über das Jahr verteilt als die Primärproduktion. Es konnte abgeschätzt werden, daß von der **Nettoprimärproduktion** von 19 600 kJ $\cdot$ m^{-2} $\cdot$ Jahr^{-1} etwa 1035 kJ zum Wurzelaufbau im Boden gespeichert wurden, etwa 3990 kJ aber oberirdisch als zusätzliche Vegetationsbiomasse angelegt wurden. Der Wald war also im Untersuchungszeitraum noch im Aufbau. (Er war früher wirtschaftlich genutzt und erst später unter Schutz gestellt worden.) Die in den Blättern gespeicherten durchschnittlich 6220 kJ wurden sehr unterschiedlich von **Primärkonsumenten** genutzt. Das kam vor allem daher, daß eine bestimmte Raupe, *Heterocampa guttivita*, meist nur um 1% der Blattproduktion (also schätzungsweise um 17 kJ) pro Jahr konsumierte, sich aber in einzelnen Jahren so stark vermehrte, daß sie dann bis zu 44% der Blattenergie fraß. Entsprechend war dadurch auch der als Laub zu Boden fallende Anteil unterschiedlich groß; er betrug zusammen mit weiterem Streuanfall (Ästchen usw.) im Durchschnitt 12 700 kJ $\cdot$ m^{-2} $\cdot$ Jahr^{-1}. Auch die Kosumption anderer Konsumenten wurde durch das Massenauftreten dieser Raupe sicher mit beeinflußt, doch ist dieser Einfluß nicht genau bekannt. Blätter konsumierten neben dieser Raupe auch noch die Chipmunks (Backenhörnchen; durchschnittlich 21 kJ $\cdot$ m^{-2} $\cdot$ Jahr $^{-1}$), Mäuse (9 kJ), Weißwedelhirsche *(Odocoileus virginianus;* 19 kJ) und Kaninchen (gegen 4 kJ). Vögel konsumierten schätzungsweise 6 kJ an Früchten und 25 kJ an Invertebraten. Im einzelnen ist das Nahrungsnetz aber stark vernetzt und quantitativ noch wenig bekannt. – Natürlich schwanken alle Größen von Jahr zu Jahr. Die variable Populationsentwicklung der genannten Raupe hat aber die größten Unterschiede zur Folge. Die Größe des Energieflußes ist aber selbst in diesen Kalamitätenjahren im detritischen Nahrungsnetz um ein Vielfaches größer als im Nahrungsnetz der Primärkonsumenten. – Für den Streuanfall wurde auch in **mitteleuropäischen Buchenwäldern** ein Wert von etwa 12 800 kJ $\cdot$ m^{-2} $\cdot$ Jahr^{-1}

gefunden. Davon wurden etwa 1750–2900 kJ von Arthropoden konsumiert, hiervon wiederum etwa 350 kJ · m^{-2} · $Jahr^{-1}$ assimiliert und 140 kJ · m^{-2} · $Jahr^{-1}$ als Produktion festgelegt. Etwa 30% des Arthropodenenergieumsatzes entfielen allein auf die Dipteren (v. a. Sciaridae und Sciophilidae) (2, 8).

Noch können allerdings viele Fragen nicht beantwortet werden. Wir wissen in dem erwähnten amerikanischen Wald nicht, wie stark die Energiefixierung durch die Pflanzen von den Raupen in Jahren hoher Dichte beeinflußt werden. Wir kennen auch nicht den Einfluß von Tieren, die Samen, Knospen und Triebe fressen (also manche Vögel, Säuger und auch Insekten). Energieflußdiagramme würden hier die Bedeutung wahrscheinlich fälschlicherweise zu gering erscheinen lassen. Wie groß ist schließlich die Bedeutung des detritischen Nahrungsnetzes für den Stoffkreislauf? Auch hier können einzelne wurzelfressende Organismen einen größeren Einfluß haben, als man aufgrund ihres Energieflußes vermuten würde (6, 7, 9, 11, 13–15, 18, 19, 21–23).

Stoffkreislauf:

Wir betrachten im folgenden aus der Fülle der Stoffkreisläufe, die im oben dargestellten amerikanischen Laubmischwaldökosystem ablaufen, den Calcium-, den Schwefel- und den Stickstoffkreislauf näher.

Über dem Erdboden sind in den Organismen 38,3 g **Calcium** (Ca) pro m^2 gebunden, in der Wurzelbiomasse stecken 10,1 g Ca · m^{-2} (Abb. **54a**). Die Wurzeln geben jährlich 0,35 g Ca pro m^2 ab, die oberirdische Biomasse verliert jährlich durch Laubfall 4,07 g · m^{-2} und durch Auswaschung 0,67 g · m^{-2}. Im Boden liegt das Ca teilweise für die Pflanzen verfügbar anorganisch vor, teilweise ist es aber auch in organische oder organomineralische Komplexe eingebaut oder ist Bestandteil der Tonmineralien. Das Gesamtsystem gewinnt jährlich durch Niederschläge 0,22 g · m^{-2}, verliert aber auch 1,39 g · m^{-2} über den Abfluß, vorwiegend in gelöster Form. Der Nettoverlust ist mit 117 g · m^{-2} nur gut 2% des stets verfügbaren Reservepools an gelöstem Ca im Boden. Ein Reservepool zweiter Ordnung ist das anstehende Gestein, dessen Ca-Reserve praktisch unerschöpflich ist. – In Initialstadien von Vegetationsformationen liegt natürlich weniger Ca direkt verfügbar vor, die Biozönose ist dann zunächst auf die Niederschläge und die Verwitterung des Gesteins angewiesen. Die hohen Reserven von Mineralstoffen in den Böden der gemäßigten Zone machen manche Böden sehr „fruchtbar", was in der Landwirtschaft bedeutet, daß man immer wieder Biomasse abernten kann und lange Zeit keine Erschöpfung auftritt. Es gibt allerdings auch Waldböden, die wesentlich ärmer an Nährstoffen sind und wo schon nach kurzer Zeit eine Nährstoffverknappung auftritt. Dazu gehören vor allem tropische Waldböden (lateritische Roterden). Sie haben als Tonmineralien nicht die hochwertigen 3-Schichttonminerale, die in den gemäßigten Gegenden so verbreitet sind (Montmorillonit usw.), sondern 2-Schichttonminerale (v. a. Kaolinit), die nur geringe Mengen an Kationen speichern können.

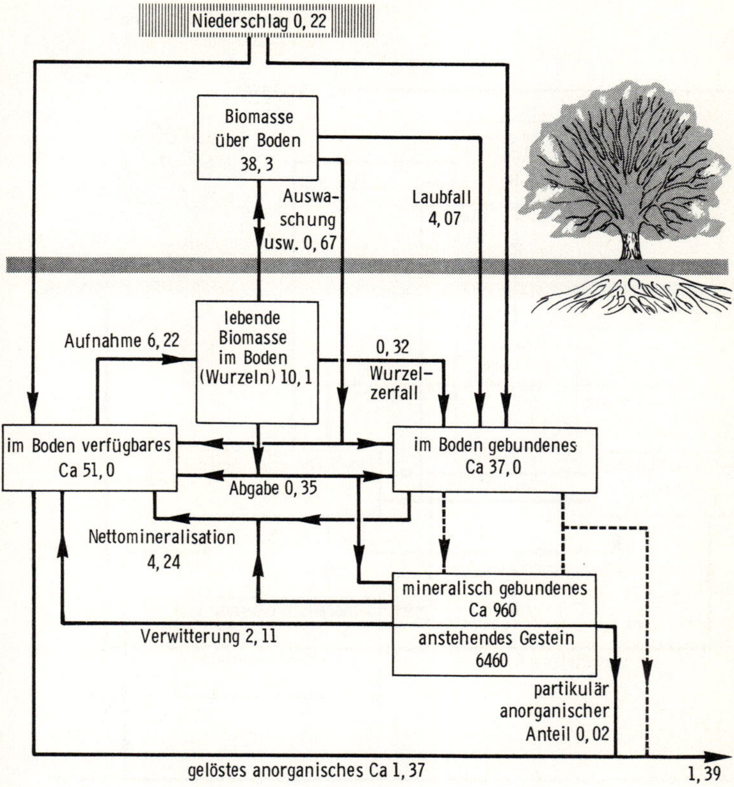

Abb. **54a** Ca-Bilanz. Vgl. Legende S. 155.

Im **Schwefelkreislauf** ist der atmosphärische Eintrag wesentlich bedeutender als im Calciumkreislauf, die Verwitterung und Nettomineralisation hingegen von geringerer Bedeutung. Auch der anorganische Schwefel, der – vorwiegend als Sulfat gelöst – mit dem Grundwasser weggeführt wird, ist verhältnismäßig bedeutender. Die Daten können im einzelnen der Abb. **54b** entnommen werden.

Für den **Stickstoffkreislauf** spielt die Verwitterung praktisch überhaupt keine Rolle. Den Hauptreservepool (Pool 1. Ordnung) stellen die Stickstoffverbindungen des Bodens. Der Eintrag aus dem atmosphärischen Pool (Eintrag oxidierter N-Verbindungen und N_2-Fixierung über das prokaryontische Nitrogenasesystem) ist auch hier recht bedeutend. Weitere Angaben sind in der Abb. **54c** zusammengestellt.

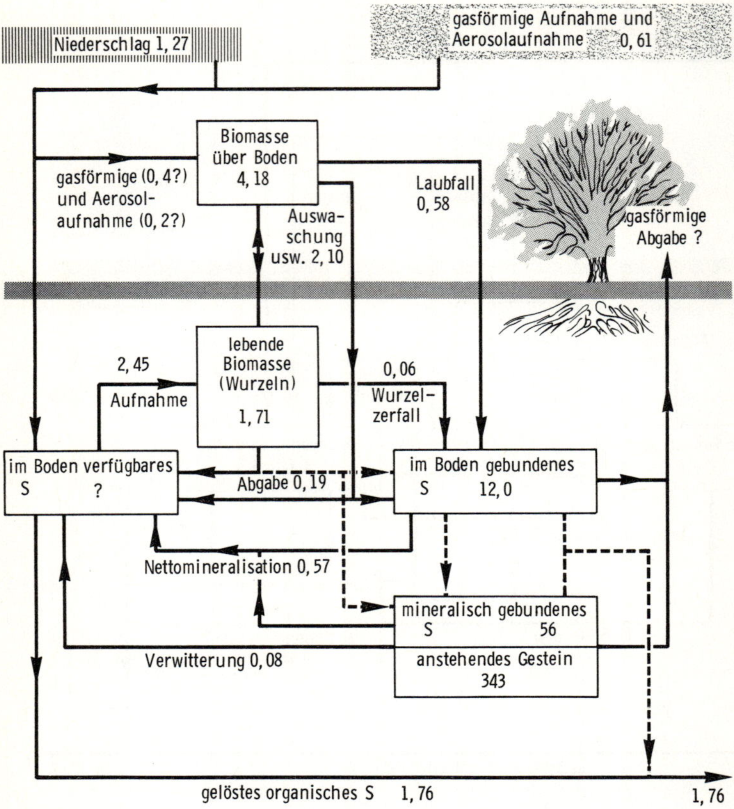

Abb. **54b** S-Bilanz. Vgl. Legende S. 155.

Die angegebenen Werte zeigen, daß alle diese Stoffkreisläufe nicht ausgeglichen sind. Es wurde in diesem Ökosystem eine positive Bilanz für C, N, S, P und Cl gefunden, die sich am Biomasseaufbau dieses sich gegenwärtig noch regenerierenden Waldes beteiligen, und eine negative für Si, Ca, Na, Al, Mg und K. Bei dieser zweiten Gruppe wird der Verlust durch Verwitterung des Gesteins kompensiert.

Stoffkreisläufe sind im Ökosystem normalerweise nicht ausgeglichen, aber die einzelnen Ökosysteme, die ja alle irgendwie miteinander zusammenhängen, reichern zum Teil das eine, zum Teil das andere Element an. So dürften gegenwärtig die meisten terrestrischen Ökosysteme eine negative Ca-Bilanz haben, die meisten marinen aber eine positive. In manchen früheren Erdzeiten wurde mehr Kohlenstoff festgelegt, als biologisch freigesetzt wurde (v. a. im Karbon und Tertiär), gegenwärtig wird global mehr freigesetzt als gespeichert, v. a. durch die starke Verbrennung fossiler Kohlenstoffvorräte und durch

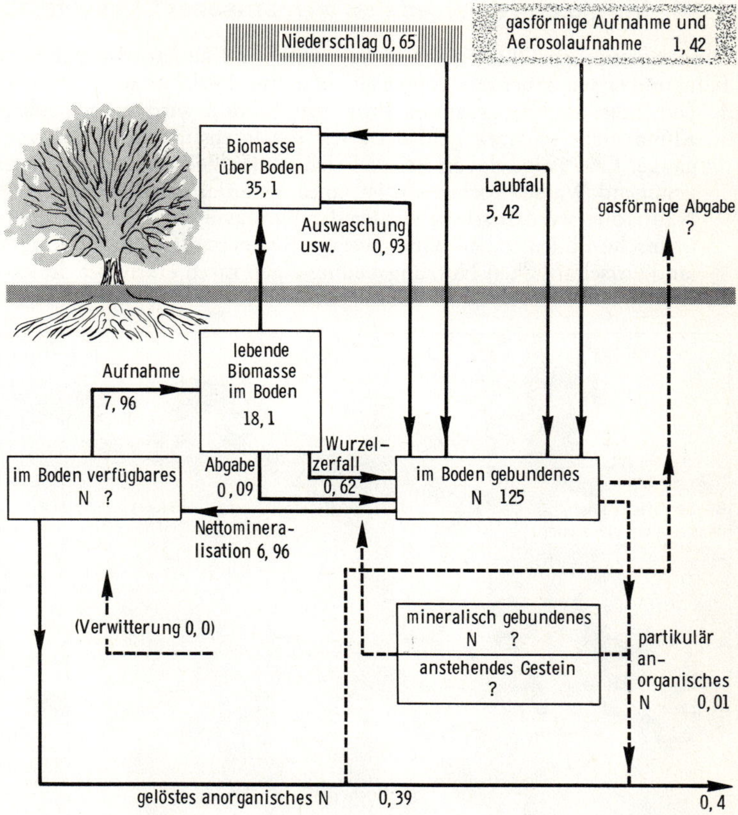

Abb. **54c** N-Bilanz.

Abb. **54** Jährliche Bilanz des Nährstoffhaushaltes im Hubbard-Brook-Ökosystem. Masseangaben (innerhalb der Kästchen in g · m^{-2}), Transport- und Umsatzraten in g · m^{-2}. **a** Calciumbilanz (nach 12), **b** Schwefelbilanz (nach 12), **c** Stickstoffbilanz (nach Daten in 12).

Abholzung weiter Gebiete. Auch Alkali-(Na, K) und Erdalkali-(Ca, Mg)verbindungen werden in den Seen der Wüstengebiete und in tropischen Riffgebieten in großen Mengen ausgefällt. Da sich die Niederschlagsverhältnisse auf der Erde immer wieder ändern und zudem grundsätzliche Unterschiede zwischen Land- und Wassersystemen bestehen, haben sicher noch zu keiner Zeit ausgeglichene Bilanzen in den irdischen Ökosystemen geherrscht (vgl. Kap. 5.2.) (2, 5, 12, 17).

4.3.4. Vergleich verschiedener terrestrischer Ökosysteme

Die terrestrischen Ökosysteme unserer Erde sind außerordentlich vielfältig und lassen daher nur wenige global gültige Beziehungen erkennen:

1. Die Intensität der gesamten **Primärproduktion** wird unter heißem Klima nicht so stark gefördert, wie die Intensität der **Abbauvorgänge.** Eine Folge davon ist, daß sich in den heißen Zonen, sofern genügend Wasser vorhanden ist, alles Material rasch zersetzt. Die Nährstoffe werden sofort wieder der Biomasse einverleibt. Feuchttropische Böden haben daher wenige Reservestoffe und sind unter landwirtschaftlichen Nutzungsbedingungen rasch erschöpft. In kal-

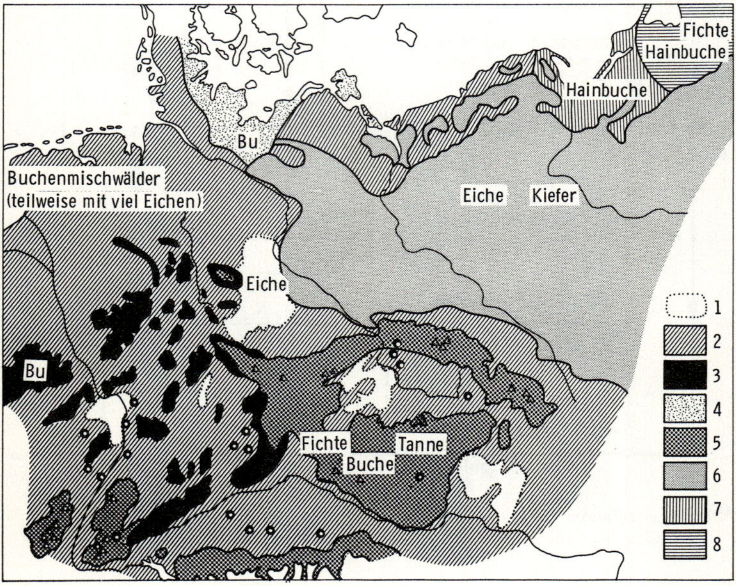

Abb. **55** Naturnahe Großgliederung der Vegetation Mitteleuropas vor etwa 2000 Jahren, d. h. vor stärkeren Eingriffen des Menschen. Moore, Flußauen usw. sind nicht berücksichtigt (nach 5).

1 Trockengebiete unter 500 mm Niederschlag mit Eichenmischwäldern und wenig Buche.
2 Tieflagen mit Buchenmischwäldern, z. T. viel Eichen; an der Nordseeküste viel Schwarzerle. o = Kiefer lokal vorherrschend.
3 Niedrige Mittelgebirge mit Buche, meist ohne Nadelhölzer.
4 Moränengebiete mit Buche, kiefernarm.
5 Buchenwaldberglagen mit Tanne und/oder Fichte. △ = Fichte, ▲ = subalpiner Buchenwald.
6 Sandbodengebiete, Kiefer vorherrschend; z. T. mit Eichen und anderen Laubhölzern.
7 Laubmischwaldgebiete mit viel Hainbuche.
8 Laubmischwaldgebiete mit viel Hainbuche und Fichte.

ten Klimaten, v. a. der Tundra, aber auch der Taiga, bleiben organische Reste, wie Baumstämme, sehr lange liegen, bis sie abgebaut sind. Alle Stoffwechselprozesse, die hier nicht durch Warmblüter durchgeführt werden, gehen sehr langsam vor sich.

2. Die **Respiration** der Pflanzenbestände, die bei gemäßigten Laubmischwäldern um 50% der Bruttoproduktion ausmacht (Abb. **53**), liegt in tropischen Wäldern höher (bis 80%), in grasartigen Gesellschaften aber tiefer (um 10–20%).
3. Der Anteil der Nettoprimärproduktion, der im noch wachsenden Zustand von **Konsumenten** gefressen wird, ist sowohl in tropischen wie in gemäßigten Wäldern relativ niedrig (um 1–40%, meist unter 10%), in Wiesen, Savannen und Steppen aber höher (um 25–60%).

Da man in ferner liegenden und weniger bekannten Regionen nur allzu leicht schematisch einheitliche Strukturen sieht, obwohl sie meist ein sehr vielfältiges Bild bieten, soll zunächst am Beispiel der mitteleuropäischen Laubmischwaldzone die Komplexität ineinanderverschachtelter Ökosystemtypen dargestellt werden:

Mitteleuropäische Laubmischwaldzone:
Kein Fleck in Mitteleuropa ist in einem derartigen Zustand, daß man ihn als den ursprünglich hier herrschenden Ökosystemtyp betrachten könnte. Auch die an gewissen Stellen vermeintlich verbliebenen **Urwälder** sind wohl alle früher einmal genutzt worden und zeigen beispielsweise Verarmungen in der Säugerfauna. Vor rund 2000 Jahren sah die Großgliederung der Vegetationsbedeckung etwa so aus, wie es die Abb. **55** zeigt: Buchenmischwälder lagen im Westen, Eichen-Kiefern-Wälder mehr im Osten. In Trockenbecken waren Eichenmischwälder, auf den niedrigsten Mittelgebirgen vorwiegend Buchen (ohne Nadelhölzer), auf den höheren Mittelgebirgen Bergbuchenwald mit Tanne und (oder) Fichte vorhanden. Gegen das alpine Hochgebirge kam es (und kommt es an den nicht genutzten Stellen auch noch heute) zu der auf der Abb. **56** gezeigten Zonierung. Nicht berücksichtigt sind in diesen Darstellungen die ursprünglich recht ausgedehnten Gebiete der Flußauen, der Moore und weiterer Sonderstandorte.

Jede Pflanzenart dieser Vegetationszonen hat ihre eigenen Ansprüche bezüglich der Lichtintensität, der Temperatur, der Feuchtigkeit, des pH-Wertes, der Bodenstruktur und des Nährstoffgehaltes des Bodens. Wir finden daher überall etwas andere Zusammensetzungen des Waldes. Wenn man von der Vielzahl der wirksamen Faktoren die Feuchtigkeit und den pH-Wert herausgreift, so ergibt sich für das natürliche Vorkommen der Waldbäume Mitteleuropas die in der Abb. **57** gezeigte Verteilung. – Ein anderes Beispiel ist in der Abb. **58** gezeigt: Hier sind der Jahresniederschlag und die Jahresmitteltemperatur, zwei Parameter, die offenbar das Vorkommen mancher Baumarten in den **Alpen** erklären, dargestellt: Fichte unter feucht-kühlen Bedingungen, Buche unter

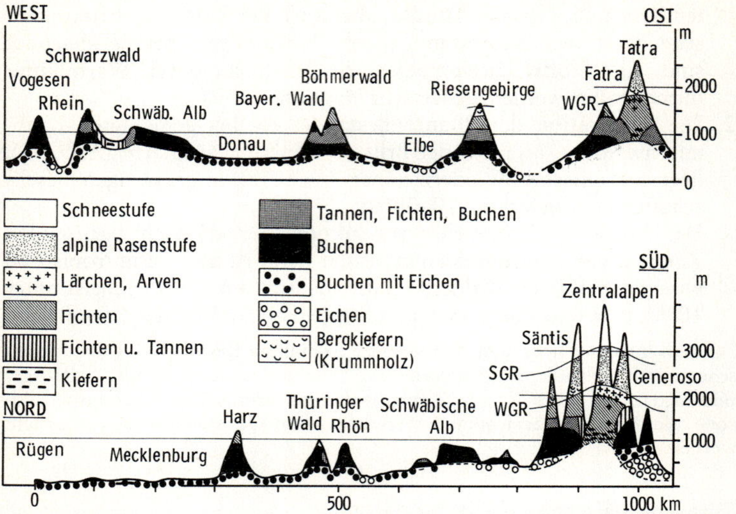

Abb. **56** Natürliche Vegetationsstufen von West nach Ost und Nord nach Süd. Buche nur in ozeanisch getöntem Klima, Nadelhölzer in mehr kontinentalem Klima. Stufengrenzen steigen meist gegen Süden und gegen das Gebirgsinnere. WGR = Waldgrenze, SGR = Schneegrenze. Vogesen: vielleicht ursprünglich auch Tanne, aber nicht Fichte (nach 5).

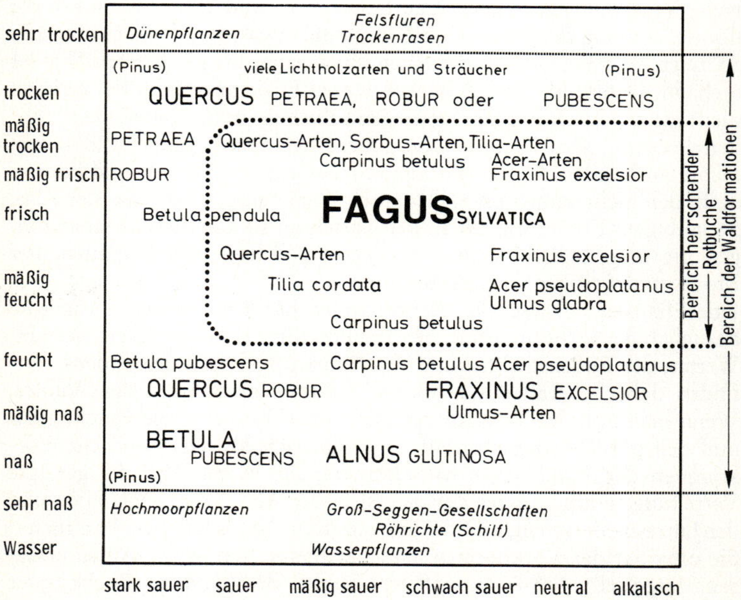

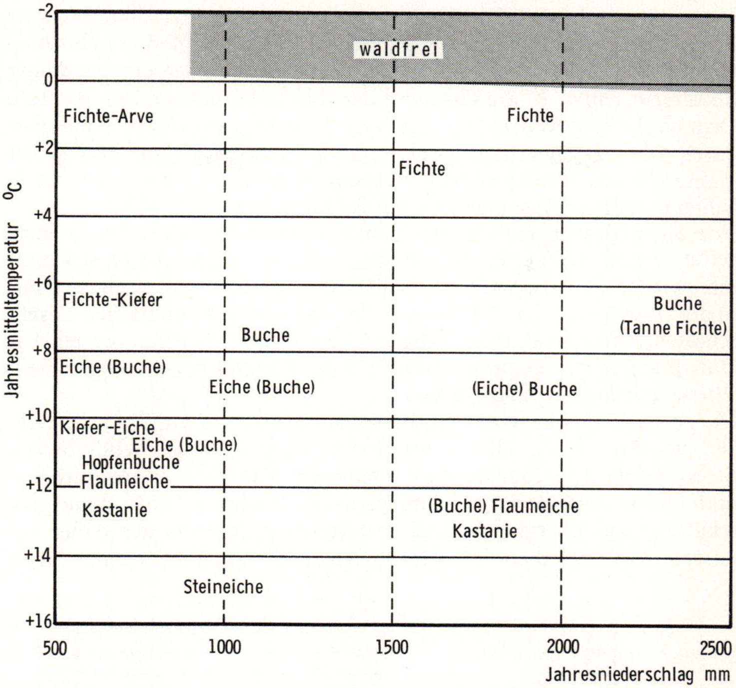

Abb. **58** Herrschende Baumarten in der natürlichen Vegetation des Alpenbereichs. Dargestellt ist die Abhängigkeit des Vorkommens vom Jahresniederschlag und der Jahresmitteltemperatur. Nicht dargestellt ist beispielsweise die Abhängigkeit vom Untergrund (Gesteinsart, Hangneigung) (nach Rehder).

mittelfeuchten Bedingungen, Kastanie unter warmen Bedingungen usw. Solche Diagramme lassen sich auch für andere Faktorenkombinationen erstellen sowie auch für die die Waldbäume stets begleitende Strauchschicht, die Blütenpflanzen des Bodens oder die Moospflanzen. Verschiedene Pflanzenarten können wegen ähnlicher Ansprüche öfters zusammen auftreten und zu immer wieder beobachteten ähnlichen Vegetationseinheiten führen. Dies hat zur Aufstellung eines **pflanzensoziologischen Klassifikationssystems** geführt, d. h. einer Systematik der

Abb. **57** „Ökogramm" der in der submontanen Stufe Mitteleuropas bei gemäßigt-subozeanischem Klima waldbildenden Baumarten in Abhängigkeit vom pH und der Feuchtigkeit. Die Größe der Schrift drückt ungefähr den Grad der Beteiligung an der natürlichen Baumschicht aus. Die in Klammern stehenden Pflanzen kommen nur in manchen Gebieten vor. Außerhalb des Bereichs der Waldformationen (weil zu naß oder zu trocken) treten die angegebenen Gesellschaften auf (nach 5).

Vegetationseinheiten. Die Grundeinheit ist die **Assoziation.** Mehrere Assoziationen (z. B. Eichen-Hainbuchen-Wald oder Blaugras-Buchenwald) bilden einen **Verband.** Mehrere Verbände bilden eine **Ordnung** (in diesem Fall z. B. die Ordnung der Edellaubmischwälder), mehrere Ordnungen eine **Klasse.** Die einzelnen Pflanzengesellschaften sind aber durch Übergänge miteinander verbunden und lassen im Prinzip oft mehrere Klassifikationssysteme zu – ein Parallelfall zu den unterschiedlichen Klassifikationsmöglichkeiten der Böden (vgl. Kap. 4.3.3.).
Vor allem das ehemalige Waldgebiet wird in Mitteleuropa intensiv genutzt und bildet heute Weiden, Wiesen oder Äcker. Nimmt man wieder die Parameter Feuchtigkeit und pH-Wert, so ergibt sich das in der Abb. **59** gezeigte Ökogramm der auftretenden **baumfreien Gesellschaften,** sofern auf eine Düngung verzichtet wird. Bei zusätzlicher Düngung gibt es die „produktiven", in der Abb. **60** zusammengefaßten, **Wiesengesellschaften** und **Äcker.**
Die postglaziale **Säugetierwelt,** bestehend aus Rothirsch, Reh, Ur, Elch, Wisent, Bär, Wolf, Luchs, Wildkatze, Fuchs, Dachs, Wildschwein, Biber, Fischotter, Marderarten, mehreren Nagetier-, Insektenfresser- und Fledermausarten, ist heute verarmt. Wichtige Ökosystemeigenschaften, wie Energiefluß und Stoffkreislauf, kennen wir daher für unsere ursprünglichen mitteleuropäischen Silvaea-Ökosysteme nicht.

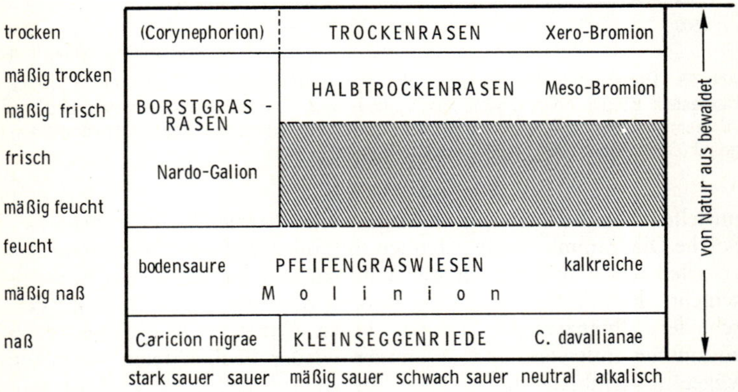

Abb. **59** „Ökogramm" der Pflanzenverbände (Endung „-ion") von ungedüngten Wiesen in der submontanen Stufe Mitteleuropas anstelle der ursprünglichen Waldgesellschaft (vgl. Abb. **57**). Im schraffierten Bereich gibt es so gut wie keine extensiv genutzten Grünlandbestände, weil diese Böden eine intensivere Bewirtschaftung am besten lohnen (siehe Abb. **60**). Die dargestellten Verbände entsprechen insgesamt mehreren pflanzensoziologischen Ordnungen und auch mehreren Klassen. So gehört das Molinion in die Klasse der Molinio-Arrhenatheretea („Grünlandgesellschaften"), das Caricion aber in die Klasse der Scheuchzerio-Caricetea-nigrae („Kleinseggen-Zwischenmoore und -Sumpfrasen") (nach 5).

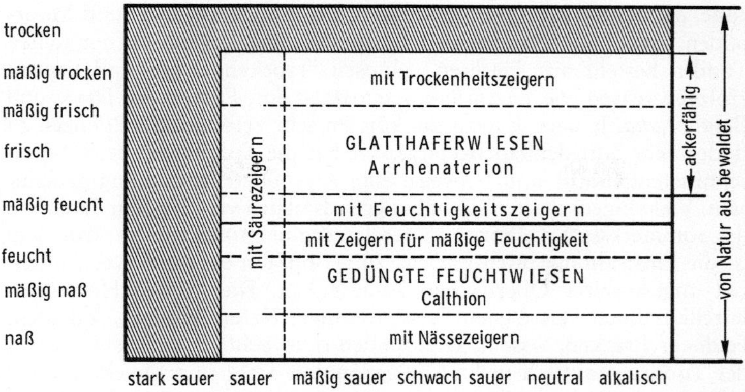

Abb. **60** Durch Düngung oder nährstoffbringende Überflutung werden andere Wiesenverbände an die Stelle der in Abb. **59** dargestellten gesetzt. Düngewiesen fehlen einerseits an den trockensten Standorten, weil sich hier die Nährstoffzufuhr zu wenig auswirkt, anderseits auf sehr sauren Böden, weil Düngung zugleich eine Basenzufuhr bedeutet, die Böden also nie sehr sauer sind (nach 5).

Die starke Zunahme der offenen Vegetationseinheiten seit dem Mittelalter hat anderseits zu einer Einwanderung und starken Vermehrung von ursprünglich hier nicht vorhandenen Formen geführt, wie z. B. beim Wildkaninchen, das erst seit dem Mittelalter bei uns lebt und vorher nur auf der Iberischen Halbinsel vorkam. Manche Eigenheiten der mitteleuropäischen Biozönose sind auch eine Folge der Eiszeit, diese sollen hier aber nicht diskutiert werden. Die Eiszeit ist auch eine der Ursachen dafür, daß die vergleichbaren Ökosysteme Nordamerikas soviel artenreicher sind als die Europas, also eine größere Artendiversität aufweisen. Wir finden in Mitteleuropa etwa 17 wirklich einheimische **Laubbaumgattungen,** im östlichen Nordamerika aber 41 Gattungen. Mit Ausnahme der Gattung *Pyrus* kommen alle anderen europäischen Gattungen im östlichen Nordamerika ebenfalls vor, zusätzlich aber z. B. noch *Liriodendron, Magnolia, Platanus* oder *Robinia*, die bei uns nur angepflanzt werden oder nur in Südeuropa vorkommen. Gleiches gilt für die **Nadelbäume:** Mitteleuropa hat die 5 Gattungen *Abies, Picea, Pinus, Larix* und *Taxus*. Das östliche Nordamerika beherbergt zusätzlich zu diesen noch die Gattungen *Thuja, Taxodium, Juniperus* (in Mitteleuropa als Strauch vertreten), *Tsuga* und *Chamaecyparis*. Neben den historischen Ursachen dürften allerdings auch die rezentklimatischen Unterschiede von einer gewissen Bedeutung sein (5, 8, 19).

Taiga und Tundra:

Nördlich an die Silvaea schließt sich der Nadelwaldgürtel oder die **Taiga** an (16). Nördlich davon befindet sich schließlich die **Tundra-**

zone, ein baumfreier Ökosystemtyp mit Rohböden, Gleyen und Moorböden sowie einer artenarmen Biozönose. Die Vegetation der reinen Tundra besteht aus Flechten, Moosen, Trockengräsern und kleinen Holzgewächsen wie *Vaccinium, Arctostaphylos, Empetrum, Dryas* und *Betula nana*. Je nach Exposition können sehr verschiedene Pflanzen zu finden sein. Mit der Hochgebirgszone hat die Tundra die tiefe Durchschnittstemperatur und teilweise eine Artenübereinstimmung gemeinsam. Viele Eigenschaften sind aber grundsätzlich verschieden: Während des Sommers geht die Sonne in der Tundra nicht mehr unter; trotzdem ist die **Einstrahlungsintensität** viel zu gering, um ein intensives Aufheizen angestrahlter Oberflächen zu erlauben. Die in den Hochalpen durchaus noch vertretenen Schmetterlinge, Käfer, Wanzen, Zikaden, Feldheuschrecken, Asseln, Diplopoden oder Schnecken finden sich in der Tundra praktisch nicht. Die genannten Tiere sind für ektotherme Lebewesen relativ groß, und sie würden unter den ständig niedrigen Temperaturen der Tundra sehr viel Zeit für ihre Entwicklung brauchen. Ferner ließe sich ihre Nahrung – sie leben vorwiegend herbivor – nur langsam aufschließen, denn der Aufschließungsprozeß ist bei ihnen völlig von der Außentemperatur abhängig. Dagegen sind die Endothermen stark im Vorteil: Sie können die Nahrung bei einer Körperinnentemperatur von annähernd 40 °C aufschließen.

Kleine wechselwarme Tiere, die am **Abbauprozeß** der organischen Substanz beteiligt sind, kommen in der Tundra relativ häufig vor, z. B. manche Mücken, Collembolen, Milben, Enchytraeen, aber auch parasitische Hymenopteren. Viele Insekten – auch die kleineren Formen – benötigen zwei oder mehr Jahre für Ihre Entwicklung. An **Warmblütern** kommen vor: Rentiere, Moschusochsen, Lemminge, Schneehasen, Schneehühner und andere. In den Tundren Mitteleuropas lebten während der Eiszeit auch noch das Mammut, Pferde und Bären. Die wenigen in der Tundra lebenden Säugetiere zeigen ausgeprägte Dichteschwankungen. Man kennt die Massenvermehrungen mit anschließendem Populationszusammenbruch bei Lemmingen. Ähnliches – bei allerdings längeren Zyklen – vermutet man bei natürlichen Rentierpopulationen.

Der größte Teil der Primärproduktion wird in der Tundra gewöhnlich über den detrivoren Weg abgebaut. Vielleicht gilt das aber in nur abgeschwächter Weise zu Zeiten starker Massenvermehrungen der herbivoren Säugerarten; dann ist auch der Primärkonsumentenweg bedeutend (4).

Immergrüne Hartlaubwälder:

Äquatorwärts an die sommergrünen Laubmischwälder des Silvaeatyps schließen sich im allgemeinen immergrüne Hartlaubwälder in einem sommer-trockenen und winter-feuchten Klima an. In Übergangsformen können auch noch laubabwerfende Formationen, in Europa z. B. die

Eichenwälder aus den Arten *Quercus pubescens, Quercus cerris* und *Quercus petraea*, bestehen. In Süd- und Mittelkalifornien stehen ebenfalls immergrüne Hartlaubwälder, die auch dort vorwiegend aus Eichen aufgebaut sind. In Südkalifornien befindet sich eine etwa 2–3 m hohe Gebüschformation, die ähnlich der europäischen Macchie ist, aber eine natürliche Gesellschaft darstellt und Chapparal heißt. In Südaustralien treten Eukalyptuswälder an den entsprechenden Stellen auf. So wie polwärts von den Laubmischwaldzonen das Feuer regelmäßig auftritt und Nährstoffe freisetzt, so tritt es auch äquatorwärts davon in den Hartlaubwäldern wieder mit der gleichen ökologischen Bedeutung auf. Es gibt viele Anpassungen an diese regelmäßigen Feuer. Wird das Feuer künstlich eingedämmt, so ändert sich die typische Artenzusammensetzung der Biozönose (13, 22, 23).
Noch weiter äquatorwärts schließen sich die subtropisch-tropischen Formationen der Wüsten (20), Halbwüsten, Steppen, Savannen, der Sumpfformationen (1, 21, 27, 29, 31), tropischen Regenwälder und vielen Kleinformen (z. B. Galeriewälder) an. Wir betrachten hiervon lediglich die Savanne und den tropischen Regenwald näher.

Savanne:
Savannen sind Trockengrasfluren mit eingestreuten Bäumen und Sträuchern. Baumfreie Gebiete werden dabei auch oft als Steppen abgesondert, doch ist der Übergang grundsätzlich fließend. Wir beschränken uns hier auf die subtropisch-tropischen eigentlichen Savannen. Neben dem geschilderten Vegetationsaspekt sind noch folgende Kennzeichen allgemein wichtig:

1. Der Großteil der **Primärproduktion** entfällt auf den Grasbestand, nicht auf den Laubholzbestand.
2. Die **Primärkonsumption** ist relativ intensiv und nicht so stark zugunsten des detritischen Energieflußes zurückgedrängt, wie in den meisten polwärts anschließenden Ökosystemen.
3. Auch hier treten regelmäßig **Feuer** auf, die in den warm-tockenen Perioden eine Remineralisation beschleunigen. Die auftretenden Temperaturen sind dabei am Boden nur wenige Minuten lang um 70–80 °C. Starke Borkenbildung der Bäume schützt diese vor dem Absterben; die Erneuerungsknospen der Gräser und die Kleintiere sind unter der Oberfläche geschützt.
4. Immer ist eine reichhaltige **Insektenfauna** (Ameisen, Termiten, Käfer usw.) mit z. T. intensiver Primärkonsumption (Wanderheuschrekken!) anzutreffen, letzteres in starkem Gegensatz zur Tundra.
5. Die **Großtierwelt** ist aus historisch-tiergeographischen Gründen außerordentlich verschieden (wieder im starken Gegensatz zur Silvaea-Taiga-Tundra-Region): Afrika hat viele Paarhufer, Unpaarhufer, Elefanten, Raubkatzen, Hyänen, Strauße, Altweltgeier usw. Indien ist ähnlich, aber artenärmer. Südamerika beherbergt nur

wenige Paarhufer sowie den Nandu, den Mähnenwolf und Neuweltgeier. Ursprünglich waren hier allerdings auch noch Riesengürteltiere und Riesenfaultiere vorhanden, die wahrscheinlich die ökologische Funktion der Säuger der afrikanischen Savanne innehatten, aber vielleicht durch die Ureinwohner Südamerikas ausgerottet wurden. Australien hat keine Laubäser (wie z. B. die Giraffen und manche Antilopen) was vielleicht die Ursache für die geringere Bedornung seiner Savannenpflanzen ist. Hier leben verschiedene Beuteltiere, Emus, Papageien und Sittiche als Primärkonsumenten.

6. Generell ist ein starker **Gesellschaftstrieb** der Tiere festzustellen, was ein Gegensatz zu den Waldformationen, aber eine gewiße Parallelerscheinung zur Tundra ist.

Die starken Unterschiede, namentlich in der Säugerfauna, lassen außer den genannten keine allgemeinen Beziehungen für den Energiefluß, den Stoffkreislauf und für trophische Beziehungen zusammenstellen. Illustrationshalber sollen aus der Fülle der einander bedingenden Wechselbeziehungen zwei Beispiele aus der **ostafrikanischen Savanne** in der Abb. **61** und der Abb. **62** dargestellt werden. Die Abb. **61** zeigt die Beziehungen zwischen Termiten, Gräsern, Impalaantilopen und den Schirmakazien. Die Abb. **62** zeigt stark vereinfacht einige wichtige Ernährungsbeziehungen in der Serengeti in Ostafrika (2, 3, 11, 12, 14, 15, 18, 24–26, 28 30).

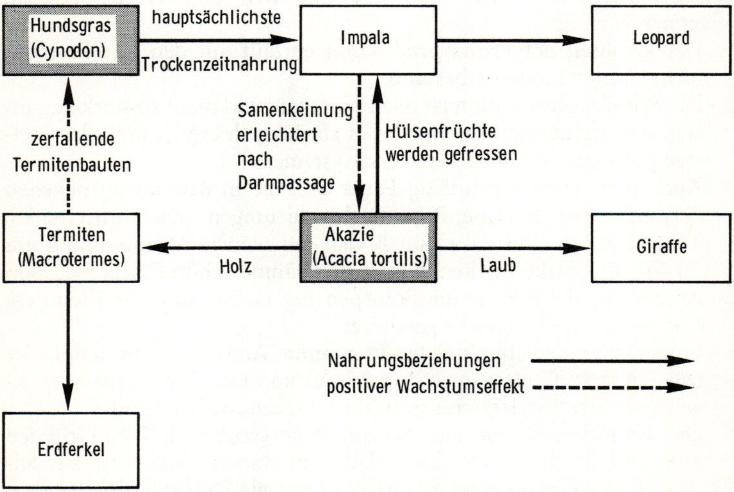

Abb. **61** Nahrungsketten und andere ökologische Beziehungen zwischen Pflanzen, Primärkonsumenten und Sekundärkonsumenten in der Savanne Ostafrikas (nach LAMPREY).

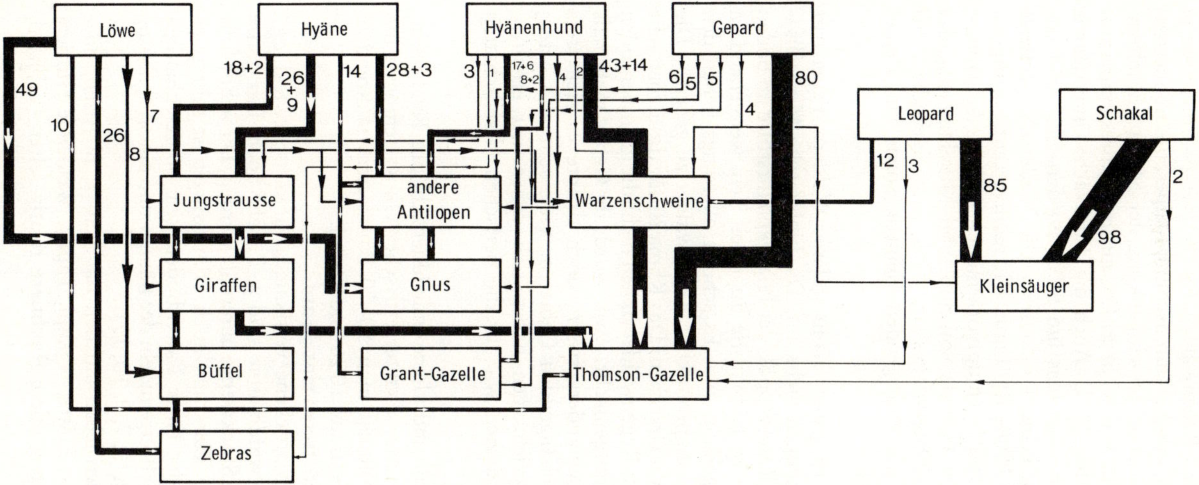

Abb. **62** Ernährung der größeren Raubtiere der Serengeti (Ostafrika), stark schematisiert und vereinfacht. Die Zahlen geben den prozentualen Anteil einzelner Beutearten für die 6 Raubtierarten wieder. Bei zwei Zahlen (z. B. 18+2) bezieht sich die erste auf die adulten Beutetiere, die zweite auf die juvenilen. Der Begriff „Kleinsäuger" umfaßt u. a. Mäuse und Hasenartige (nach 11).

Tropischer Regenwald:
Die eigentlichen tropischen Regenwälder des Hylaeatyps finden wir in Zonen, in denen die monatliche Durchschnittstemperatur mindestens etwa 18 °C beträgt und die Jahresschwankung der Monatsmitteltemperatur auch nur bei etwa 5–6 °C liegt. Die mittlere Jahrestemperatur liegt typischerweise bei 24–30 °C. Auch die Tag-Nacht-Unterschiede sind gering und betragen höchstens um 6 °C. Niederschlag fällt das ganze Jahr; es gibt somit keine Trockenzeit. Die Niederschlagsmenge pro Jahr beläuft sich auf 1500–5000 mm. Die relative Luftfeuchtigkeit liegt zwischen 75% und 100%. Hauptvorkommen sind das Amazonasbecken und einige weitere Gebiete von Süd- und Mittelamerika, das westliche Zentralafrika, Ostmadagaskar, Teile von Südindien, Sri Lanka, Indonesien und die umliegenden Gebiete, sowie ein kleines Stück in Nordostaustralien.

Der jährliche Streuanfall ist größer als in anderen Wäldern. Feuer tritt unter natürlichen Bedingungen nicht auf. Die biologische Mineralisation ist sehr intensiv. Die Reservepools der Pflanzennährstoffe im Boden sind äußerst gering, da die Nährstoffe zu jeder Zeit weitgehend in lebende Bestandteile eingebaut sind. Es scheint allerdings neben den hochproduktiven auch geringproduktive Regenwälder zu geben. – Die reiche Formenwelt hat zwei Ursachen: Das Klima ist für das Leben sehr günstig und die tropischen Regenwälder haben nicht die grundlegenden Zerstörungen der Eiszeit mitgemacht. Zwar wurde ihr Gebiet mehrmals stark dezimiert und auseinandergerissen, doch dehnte es sich stets wieder aus zu zusammenhängenden Gebieten. Viele sehr alte Arten, Gruppen und Wechselbeziehungen haben sich daher hier erhalten. Auffallend für die pflanzlichen wie für die tierischen Gesellschaften sind:

1. Eine große Artenvielfalt und kleine Individuenzahl pro Flächeneinheit. Die **Diversität** ist unter allen terrestrischen Ökosystemtypen am größten. Auf 10^4 m^2 findet man 50–70 Baumarten, während in gemäßigten Zonen oft nur um 10 zu finden sind.
2. Viele Pflanzen und Tiere treten **einzeln** auf.
3. Es hat sich eine ausgesprochene vertikale „Aufwärtsentwicklung“ herausgebildet. Die Urwaldbäume sind z. T. sehr hoch. Der ganze Wald kann in mehrere **Stockwerke** unterteilt werden. Die arborikole (= baumbewohnende) Tier- und auch Pflanzenwelt ist sehr reich entwickelt, während der harte Lateritboden kein so reichhaltiges Leben zuläßt. Auch die Brettwurzeln der Bäume sind eine Anpassung an diesen harten Boden (6, 7, 9, 10, 17).
4. Die meisten **Herbivoren** leben auf den Bäumen (z. B. Affen) oder konsumieren zumindest Blätter (Okapi, Tapir). Weidende Huftiere gibt es praktisch nicht, größere **Raubtiere** relativ selten (Leopard, Jaguar).

4.3.5. Marine Ökosysteme

Gliederung und allgemeine Kennzeichen:
Das Weltmeer bedeckt etwa 71% der Erdoberfläche und ist eine zusammenhängende Wassermasse, die allerdings morphologisch (bezüglich der geologisch-morphologischen Ausgestaltung des Untergrundes), funktionell (bezüglich der Charakteristiken des Energieflusses und Stoffkreislaufs) und in der Zusammensetzung der Organismengemeinschaften höchst unterschiedlich ausgebildet ist. Wir können große Bereiche der **Flachsee** in verschiedenen Gebieten finden, so das Nordsee-Ostsee-Gebiet, das südchinesisch-indonesisch-australische Flachseegebiet, große Gebiete am östlichen Rand von Nord- und Südamerika, nördlich und östlich von Sibirien. Sie reichen nicht tiefer als etwa 200 m unter den heutigen Meeresspiegel und machen ca. 8% der Meeresfläche oder ca. 5,7% der gesamten Erdoberfläche aus. (Zum Vergleich: Die Binnengewässer machen ca. 2% der Erdoberfläche aus.) Diese Gebiete sind sehr heterogen, zum Teil stark ausgesüßt, wie die Ostsee, und sind im Laufe des Pleistozäns starken Wasserstandsschwankungen und Austrocknungen ausgesetzt gewesen, die als Folgen der wechselnden Kalt- und Warmzeiten auftraten. An die Flachsee schließt sich eine relativ steil abfallende Zone, die in die **Tiefsee** übergeht. Weite Gebiete des Meeresbodens im Bereich der Tiefsee liegen etwa 4000–5000 m unter dem Meeresspiegel; an den Rändern des Pazifiks, vereinzelt auch der anderen Ozeane, finden wir die „Tiefseegräben" an den Stellen, wo die ozeanische Erdkruste in das Erdinnere absinkt (Abb. **63**).

Neben dieser geologisch-morphologischen Gliederung kann man das Meer auch funktionell nach den thermischen, optischen, chemischen, produktionsökologischen und allgemeinen Stoffkreislaufeigenschaften horizontal und vertikal gliedern. Die thermischen Eigenschaften sind eine Folge der **Sonneneinstrahlung**, die von den Tropengebieten gegen die Pole und von der Meeresoberfläche gegen die Tiefe abnimmt (vgl.auch Extinktionsgesetz S. 128). Die komplexe Verteilung der Meerestemperatur ist aber nur zu verstehen, wenn man auch die Windbewegung und v. a. die Meeresströmungen mitberücksichtigt, die letztlich auch durch die Strahlungsenergie angetrieben werden. Typischerweise entsteht während der wärmeren Jahreszeit eine einigermaßen durchmischte gleichmäßig temperierte Oberschicht, die etwa 20–200 m dick ist. Darunter folgt eine Zone relativ starker Temperaturabnahme – die **Thermokline** – die wesentlich mächtiger und tiefer gelegen ist, als das Metalimnion der Seen. Die Untergrenze der Thermokline, die manchmal auch zweistufig ausgebildet ist, liegt im Ozean bei etwa 500–1000 m. Darunter liegt dann das kalte Tiefenwasser (entsprechend dem Hypolimnion), das meist 0–3 °C mißt. Abweichungen von diesem allgemeinen Schema findet man dort, wo große Meeresströmungen durchziehen oder kaltes Tiefenwasser von unten nach oben vorstößt

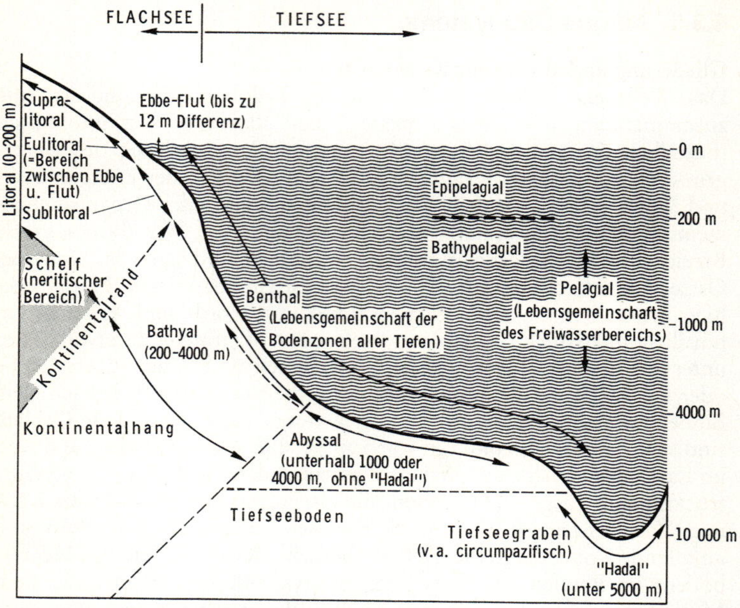

Abb. **63** Gliederung des Weltmeeres nach der Morphologie des Untergrundes (gesperrte Schreibweise) und nach Lebensbereichen (Endung -al).

oder auch in fast abgeschlossenen Meeresbecken. So liegt die Temperatur des Tiefenwassers im Mittelmeer bei 12 °C, weil kein kühles Wasser über die seichte Meerenge von Gibraltar einfließen kann und das Mittelmeer selbst nicht in kühle Gebiete vorstößt. Im Roten Meer liegt die Tiefentemperatur noch höher. Die Tag-Nacht-Schwankungen der Temperatur betragen in den Oberflächenschichten des Ozeans nur einige Zehntel Grad, in flachen Küstengewässern bis ungefähr 2 °C (also vergleichbar größeren Binnengewässern), im Litoralgebiet mit nur zeitweiser Wasserbedeckung allerdings wesentlich mehr, so z. B. im Wattboden im Hochsommer bis 15 °C.

Das **Licht** bewirkt nicht nur die Temperatursteigerung des Wassers, sondern ermöglicht auch optische Orientierungen der Organismen und vor allem die Photosynthese. Die Gesamtenergie der Lichtstrahlung nimmt sehr unterschiedlich stark ab, wie in der Abb. **64** an einigen Beispielen gezeigt wird, verläuft aber im Prinzip nach dem erwähnten Exponentialgesetz (S. 128) und weist typischerweise auch einige Knickstellen als Folge unterschiedlicher Eigenschaften der Wasserkörper auf. Schon innerhalb des für Menschen sichtbaren Bereichs finden sich allerdings starke Unterschiede in der Eindringtiefe. Wie die Abb. **64b**

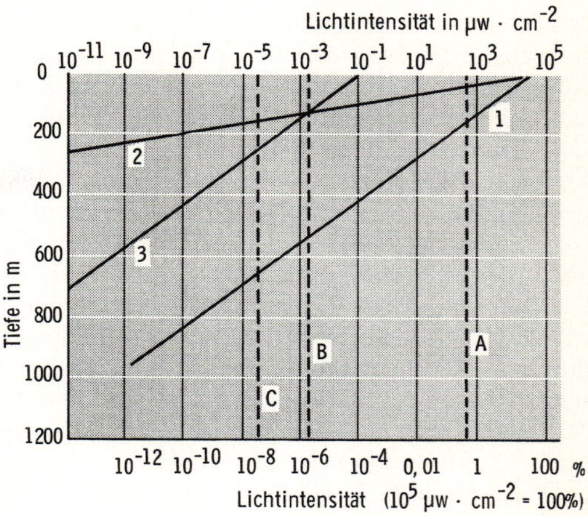

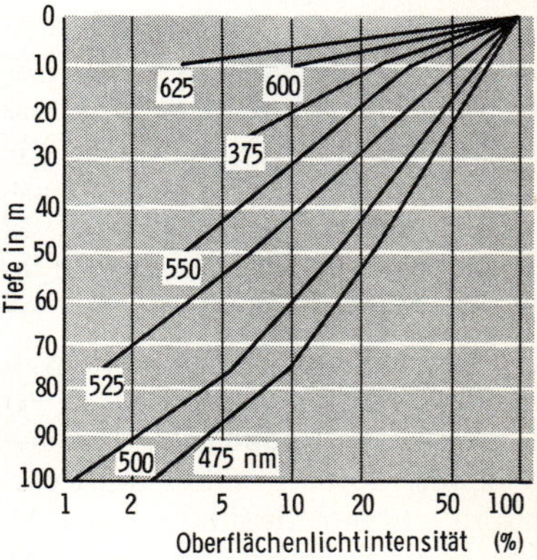

Abb. **64** **a** Lichtenergie im Meerwasser in Abhängigkeit von der Tiefe, der Beleuchtung und dem Wasserkörper. Ungefähre Richtwerte: 1 = klares Ozeanwasser, 2 = Küstenwasser, 3 = klares Ozeanwasser nachts bei Vollmond, A = Grenze des Phytoplanktonwachstums, B = Grenze der Farbunterscheidung, C = Grenze der Phototaxisorientierung (nach CLARKE).

b Eindringtiefe des Lichtes verschiedener Wellenlängen (in nm), dargestellt als % des Oberflächenlichts auf 11° 25′ südlicher Breite, 102° 08′ östlicher Länge (nach JERLOV).

zeigt, sind in 10 m Tiefe am gemessenen Ort zwar noch etwa ¾ der Strahlungsenergie bei 475 nm zu finden, aber nur noch etwa 3% bei 625 nm. Daraus folgt eine rasche Abnahme des Farbunterscheidungsvermögens mit der Tiefe, v. a. in den gemäßigten und kalten und in den küstennahen Gebieten. Strahlung um 450–500 nm kann aber auch noch in größeren Tiefen wahrgenommen werden und kann z. B. zu einer allgemeinen optischen Unterscheidung zwischen „oben“ und „unten“ dienen oder aber aufgrund der diurnalen Änderung in der Intensität auch über die Tageszeit informieren. Auf diese Weise werden zum Beispiel **Vertikalwanderungen** gesteuert, die viele Zooplankter durchführen. Die Wasserschichten unterhalb dieser einfachen phototaktischen Wahrnehmungsmöglichkeiten kann man als **aphotische** Zone bezeichnen, diejenige darüber bis zur photosynthetischen Kompensationsebene als **dysphotische** Zone, und schließlich kann man über der Kompensationsebene von der **euphotischen** Zone reden. Die Kompensationsebene liegt, wie schon erwähnt (S. 148), bei ungefähr 1% der Oberflächenstrahlungsenergie im sichtbaren Bereich. In stark getrübten Küstengebieten liegt sie oft in weniger als 1 m Tiefe, in den nördlichen gemäßigten Breiten oft zwischen etwa 1 m und 50 m, in klarem tropischem Ozeanwasser bei rund 50–150 m. Parallel dazu ändert sich auch die Meeresfarbe von grau-grünlich über bläulich bis zu tiefblau. Die Lichtintensität und auch die Eindringtiefe sind aber nicht direkt Maßzahlen für die Höhe der Primärproduktion. Diese wird vielmehr durch die Verfügbarkeit von Nährstoffen bestimmt. Dort, wo nährstoffreiches Tiefenwasser zur Oberfläche emporsteigt (in der Tiefe liegen die Nährstoffe vermehrt mineralisiert vor), ist hingegen eine erhöhte Primärproduktion möglich, denn das marine Phytoplankton ist zum großen Teil durch die Verfügbarkeit von NO_3^-, von PO_4^{3-} und möglicherweise noch durch andere Ionen in seinem Wachstum limitiert. Die **Primärproduktion** liegt in großen Teilen des freien Ozeans bei unter 0,1 $g\ C \cdot m^{-2} \cdot d^{-1}$, in den meisten Küstengebieten aber über 0,5 $g\ C \cdot m^{-2} \cdot d^{-1}$ (vgl. Tab. **11**, S. 112). Während also auf dem Festland die Primärproduktion v. a. von der Niederschlagsmenge abhängt (niedrigste Produktion in den subtropischen Wüstengebieten), sind im Meer v. a. die Nährstoffe limitierend. Dadurch können „fruchtbare“ Meeresgebiete direkt neben Wüstengebieten auf dem Festland gelegen sein, so z. B. an den Westküsten von Südamerika, Afrika und Australien.

Geringe Ionenkonzentrationen werden allerdings nicht nur durch die phototrophe Primärproduktion verursacht, sondern auch durch die Aktivität **heterotropher Mikroorganismen.** So dürfte die niedere NO_3^-- und NO_2^--Konzentration im Meer zu einem guten Teil auf der Aktivität nitrat- und nitritdissimilierender Bakterien beruhen. Zwischen Bremerhaven und Helgoland kann man direkt eine Abnahme in der Anzahl N-dissimilierender Bakterien im Verhältnis zur Gesamtzahl der heterotrophen Bakterien feststellen. Ein beachtlicher Teil des N geht hierbei als N_2 an die Atmosphäre verloren (24).
Die großen Meeresströmungen bringen es mit sich, daß alle Wasserkörper gegeneinander in Bewegung sind und an manchen Stellen auch kaltes Tiefenwasser an die Oberfläche kommt (4). Eine schematische Darstellung des pelagischen Stoffkreislaufs für P, N und Si in einem solchen nährstoffreichen **Auftriebsgebiet** („upwelling area“) ist in der Abb. **65** zusammengestellt.
Der Meeresboden ist auf der überwiegenden Fläche seiner Ausdehnung aerob, teilweise aber auch **anaerob.** In diesem zweiten Fall ist der Schlamm durch H_2S und Eisensulfide schwarz oder bläulich-schwarz gefärbt. In den norwegischen Fjorden oder an Teilen der Ostsee finden wir solche Ablagerungen. Vor allem aber ist die gesamte Tiefenschicht

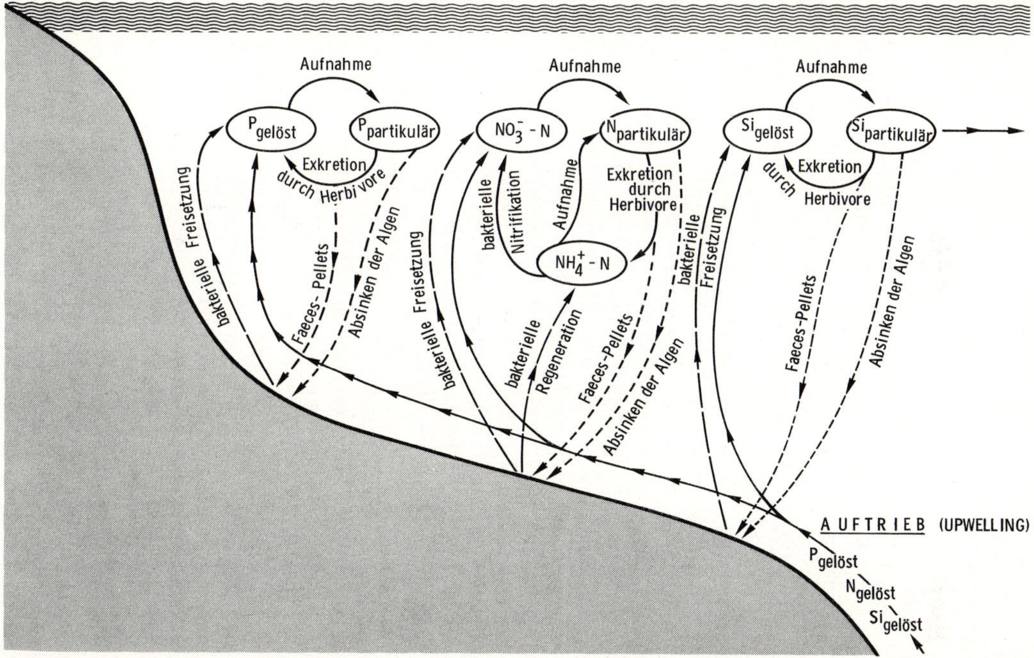

Abb. **65** Stark vereinfachtes Schema des Stoffkreislaufs von P, N und Si in einem ozeanischen Auftriebsgebiet. Bakterielle Freisetzung von P und Si innerhalb des trophogenen Wasserkörpers sind der Übersichtlichkeit halber ebensowenig dargestellt wie der NO_2^--Pool, der mit dem NO_3^--Pool und dem NH_4^+-Pool in Verbindung steht. Weiter fehlen die N- und P-Pools der gelösten organischen Substanz, zwei wichtige Pools 2. Ordnung (vgl. Abb. 39). – In der (hier nicht dargestellten) Tiefsee sind die Umsetzungen am Meeresboden relativ unwesentlich im Vergleich zu den Umsetzungen im freien Wasserkörper (nach DUGDALE).

des Schwarzen Meeres unterhalb von 100–150 m anaerob. Dieser von tierischem Leben freie, relativ salzreiche und kalte untere Wasserkörper liegt in diesem Meeresbecken ohne nennenswerten Austausch unter einer warmen, salzarmen Oberschicht, in der sich eine pelagische Lebewelt, ungefähr ähnlich derjenigen in der Nordsee, entwickelt hat.

Pelagische Biozönosen:
Die Eigenschaften des Energieflusses und des Stoffkreislaufs wie auch die quantitativen Größen der zwischenartlichen Beziehungen sind auch im marinen Bereich sehr intensiv durch die menschliche Aktivität verändert worden. Durch Verschleppung und Erstellen von Kanälen (Panamakanal, Suezkanal) kommt es zu Faunenvermischungen, durch Eutrophierungs- und Verschmutzungseinflüsse kommt es an vielen Stellen zur Artenverarmung, und schließlich hat die intensive Bewirtschaftung der Meeresbestände zu starken Umstrukturierungen geführt. Zu diesem letzten Beispiel sollen einige Angaben aus dem **antarktischen Meeresökosystem,** dem großen subpolaren und polaren Wasserring um den antarktischen Kontinent, gebracht werden. Die trophischen Beziehungen sind hier verhältnismäßig einfach. Das Phytoplankton umfaßt verschiedene Formen und zeigt eine Primärproduktion von etwa 160 g Frischmasse pro m^2 und Jahr (zum Vergleich: in der Nordsee sind es 500–1000 g). Viele auffallend große Diatomeen werden vom **Krill** (Euphausia superba), einem 5–6 cm langen und etwa 1 g schweren Planktonkrebs, gefressen, die kleineren Algenformen allerdings nicht (Abb. **66**). Die riesigen Schwärme dieses Krebses dienen verschiedenen Carnivoren als Nahrung, so auch den Walen. Die **Wale** dürften um 1900, vor dem Beginn des Walfangs, etwa 180 Mio. Tonnen Krill pro Jahr gefressen haben; 1975 waren es noch etwa 32 Mio. Tonnen, da der Walbestand stark abgenommen hatte. Weitere Zahlen können der Abb. **66** entnommen werden. Der von den Walen jetzt geschonte Krillanteil verhilft zu einem guten Teil den anderen Warmblütern zu erhöhten Beständen, so z. B. den Pelzrobben, die sich stark vermehrt haben. Die Wale wurden so stark dezimiert, daß sie jetzt unterhalb der optimalen Ertragsdichte liegen. Bei einer optimalen Waldichte würde sich wahrscheinlich eine jährliche Fangquote von etwa 1–2 Mio. Tonnen erreichen lassen. Ließe sich allerdings der Krill wirtschaftlich einfangen und verwerten, könnte man hier noch zusätzlich rund 80 Mio. Tonnen einsammeln. Die Nahrungsketteneffizienz von der optimalen Weltproduktion an Walen (2 Mio. Tonnen) zur Phytoplanktonproduktion (total 6000 Mio. Tonnen) ist nämlich mit unter 0,05% sehr gering, deswegen ist die hohe Krillproduktion letztlich nur durch eine direkte Nutzung des Krillbestandes selber wirklich „ökonomisch" und ertragreich.
Ganz andere Verhältnisse liegen in der **Nordsee** vor. Sowohl das Phytoplankton wie auch die wichtigsten Primärkonsumenten (der

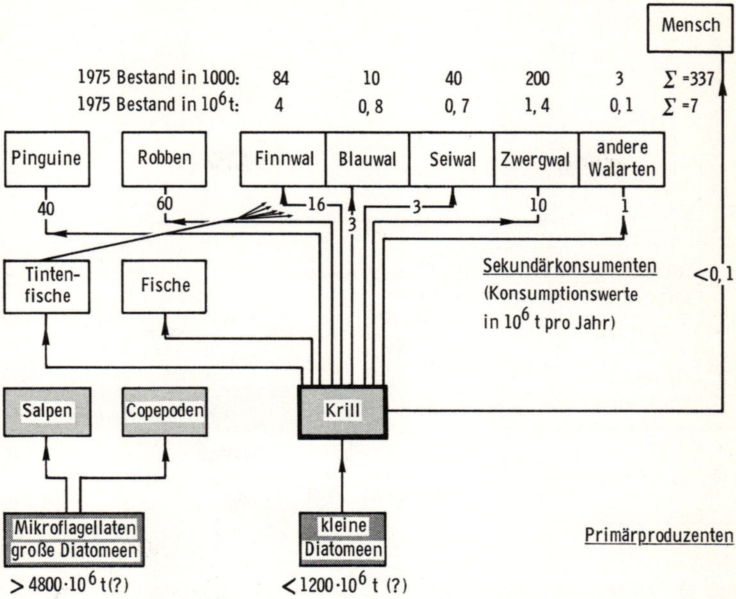

Abb. **66** Nahrungsbeziehungen im antarktischen Weltmeer mit besonderer Berücksichtigung des Krill (wichtiger Planktonkrebs). Produktion der Primärproduzenten in Frischmasseeinheiten. Konsumptionswerte der Sekundärkonsumenten und der Walbestand in 10^6 Tonnen Frischmasse (nach HEMPEL).

Copepode *Calanus*) sind viel kleiner und zeigen wesentlich höhere Biomasseturnoverwerte (P-B-Verhältnisse). Die Nahrungsketteneffizienz (Fischproduktion zu Primärproduktion) ist mit über 1% um ein Vielfaches günstiger als in der Antarktis. Dies alles bewirkt, daß hier der Fischfang nicht derart ungünstig gegenüber einem möglichen Zooplanktonfang dasteht.

Flachwasserbiozönosen:

Im Flachwasserbereich und speziell in Küstennähe finden wir recht komplexe Beziehungen, was die Ausgestaltung des Milieus betrifft, aber auch was die Energieflüsse und Stoffkreisläufe betrifft (7). Sie sind der Meeresteil, wo die intensivsten Beziehungen zur menschlichen Aktivität auftreten. Als Beispiel soll hier zunächst die Situation in einem Teil der **westlichen Ostsee,** nämlich der Kieler Bucht, dargestellt werden:

Ein schematischer Querschnitt ist auf der Abb. **67** zu sehen. Die Wassertiefe beträgt meist 10–25 m, teilweise bis 35 m. Der Austausch zwischen Boden- und Oberflächenwasser ist vor allem im Sommer durch eine ausgeprägte Sprungschicht verhindert, die durch die Kombi-

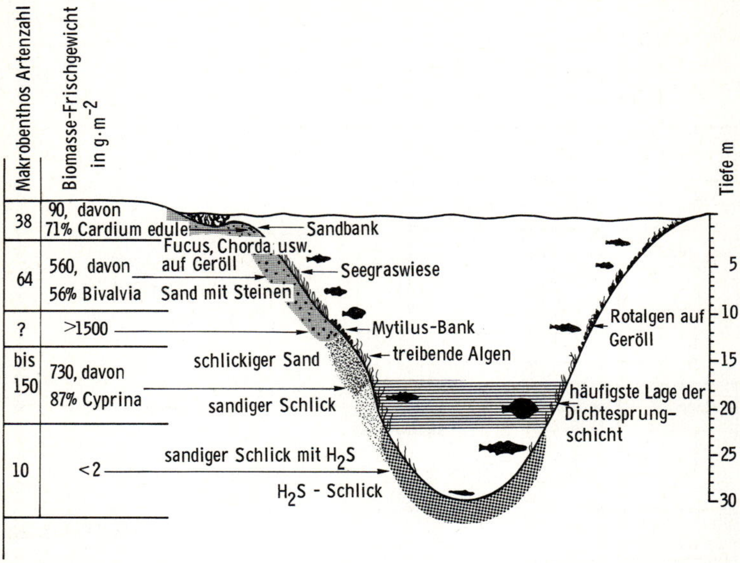

Abb. **67** Allgemeines Zonierungsschema sowie Artenzahl und Biomasse von Makrozoobenthos im südwestlichen Rinnensystem der Kieler Bucht. Salzgehalt in Oberflächennähe im allgemeinen 10–20‰, unterhalb der Dichtesprungschicht 15–30‰. *Fucus* und *Chorda* sind Braunalgen (nach verschiedenen Autoren aus 1).

nation einer Erwärmung und eines geringeren Salzgehaltes in den oberen Schichten (oben 10–20‰, unten 15–30‰) zustande kommt. Der Diversitätsindex H_s des Makrobenthos erreicht an geeigneten Orten wesentlich höhere Werte als etwa in der mittleren oder gar der östlichen Ostsee. Im übrigen findet man in Abhängigkeit von der Tiefe ein Zonierungsschema, wie es die Abb. 67 zeigt, wobei allerdings nicht eigentliche Gürtel, sondern mehr mosaikartige Pflanzenwuchszonen zu beobachten sind. Unterhalb der Sprungschicht, die ihre Lage im Laufe des Jahres wechselt, finden wir nur noch wenig Sauerstoff und einen H_2S-haltigen Schlick. Hier ist sowohl die pflanzliche wie die tierische Biomasse stark reduziert. Von den etwa 40 Bodenfischarten der Kieler Bucht sind die folgenden 6 Arten ausgesprochen häufig: Dorsch, Kliesche, Wittling, Scholle, Flunder, Sandgrundel. Diese Arten ernähren sich zum überwiegenden Teil von benthischen Invertebraten und zu einem geringeren Teil von anderen Bodenfischen. Die Biomasse der Bodenfische beträgt etwa 0,6 g C · m^{-2}, der jährliche Fischereiertrag etwa 0,7 g C · m^{-2} · $Jahr^{-1}$. Die Beziehungen können im einzelnen der Abb. 68 entnommen werden. Neben diesem benthischen Subsystem kann man ein pelagisches Subsystem unterscheiden. Einige Beziehungen davon

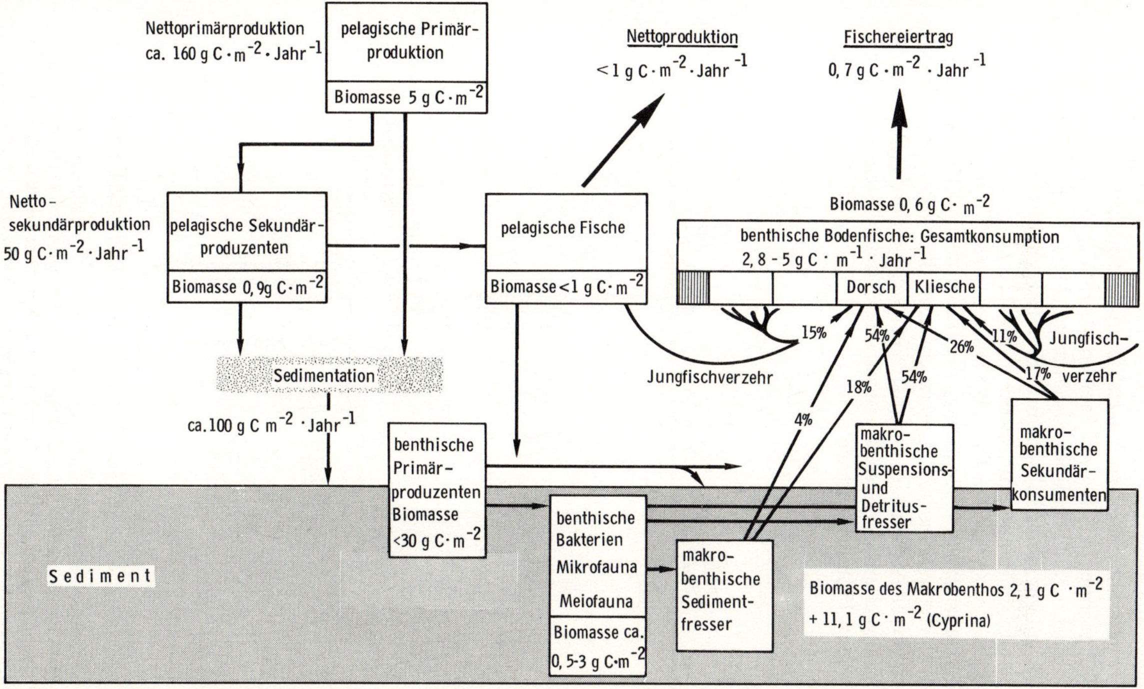

Abb. **68** Aspekte des C-Flusses in der Kieler Bucht. Links die Komponenten des pelagischen Subsystems; rechts und unten die Komponenten des benthischen Subsystems. Die „Meiofauna" umfaßt v. a. Nematoden und Harpacticiden. *Cyprina islandica,* die Islandmuschel, ist biomassemäßig die dominierende Art im Benthal (nach 2).

sind ebenfalls in der Abb. 68 zu erkennen. Über viele quantitative Beziehungen fehlen uns aber noch Informationen (1, 2, 20).
Wie stehen nun alle die vielen Invertebraten des Sediments miteinander in Beziehung? Energiefluß- und Stoffkreislaufdiagramme geben keine Auskunft darüber, warum eine bestimmte Art in einer bestimmten Häufigkeit auftritt. Physikalische und chemische Beziehungen, wie O_2-Gehalt, Salinität, Temperatur, Strömungen, Sedimentcharakter, Lichtintensität oder suspendierte Partikel, können viele Verbreitungs- und auch Abundanzmuster vorschreiben. Konkurrenz- und Räuber-Beute-Beziehungen treten aber dazu. Untersuchungen über Gleichgewichtsbeziehungen dieser Art sind im Benthal noch wenige durchgeführt worden. Ein Beispiel aus dem **Nordseewattenmeer** (Nordostende von Sylt) soll aber einige Prinzipien erläutern:

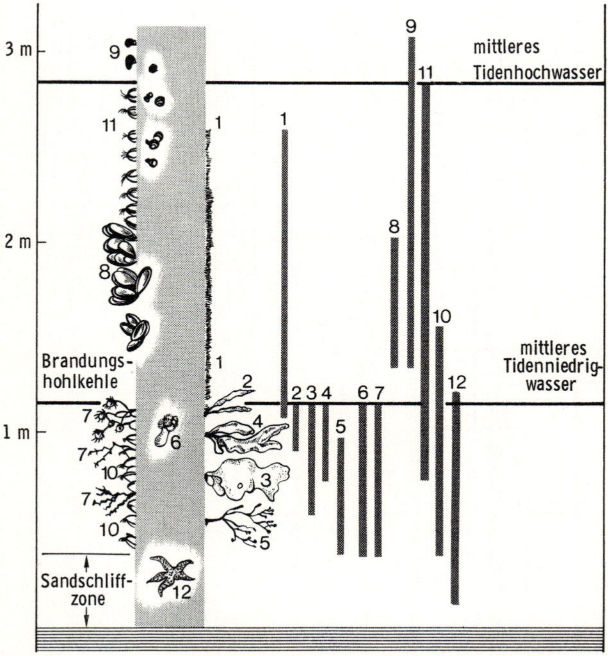

Abb. **69** Vertikale Zonierung der Meeresorganismen an einem Versuchsgestell auf Sylt: **1** *Enteromorpha sp.* (Grünalge), **2** *Enteromorpha linza* (Grünalge), **3** *Ulva lactuca* (Grünalge), **4** *Porphyra purpurea* (Rotalge), **5** *Ceramium rubrum* (Rotalge), **6** *Metridium senile* (Seenelke), **7** *Laomedea sp.* und *Tubularia larynx* (beides Hydrozoa), **8** *Mytilus edulis* (Miesmuschel), **9** *Littorina sp.* (Schnecke), **10** *Balanus crenatus* und *Balanus improvisus* (Seepocken), **11** *Balanus balanoides,* **12** *Asterias rubens* (Seestern) (nach 15).

Die Tidenschwankung beträgt in diesem Gebiet etwa 170 cm. Wegen der sehr flachen Neigung des Untergrundes fallen daher im Watt große Gebiete periodisch trocken. Während der Zeit der Bedeckung mit Wasser ändern sich kontinuierlich die Bedingungen, da 1. die Wasserhöhe schwankt und 2. die Fließrichtung vor allem in den Prielen (das sind die natürlichen Rinnensysteme) sich je nach Ebbe oder Flut verschieden verhält und 3. auch die Fließgeschwindigkeit verschieden groß ist. Wir finden hier ausgeprägte Zonierungen in der Besiedlung mit einer relativ artenarmen Biozönose, die diese extremen Bedingungen erträgt. Hartsubstrat, wie es an den Kliffs oder aber an den vom Menschen errichteten Bauten auftritt, kann eine Zonierung, wie sie in der Abb. **69** gezeigt ist, hervorrufen. Konkurrenzen können hier entweder zwischen verschiedenen Arten von Balaniden (Seepocken) auftreten, oder aber zwischen Grünalgenrasen und Balaniden: Mit Grünalgen bewachsene Unterlagen lassen z. B. für die Cyprislarven der Balaniden keine Anheftungsstellen mehr übrig. Ältere Balanidenindividuen können zudem jüngere, die sich dazwischen angesetzt haben, einfach erdrücken. Die räuberische Tätigkeit von Seesternen kann ferner die Untergrenze der *Mytilus*-(Miesmuschel-) und Balanidenbesiedlung bestimmen.
Das Weichsubstrat ist natürlich über einen sehr breiten Bereich zoniert, wie das in der Abb. 70 zum Ausdruck kommt. Die Invertebraten dieser

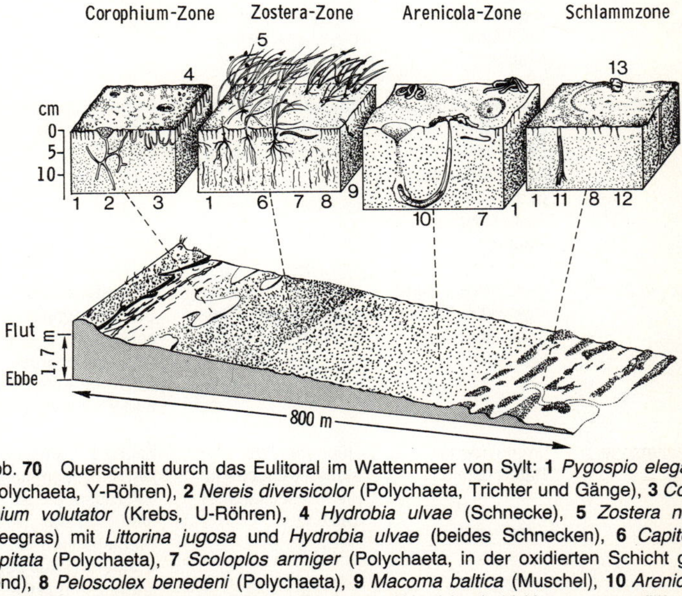

Abb. **70** Querschnitt durch das Eulitoral im Wattenmeer von Sylt: **1** *Pygospio elegans* (Polychaeta, Y-Röhren), **2** *Nereis diversicolor* (Polychaeta, Trichter und Gänge), **3** *Corophium volutator* (Krebs, U-Röhren), **4** *Hydrobia ulvae* (Schnecke), **5** *Zostera noltii* (Seegras) mit *Littorina jugosa* und *Hydrobia ulvae* (beides Schnecken), **6** *Capitella capitata* (Polychaeta), **7** *Scoloplos armiger* (Polychaeta, in der oxidierten Schicht grabend), **8** *Peloscolex benedeni* (Polychaeta), **9** *Macoma baltica* (Muschel), **10** *Arenicola marina* (Polychaeta, L-förmige Röhren, Trichter und Häufchen), **11** *Heteromastus filiformis* (Polychaeta), **12** *Tharyx marioni* (Polychaeta), **13** *Littorina littorea* (Schnecke) (nach 21).

Zonen werden durch Vögel, Fische (v. a. die Strandgrundel *Pomatoschistus [Gobius] microps*) und andere Invertebraten (v. a. die Nordseegarnele *Crangon crangon*) dezimiert. Man kann diesen summarischen Räubereinfluß dadurch unterbinden, daß man Käfige mit Maschen, die vor allem nur diese Räuber abhalten, im Watt verankert. Dadurch werden starke Änderungen in der Abundanz der nichträuberischen Makrofauna hervorgerufen (Tab. 17), während die Meiofauna (Nematoden, Turbellarien, Ostracoden, Copepoden) kaum von makrobenthischen Räubern beeinflußt wird (13, 15, 19, 21).

Tabelle **17** Faktoren, die die Makrofaunazusammensetzung der in der Abb. **70** gezeigten Zonen im Königshafen in Sylt determinieren (nach Reise).

Zone	Intensität des epibenthischen Räubereinflusses	hauptsächliche Prozesse, die die Zusammensetzung und die Dynamik der Gemeinschaft bestimmen	Charakteristiken der Gemeinschaft
Corophium-Zone	begrenzter Zugang für Räuber, wie Strandgrundel, Garnele, Krabbe	Konkurrenzausschlußmechanismen und gelegentliche physikalische Störungen	dichte Röhrenbildnergesellschaft
Zostera-Zone	durchwurzeltes und grobkörniges Sediment – räumlicher Widerstand gegenüber dem Einfluß der Räuber	konkurrierende Abgrenzung in einem komplexen Habitat	keine trophische Gruppe vorherrschend
Arenicola-Zone	grobkörniger Sand – gewisser Schutz gegenüber den Räubern	mosaikartiges unstabiles Habitat – Räubereinfluß	Koexistenz einer Schlammfressergesellschaft und einer Röhrenbildnergesellschaft – offen für weitere Immigranten
Schlammzone	ungehinderter Räubereinfluß	Räubereinfluß steuert weitgehend die Artenzusammensetzung	Fauna z. T. überbejagt ausgenommen tiefgrabende Formen – in Zeiten ohne Räubereinfluß Einwanderung aus den angrenzenden Gebieten

4.4. Stabilität, Elastizität und Belastbarkeit von Ökosystemen

Die in den bisherigen Abschnitten zusammengestellten Eigenschaften der Ökosysteme haben vorwiegend einen analytisch-deskriptiven Charakter, eine eigentliche **Systemtheorie** der Ökosysteme ist nicht vorgestellt worden und existiert zur Zeit in allgemeiner Form auch nicht. Wichtige quantitativ beschreibbare Kennzeichen der Ökosysteme, die wir etwas näher dargestellt haben, betrafen:

1. den Energiefluß;
2. den Stoffkreislauf;
3. Gradienten physikalischer, chemischer und biologischer Art, sowie auch andere Verteilungsmuster;
4. die Artenstruktur und die Art der Vernetzung (Diversität, Dominanzverhältnisse, Nahrungsnetze);
5. Langzeitkonstanz oder Langzeitperiodizität oder auch sukzessionsartige Entwicklung der Ökosystemeigenschaften (v. a. der Eigenschaften 1–4).

Eine wichtige und auffallende Eigenschaft vieler Ökosysteme ist die **Periodizität** gewisser Größen (5.), z. B. in der Populationsdichte mancher Tiere oder im periodischen Auftreten von Feuer. Man ist leicht geneigt, in dieser Periodizität ein Zeichen der Instabilität oder der „Unausgereiftheit" des Ökosystems zu sehen, doch braucht das nicht der Fall zu sein. Ein Analogmodell (oder Anschauungsmodell) soll das klar machen: Ein Becken mit einem Einlauf sowie einem etwas größer dimensionierten Überlauf, der im inneren und im äußeren Ast bis an den Boden reicht (vgl. Abb. 71) kann bewirken, daß der Wasserstand bei konstantem Wassereinstrom periodisch wechselt. Das System im ganzen ist aber durchaus stabil, jedenfalls ebenso stabil, wie wenn der Überlauf als einfache Öffnung weiter oben angebracht wäre und einen konstanten Wasserspiegel erzeugen würde. Der wechselnde Wasserstand kann für Beispiele wie den Neusiedlersee oder die Biberseen (Kap. 4.2.1.) direkt symbolisch den Wasserstand dieses Ökosystems repräsentieren, für Beispiele wie die Tundraökosysteme kann er den periodisch wechselnden Bestand an Rentieren oder Lemmingen und damit den wechselnden Einfluß der Primärkonsumption auf die Pflanzenwelt repräsentieren. In Feuerökosystemen kann er die Menge lebender Biomasse darstellen. Die Periodendauer beträgt in allen genannten Fällen mindestens ein bis einige Jahre, in manchen aber auch viele Jahrzehnte. Ist die Periodenlänge nur ein Jahr, so werden die verursachten Änderungen oft als Aspektwechsel bezeichnet. So enthält z. B. das Seenökosy-

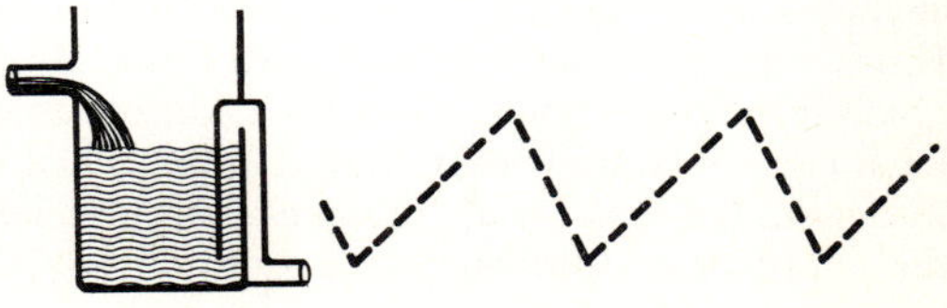

Abb. **71** Anschauungsmodell für ein oszillierendes Gleichgewicht. Jedesmal, wenn das Gefäß gefüllt ist, entleert es sich wieder, und der Zyklus wiederholt sich.

stem im Frühjahr nach der Vollzirkulation viele freie Nährstoffe und veranlaßt damit eine hohe Primärproduktion. Ihr folgt eine hohe Zooplankterproduktion, die aber irgendwann aus Nahrungsmangel ebenfalls wieder zurückgeht. – Mit jedem Zyklus ändern sich in all diesen Beispielen auch die Eigenschaften 1–4.

Grundsätzlich gibt es mehrere Möglichkeiten, derartige variable Ökosysteme zu beschreiben oder graphisch darzustellen. Kennt man die Ursachen der Periodizität, so kann man statt dem Anschauungsmodell ein reales Rückkopplungsmodell entwerfen. So sind in einem Feuerökosystem nach dem Feuer oder in einem See nach der winterlichen Vollzirkulation viele freie Nährstoffe vorhanden. Das Verhältnis zwischen pflanzlicher Biomasse und freien Nährstoffen ist in Richtung Nährstoffe verschoben, so daß eine autotrophe Sukzession in Gang kommen muß. Das Rückkopplungsmodell kann selbst entweder mehr anschaulich graphisch dargestellt werden oder aber – sofern die quantitativen Beziehungen zwischen Ursachen und Wirkungen bekannt sind – auch rein analytisch in Form von Differentialgleichungssystemen. – Man muß sich grundsätzlich die Vielzahl der möglichen Modellvorstellungen vor Augen halten und den unterschiedlichen Erkenntnisstand, den sie repräsentieren, erkennen (vgl. auch S. 183).

Periodische Ökosysteme geben uns gewisse Hinweise auf die allgemeinen Systemeigenschaften der Ökosysteme: Alle diese Systeme reagieren bei einer **Störung** in einer Richtung (Hochwasser oder organische Verunreinigung im Fluß, Vollzirkulation im See, Feuer in der Savanne, Übervölkerung in der Tundra) mit einer bestimmten Art der Regeneration. Es gibt auch Ökosysteme, die nach einer starken Störung nicht wieder in den ursprünglichen Zustand zurückkehren. Hierher gehören alle die ehemaligen Waldgebiete, die abgeholzt und der Erosion preisgegeben wurden und nun nicht wieder zum ursprünglichen Waldökosystem zurückgekehrt sind. Teilweise spielt hier sicher die Größe des Gebietes eine Rolle, die von der Veränderung betroffen wurde. Denn bei einer zu ausgedehnten Veränderung können sich das Klima, der Boden oder die Wasserabflußverhältnisse zu stark ändern. Eine Rückkehr zum ursprünglichen Ökosystem ist dann unter den aktuellen Klimabedingungen nicht möglich, oder aber die Zuwanderungsmöglichkeiten für die lokal ausgestorbenen Formen sind erschwert. Isolierte Ökosysteme sind daher oft gefährdeter in ihrem Bestand, als solche, die in räumlichem Zusammenhang oder nicht zu weit entfernt von Ökosystemen des gleichen Typs sind.
Einige Anschauungsbeispiele für mögliches „Ökosystemverhalten“ mit und ohne Störungen sind in der Abb. 72 zusammengestellt. Die dargestellten Kugeln sind alle im stabilen Gleichgewicht und können unter Umständen leicht um den stabilsten Punkt hin und her pendeln. Als **„Stabilität“** bezeichnen wir in der Ökosystemforschung die Fähigkeit, nach einer Störung wieder zum ursprünglichen Gleichgewicht zurückzukehren. Ein Maß für die Fähigkeit, eine „Auslenkung“ zu ertragen, ist die **„Elastizität“** (resilience). Sie sagt aus, wie stark eine Störung sein

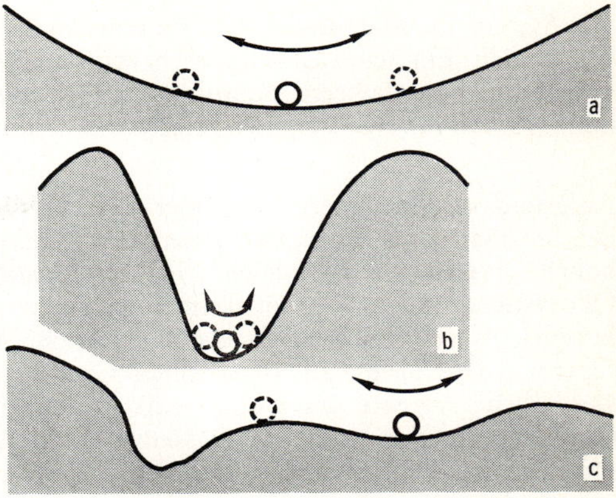

Abb. **72** Anschauungsmodelle für das ökologische Stabilitätskonzept. Das Ökosystem wird durch die Kugel dargestellt. Die Abszisse zeigt unterschiedliche Umweltbedingungen auf. Stabilität ist dann erreicht, wenn die Kugel in einer Mulde liegt. Die Stabilität und Elastizität sind gegenüber Störungen in der Umwelt (d. h. Verschiebungen in horizontaler Richtung) für verschiedene Ökosysteme (**a**, **b**, **c**) sehr unterschiedlich.

darf (wie lange, wie intensiv), bevor ein Ökosystem in einen anderen Typus umschlägt. Das System der Abb. **72a** neigt dazu, ein periodisches System (stationary state), das der Abb. **72b** ein quasi-stationäres System zu sein (steady state). System **c** ist periodisch, bis die Auslenkung zu groß wird (veränderliches System, transient state).

Stabilität und Elastizität sind vorläufig noch nicht sehr scharf definierbare Begriffe und können auch nicht in quantitativen Größen dargestellt werden. Trotzdem sind sie praktisch zu handhabende Kennzeichen der Ökosysteme: Fließgewässer zeigen nach einer Störung meist eine rasche Regenerationsphase. Pestizidanwendung oder auch eine organische „Belastung" (= Störung durch menschliche Aktivität) erlauben nach Aufhören der Störungsursache rasch wieder ein Zurückpendeln zum ursprünglichen Zustand. Selbst ein stark verunreinigter Bachabschnitt kann wenige Monate nach Beendigung der Verunreinigung praktisch das ursprüngliche Bild der Ökosystemeigenschaften zeigen. Dieses stabile und stark elastische System ist in unserem Modell durch steile Ränder gekennzeichnet. In den Modellen mit nur leichten Randneigungen kehren die Kugeln nur langsam zum ursprünglichen Zustand zurück. In denjenigen mit seitlichen Vertiefungen kann die Kugel nach einer Störung in ein anderes, stabileres Gleichgewicht fallen (Sukzession). Hat die Verschmutzung eines Gewässersystems so große Formen angenommen, daß gewisse Arten aussterben, so ist die Rückkehr zum ursprünglichen Zustand nicht mehr möglich. Handelte es sich auch vorher um eine quantitativ unbedeutende Art, so wird sich das auf die Gesamteigenschaften des Ökosystems wahrscheinlich nicht weiter auswirken; war es eine „wichtige" Art, kann das erhebliche Folgen haben.

Das System ähnelt dann der Abb. **72 c**, wenn die Kugel nach links in die Mulde fällt. Ein neues Gleichgewicht wurde jetzt gefunden. Viele Ökosysteme haben mehrere Stabilitätspunkte, von denen jeder wieder andere Stabilitätseigenschaften zeigt.

Aufgrund verschiedener, mehr oder weniger theoretischer Überlegungen hat man lange Zeit geschlossen, daß artenreiche Ökosysteme mit hoher **Diversität** auch zugleich langzeitkonstante und v. a. stabile Ökosysteme sind. Das braucht nicht der Fall zu sein. Wir kennen viele Beispiele, wo eine einzige Art, die in ein artenreiches Ökosystem eingeführt wurde, oder die aus irgendeinem Grunde plötzlich häufig wurde, wesentliche Aspekte des Ökosystems verändern konnte. In manchen Gegenden der Erde hatte die Aussetzung von Ziegen oder Kaninchen starke Auswirkungen; ferner sei auf die früher besprochenen Beispiele von *Petromyzon marinus* (Kap. 2.7.), der Schildlaus in den amerikanischen Citrusplantagen (Kap. 2.7.), oder der Seesterne im Großen Barriereriff (Kap. 4.2.1.) hingewiesen. Das System war also gegenüber dieser biologischen Störung, die aus nur einer Art bestand, nicht stabil. Andere Arten, die auch eingeschleppt wurden, hatten keine oder nur unbedeutende Auswirkungen. Man spricht daher in den erstgenannten Fällen von **Schlüsselarten** (keystone species) oder – wenn man die zugrunde liegenden Gleichgewichtsfunktionen meint – von **Schlüsselfaktoren** (key factors). Erkennen kann man Schlüsselarten erst dann, wenn sie plötzlich große ökologische Umwälzungen hervorrufen. Es gibt wahrscheinlich viele Arten, die solche Schlüsselarten darstellen können, aber latent und unauffällig sind. Eine plötzliche Änderung in den Umweltbedingungen kann dazu führen, daß sie häufig werden und erheblichen Einfluß auf das Ökosystem nehmen. Diese Änderungen können durch den Menschen verursacht sein oder auch natürlichen Ursprungs sein. Auch die Verschleppung oder aktive Einwanderung in neue geographische Zonen bedeutet für die Art geänderte Umweltbedingungen. In der Erdgeschichte haben „Schlüsselarten“ vielleicht öfters erhebliche ökologische Umgestaltungen bewirkt. Besonders gefährlich sind möglicherweise aber Störungen, die von der menschlichen Zivilisation ausgehen und die in ihrem Charakter für die Organismenwelt oftmals „neuartig“ sind und an die sie keinerlei Anpassungen **zeigen können**. Der sehr intensive Faunen- und Florenaustausch durch den Menschen, die Ausbringung von Pestiziden, großflächige Waldrodungen, Gewässeraufwärmungen, Aufteilung großräumiger Ökosystemeinheiten in Kleingebiete und viele weitere Maßnahmen können zum Aussterben vieler Einzelarten und zur unbeabsichtigten Störung wichtiger Schlüsselfaktoren führen, noch bevor wir diese Schlüsselfaktoren als solche erkennen. Wir müssen daher dringend nach den wirklich wesentlichen Wechselbeziehungen in den Ökosystemen forschen und dabei fundierte, interdisziplinäre, ökologische Systemanalysen durchführen (1–3, 5).

Auf die vielfältigen speziellen Verfahren **ökologischer Systemanalysen,** die zur Lösung solcher Probleme führen, können wir hier nicht eingehen. Ganz allgemein versteht man unter ökologischer Systemanalyse eine geordnete Anordnung von Ökosystemdaten in ein mathematisch formuliertes Modell, das dann in seinen Eigenschaften und Gültigkeitsbereichen ausführlich getestet wird. An einem einzigen, einfachen Beispiel sollen aber die Möglichkeiten und Grenzen der Systemanalyse veranschaulicht werden:
Westeuropäische **Hochmoore** zeigen, wenn sie durch Drainagekanäle entwässert werden, eine Tendenz zum Übergang in andere Ökosystemtypen. 4 mögliche stabile Zustände sind die folgenden:

1. vom Torfmoos *Sphagnum* beherrschte „nasse" Formation mit *Calluna vulgaris* (Besenheide), *Erica tetralix* (Glockenheide) und *Eriophorum vaginatum* (scheidiges Wollgras) als wichtigste Gefäßpflanzen;
2. eine trockenere Ausbildung mit einer *Calluna-Cladonia*-Assoziation und Jungpflanzen von *Betula* und *Pinus sylvestris;*
3. ein Kiefern-Birken-Wald mit Heidelbeerengemeinschaft;
4. eine von Huftieren sporadisch beweidete Fläche, die als gestörte Ausbildung No. 2. zu einer Lebensgemeinschaft mit *Molinia* (Pfeifengras) und *Pteridium* (Adlerfarn) führt.

Die Reihenfolge des Ablaufs dieser Sukzessionsphasen ist nicht sehr streng festgelegt. Man kann abschätzen, daß im Laufe einer Zeiteinheit von 20 Jahren eine Hochmoorvegetation an einer bestimmten Stelle mit einer Wahrscheinlichkeit von 0,29 (d. h. 29%) in eine *Calluna*-Heide übergeht, mit einer Wahrscheinlichkeit von 0,06 sogar bereits in einen Wald verwandelt ist, anderseits aber mit einer Wahrscheinlichkeit von 0,65 ein Hochmoor bleibt (Tab. 18).

Tabelle **18** Übergangswahrscheinlichkeiten für Sukzessionsstadien in einer Zeiteinheit von 20 Jahren (nach 4).

	Übergangswahrscheinlichkeit zum folgenden Zustand:			
Anfangszustand	1. *Sphagnum*	2. *Calluna*	3. Wald	4. beweidet
1. *Sphagnum*	0,65	0,29	0,06	0,00
2. *Calluna*	0,30	0,33	0,30	0,07
3. Wald	0,00	0,28	0,69	0,03
4. beweidet	0,00	0,40	0,20	0,40

Die Wahrscheinlichkeit, daß nach 20 Jahren bereits die beweidete *Molinia-Pteridium*-Gesellschaft erreicht ist, ist hingegen gleich Null. Betrachten wir ein Gebiet, in welchem bereits die *Calluna*-Heide vorliegt, so kann die beweidete Gesellschaft No. 4 allerdings mit einer Wahrscheinlichkeit von 0,07 nach einem 20-Jahresschritt auftreten. Als Folge von Wasserstandsschwankungen kann die *Calluna*-Heide als einzige aber auch wieder zum *Sphagnum*-Zustand zurückkehren, und zwar mit einer Wahrscheinlichkeit von 0,30. Wenn man sämtliche möglichen Übergangswahrscheinlichkeiten kennt und diese konstant bleiben, kann man eine Reihe von Beziehungen berechnen, auf deren Herleitung wir hier allerdings verzichten müssen:

1. Die Übergangswahrscheinlichkeiten nach 2 Zeiteinheiten, also nach 40 Jahren, berechnen sich als eine Multiplikation der Wertematrix mit sich selbst nach den Regeln der Matrizenrechnung:

$$\begin{bmatrix} 0{,}65 & 0{,}29 & 0{,}06 & 0{,}00 \\ 0{,}30 & 0{,}33 & 0{,}30 & 0{,}07 \\ 0{,}00 & 0{,}28 & 0{,}69 & 0{,}03 \\ 0{,}00 & 0{,}40 & 0{,}20 & 0{,}40 \end{bmatrix} \times \begin{bmatrix} 0{,}65 & 0{,}29 & 0{,}06 & 0{,}00 \\ 0{,}30 & 0{,}33 & 0{,}30 & 0{,}07 \\ 0{,}00 & 0{,}28 & 0{,}69 & 0{,}03 \\ 0{,}00 & 0{,}40 & 0{,}20 & 0{,}40 \end{bmatrix} = \begin{bmatrix} 0{,}51 & 0{,}30 & 0{,}17 & 0{,}02 \\ 0{,}29 & 0{,}31 & 0{,}34 & 0{,}06 \\ 0{,}08 & 0{,}30 & 0{,}57 & 0{,}05 \\ 0{,}12 & 0{,}35 & 0{,}34 & 0{,}19 \end{bmatrix}$$

   Mit einer Wahrscheinlichkeit von nur noch 0,51 ist also eine ursprüngliche *Sphagnum*-Zone immer noch im *Sphagnum*-Zustand.
2. Will man die Wahrscheinlichkeit nach 3 Zeiteinheiten wissen, so muß die oben berechnete neue Matrix wieder mit der ursprünglichen multipliziert werden.
3. Bei immer weiteren Multiplikationen nähern sich die untereinander stehenden Werte der Matrix immer mehr an und erreichen schließlich einen festen Wert, der unabhängig vom ursprünglichen Zahlenverhältnis ist. Man braucht daher für diesen Gleichgewichtszustand nur noch eine Zeile, d. h. einen Wahrscheinlichkeitsvektor zu schreiben:

$$\begin{bmatrix} 0{,}22 & 0{,}25 & 0{,}38 & 0{,}15 \end{bmatrix}$$

   Im Gleichgewicht sind also z. B. 22% im *Sphagnum*-Zustand und 38% im Waldzustand zu finden.
4. Durch eine etwas kompliziertere Umformung kann man auch die mittleren Zeiten berechnen, die verstreichen, bis eine der 4 Ausprägungen zu einer anderen umgewandelt ist. Die Matrix hierfür lautet:

$$\begin{bmatrix} 0{,}00 & 3{,}56 & 7{,}20 & 31{,}69 \\ 9{,}57 & 0{,}00 & 5{,}24 & 28{,}76 \\ 13{,}57 & 4{,}10 & 0{,}00 & 29{,}18 \\ 18{,}67 & 9{,}11 & 5{,}00 & 0{,}00 \end{bmatrix}$$

   Die durchschnittliche Zeit dafür, daß ein *Sphagnum*-Moor zur *Calluna*-Heide wird, beträgt somit 3,56 · 20 Jahre = 71,2 Jahre.

Das vorgestellte Modell ist ein sogenanntes **Markov-Modell 1. Ordnung.** Die Resultatenreihen, die durch sukzessive mathematische Umformungen erhalten werden, heißen **Markov-Ketten.** Die Markov-Modelle gehören zur Gruppe der stochastischen Systemmodelle und spielen eine beachtliche Rolle in theoretischen und praktischen Ökosystemanalysen. In vielen Fällen ist die Situation dadurch kompliziert, daß gewisse Systemzustände irreversibel sind (entsprechend einer tiefen Mulde in der Abb. 72) oder daß sich die Wahrscheinlichkeiten ändern. Markov-Modelle können nicht die ursächlichen Mechanismen der Übergänge von einem Zustand in einen anderen erklären, sie setzen aber auch nicht voraus, daß wir diese Ursachen kennen. Man kann lediglich relativ leicht eine Reihe von Beziehungen berechnen. – Die Auswahl des richtigen mathematischen Modells für ein bestimmtes Problem erfordert allerdings einige Übung und normalerweise eine Teamarbeit. Zwei Beispiele für deterministische Modelle von Süßwasserökosystemen wurden am Ende von Kap. 4.3.1. und 4.3.2. vorgestellt.

5. Einige aktuelle Probleme

5.1. Menschliche Bevölkerungsentwicklung

Ein zentrales Problem im Hinblick auf das ökologische Gleichgewicht und die allgemeinen Lebensbedingungen auf der Erde bildet die ansteigende menschliche Bevölkerungszahl. Die demographische Zusammensetzung und die Dynamik der menschlichen Bevölkerung kann genau so mit populationsdynamischen Methoden gemessen werden, wie diejenige anderer Populationen. Gewisse Größen sind einfacher und genauer zu analysieren (Bevölkerungsdichte, Lebensdauer usw.) als bei anderen Organismen, andere Größen können allerdings aus ethischen Gründen nicht ermittelt werden (z. B. r_{max} und die natürliche Dichteregulation unter limitierenden Nahrungsbedingungen). Die Bevölkerungsentwicklung wird, außer von inneren, mathematischen Beziehungen und von äußeren Bedingungen, wie Produktivität der Landwirtschaft oder verfügbaren Energiereserven, stark von Faktoren mitbestimmt, die außerhalb der naturwissenschaftlichen Erklärungsprinzipien liegen (z. B. Tradition, religiöse Zielvorstellungen, militärische Überlegungen). Wir können diese Faktoren hier nur in Wenn-dann-Beziehungen und -Erklärungen einbeziehen und feststellen, was für Folgen unter bestimmten Bedingungen und Annahmen in der Bevölkerungsentwicklung auftreten müssen. In der Ökologie müssen wir diese populationsökologischen Gesetzmäßigkeiten kennenlernen. Die optimale Bevölkerungsdichte für bestimmte Regionen und für die ganze Erde anzustreben, sollte eine Aufgabe der gesamten Menschheit sein.

Die Erdbevölkerung hat seit der Nacheiszeit langfristig kontinuierlich zugenommen (Tab. **19**). Die Verdopplungszeit ist zusehends kürzer geworden. Es liegt somit ein **hyperexponentieller** Anstieg vor. Die spezifische Zuwachsrate stieg von ursprünglich weit unter 0,1‰ im Pleistozän auf über 20‰ um 1970–1975. Danach ging sie wieder leicht zurück. Sie war und ist auch heute regional sehr verschieden und verlief auch früher durchaus nicht so gleichmäßig, wie das aufgrund der Tabellenwerte den Anschein haben mag. So dürfte die menschliche Bevölkerung regional und sehr wahrscheinlich auch global vor allem während der Eisvorstoßperioden im Pleistozän, zur Zeit der europäischen Völkerwanderung in den ersten Jahrhunderten n. Chr. und während der Pestseuchen im Spätmittelalter abgenommen haben. Die großen Katastrophen des 20. Jahrhunderts hingegen (der 1. Weltkrieg mit 10 Mio. Toten, die Grippeepidemie von 1918/19 mit 20 Mio. Toten und der 2. Weltkrieg mit 50 Mio. Toten) haben lediglich die globalen Zuwachsraten reduziert, nicht aber zu einer Bevölkerungsabnahme geführt. Die meisten Umweltkatastrophen, die heutzutage auftreten, wie Überschwemmungen in Monsungebieten, Wirbelsturmkatastrophen oder Erdbeben, werden – global statistisch betrachtet – noch am gleichen Tag durch den Bevölkerungszuwachs wieder ergänzt (Zunahme zur Zeit etwa 200 000 pro Tag).

Die kleinsten Zuwachsraten findet man zur Zeit in der Holarktis und der Australis (d. h. USA, Kanada, Europa, Nordasien, Australien und

Tabelle **19** Nacheiszeitliche Bevölkerungsentwicklung auf der Erde. Alle Angaben vor 1850 sind sehr unsicher. Sie wurden durch die Analyse archäologischer Befunde und durch Übertragung der Besiedlungsdichte rezenter primitiver Kulturen abgeschätzt.

Zeitpunkt	geschätzte Erdbevölkerung in Millionen	ungefähre durchschnittliche jährliche Zuwachsrate r in ‰ in der vorangegangenen Periode	ungefähre Verdopplungszeit in der vorangegangenen Periode
8000 v. Chr.	3–8	unter + 0,1	über 10 000 Jahre
4500 v. Chr.	um 20	+ 0,3	2500 Jahre
2500 v. Chr.	um 40	+ 0,4	2000 Jahre
1000 v. Chr.	um 80	+ 0,5	1500 Jahre
1 n. Chr.	150–300	+ 0,7	1000 Jahre
900 n. Chr.	um 320	+ 0,8	900 Jahre
1700 n. Chr.	um 600	+ 0,8	880 Jahre
1850 n. Chr.	1000–1200	+ 4,0	170 Jahre
1900 n. Chr.	um 1600	+ 7,5	92 Jahre
1950 n. Chr.	ca. 2500	+ 8,9	78 Jahre
1960 n. Chr.	ca. 3000	+ 18,2	38 Jahre
1970 n. Chr.	ca. 3630	+ 19,1	36 Jahre
1980 n. Chr.	4400–4700	ca. + 22	ca. 31 Jahre

Neuseeland). Die r-Werte liegen hier praktisch alle unter 10‰ pro Jahr mit einem absoluten Minimum in Mittel- und Westeuropa, wo sie um 0‰ liegen. Hohe Werte findet man in den übrigen, vorwiegend tropisch-subtropischen Regionen mit meist 20–35‰, doch liegen hier oft keine genauen Zahlenwerte vor. Einen Überblick über die r-Werte in einigen wichtigen Ländern gibt die Tab. **20**. Die Erdbevölkerung wächst zur Zeit (d. h. Ende der 70er Jahre) mit 17–20‰, was einer theoretischen Verdopplungszeit von 35–41 Jahren entspricht. Global gehen die r-Werte wieder leicht zurück.

Änderungen in der Bevölkerungsdichte einer Region können grundsätzlich immer auf 3 Faktoren zurückgeführt werden, nämlich:
1. die Sterberate,
2. die Geburtenrate,
3. die Bilanz von Zu- und Abwanderung.

1. Sterberate: Im Mittel- bis Oberpleistozän dürften steinzeitlich lebende menschliche Jägerpopulationen eine Lebenserwartung von 13–21 Jahren zum Zeitpunkt der Geburt gehabt haben. Nur etwa 30–45% haben das 15. Lebensjahr und nur etwa 5–15% das 50. Lebensjahr erreicht. Mit dem Beginn der landwirtschaftlichen Lebensweise im Postglazial verbesserten sich diese Werte und dürften konstant langsam gestiegen sein. In der Römerzeit und im Frühmittelalter dürfte die landwirtschaftlich tätige Bevölkerung bei der Geburt eine Lebenserwartung von 25–35 Jahren gehabt haben. 50–75% haben wohl das 15.

Tabelle **20** Aktuelle Bevölkerungsentwicklung der Erde.

Land	Jahr	jährliche Änderung der Bevölkerung in ‰[1]
Bundesrepublik Deutschland	1978	− 2,4
Luxemburg	1976	− 1,7
Österreich	1977	− 0,9
Deutsche Demokratische Republik	1978	0,0
Großbritannien	1977	+ 0,1
Schweden	1978	+ 0,5
Belgien	1976	+ 1,0
Dänemark	1976	+ 2,2
Schweiz	1978	+ 2,3
Norwegen	1977	+ 2,9
Italien	1977	+ 3,5
Frankreich	1977	+ 3,9
Ungarn	1977	+ 4,3
Finnland	1977	+ 4,5
Niederlande	1977	+ 4,6
Bulgarien	1977	+ 5,4
Griechenland	1977	+ 5,9
USA	1977	+ 6,5
UdSSR	1975	+ 8,9
Volksrepublik China	1978	+ 12,1[2]
Israel	1977	+ 19,3[3]
Nigeria	um 1975	ca. + 27
Brasilien	um 1975	ca. + 28
Uganda	um 1975	ca. + 33
Erde total	1977	ca. + 17 – + 20

[1] Berechnet als sogenannte „crude rate", d. h. Anzahl Geburten im Jahr minus Anzahl Sterbefälle dividiert durch die Bevölkerungszahl (zu Beginn oder Ende des Jahres; daher zuweilen unterschiedliche Angaben). Altersaufbau nicht berücksichtigt. Entspricht nur näherungsweise der spezifischen Zuwachsrate „r" und wird oft mit „λ" abgekürzt.

[2] 1971 noch 23,4.

[3] Bei den israelischen Juden beträgt die Zuwachsrate +18‰, bei den in Israel lebenden Arabern über +39‰! Hier liegen also sich stark unterschiedlich reproduzierende Bevölkerungsteile vor. Derartige Unterschiede innerhalb eines Landes sind wahrscheinlich verbreitet.

Lebensjahr und 20–30% das 50. Lebensjahr erreicht. Diese Werte wurden aus der Größenverteilung und weiteren Merkmalen bei Schädelfunden geschlossen. Die mittlere Sterberate dürfte bei 40–50‰ pro Jahr gelegen haben. Dieser Wert ist auch für viele Entwicklungsländer (z. B. Sri Lanka, Mexiko) bis zur Mitte des 20. Jahrhunderts typisch gewesen. In Europa lagen die Sterberaten um 1850 noch bei 22–24, um 1900 bei 16–20, um 1970 um 9–11 pro Tausend. Diese Abnahme ist wohl in erster Linie eine Folge der verbesserten hygienischen Bedingungen und medizinischen Betreuungen. Zeitlich etwas anders verliefen diese Entwicklungen in den tropisch-subtropischen Regionen. Afrika, das noch um 1850 kaum über 100 Mio. Einwohner gehabt haben dürfte, erlebte aufgrund der eingeführten europäischen Technik und Medizin zunächst eine langsame, dann eine rasche Abnahme der Sterberate. In gewissen Ländern, z. B. auch in Sri Lanka, kann man die Abnahme der Sterberate im wesentlichen auf eine einzige Maßnahme zurückführen, nämlich auf die Einführung von DDT zur Malariabekämpfung Ende der 40er Jahre des 20. Jahrhunderts. Die Sterberate fiel in diesem Land schon zuvor leicht von etwa 28 im Jahre 1900 auf etwa 20 im Jahre 1945 und dann recht stark auf etwa 8 im Jahre 1960. Die Geburtenrate ging in dieser gesamten Zeitspanne aber nur von etwa 38 auf 35 zurück. Eine „Bevölkerungsexplosion“ mit jährlichen Zuwachsraten von 20–30‰ war die Folge.

2. Geburtenrate: Die Geburtenrate ist in sehr komplexer Weise von einer Vielzahl von Faktoren abhängig. Die Sterberate ist in einer bestimmten Zivilisation oder unter bestimmten Umweltbedingungen mehr oder weniger naturgegeben. Wieso aber ist die Geburtenrate in so vielen primitiven Stämmen und zur Zeit auch in der Bevölkerung Mittel- und Westeuropas „zufällig“ fast gleich groß wie die Sterberate? Es muß hier offenbar eine systemspezifische Regulation vorliegen. Relativ selten wird zur Dichtestabilisierung bei Säugetieren und speziell auch beim Menschen die Sterberate künstlich erhöht. Nur zuweilen und regional war ein Ausgleich durch Wanderungen möglich. Fast immer war aber eine Geburtenregulation zu beobachten. Diese Geburtenregulation ist lediglich im 19. und 20. Jahrhundert fast in der ganzen Welt verloren gegangen und pendelt sich erst zur Zeit ganz langsam wieder ein. Zwar gab es schon in früheren Zeiten starke Bevölkerungsanstiege, die aber durch Auswanderungen und durch das Zusammenbrechen ganzer Kulturen wieder ausgeglichen wurden. Die in der Tab. **20** angegebenen Wachstumsraten sind ja nur Durchschnittswerte. Seit den Steinzeitpopulationen hatten immer einige Stämme oder Völker recht hohe Wachstumsraten, die wohl meist auf eine Erhöhung der Geburtenraten zurückzuführen sind; andere Völker hingegen hatten sehr niedrige Raten oder gingen zahlenmäßig zurück.

Als Beispiel für die Regulation der Geburtenrate in einfachen Kulturen sei zunächst die Situation bei den **Kung-Buschmännern** im Grenzgebiet von Angola und Namibia geschildert (4–6). Diese Stämme leben als nomadisierende Jäger und Sammler in der Kalahariwüste seit wenigstens 11 000 Jahren. In neuerer Zeit haben sie zum größten Teil damit begonnen, in landwirtschaftlichen Ansiedlungen seßhaft zu werden und vermehren sich dann dort rapide. In den ursprünglichen Populationen des Jäger-Sammler-Typs haben die **Frauen** eine relativ hohe soziale

Stellung, nicht zuletzt weil sie selbst etwa 50% der Nahrung herbeischaffen. Die Frauen der seßhaften Stämme bleiben dagegen weit mehr zuhause und verrichten häusliche Arbeit. In nomadischen Stämmen wachsen die **Kinder** gewöhnlich in kleinen Sippen auf, ohne gleichaltrige Gefährten. Eine geschlechtsspezifische Rollenverteilung entwickelt sich daher auch kaum bei diesen Kindern. Die Kinder der seßhaften Stämme aber werden je nach Geschlecht zu unterschiedlichen Aufgaben herangezogen. Weder kennen die Kinder der nomadisierenden Stämme Wettkampfspiele, noch entwickelt sich bei diesen Menschen ein intraspezifisches Aggressionsverhalten, das ja für die Dichteregulation einerseits vieler Tierarten, anderseits aber auch „höherer" Zivilisationen so typisch ist. Sie ernähren sich von allerlei pflanzlicher **Nahrung** biochemisch ausbalancierter Zusammensetzung und sind sehr gesund. So treten z. B. kaum Eisenmangelkrankheiten auf, und die Konzentrationen von Folsäure und Cobalamin – im Blutserum zwei Vitamine, die durch einseitige Ernährung leicht in zu geringen Mengen im Menschen vorhanden sein könnten – sind relativ hoch. Man schließt aus derartigen Befunden, daß auch die früheren Steinzeitmenschen bei uns wohl oft recht „gesund" lebten. Altersbeschwerden sind selten zu beobachten, und der Blutdruck – als Beispiel dafür – steigt mit zunehmendem Alter nicht an. Die seßhaften Stämme trinken viel Milch und essen Mehlprodukte. Sie sind durchschnittlich größer und dicker. Die erste Regelblutung und damit die **Geschlechtsreife** tritt bei den Mädchen der nomadisierenden Stämme mit 15½ Jahren auf, bei den seßhaften aber früher. Bei den nomadisierenden Stämmen ist das Durchschnittsalter für die erste Geburt 19½ Jahre. Durchschnittlich werden nur alle 4 Jahre Kinder geboren, obwohl Antikonzeptions-(Empfängnisverhütungs-) und Abtreibungspraktiken unbekannt sind. Da die nomadisierenden Frauen keine Weichnahrung für die Kleinkinder haben, säugen sie diese während 3–4 Jahren. In dieser Zeit haben sie kaum Geschlechtsverkehr.

Die sexuelle Abstinenz während langer Stillperioden kommt im übrigen auch bei anderen Säugern, wie manchen Affen, vor. Seßhafte Stämme haben demgegenüber Weichnahrung und als Konsequenz davon verlangen die Kinder auch weniger Muttermilch. Die sexuelle Abstinenz der Mutter kommt damit zum Erliegen. Dadurch wird das **Geburtenintervall** um nahezu ein Drittel gekürzt. Während die nomadisierenden Stämme nur mit etwa 5‰ pro Jahr wachsen, wachsen die seßhaften Stämme daher viel rascher. Viele Fragen sind hier aber noch offen. Es ist auch möglich, daß während der 3–4jährigen Stillperiode, die die Mutter gute 4000 kJ täglicher Zusatzenergie kostet, die Ovulation unterdrückt ist, da der Körperfettgehalt zu niedrig ist. – Das Beispiel soll hier stellvertretend die Möglichkeiten zeigen, wie **Geburtenkontrolle** in langsam wachsenden Populationen wirksam und eine Kombination von ökophysiologischen und sozialen Faktoren sein kann. Die Geburtenrate ist evolutiv bei allen Stämmen wohl einigermaßen an die ursprünglichen

Umweltbedingungen angepaßt gewesen. Erst die „Selbstdomestikation" des seßhaften Menschen hat sie aus dem Gleichgewicht gebracht und andere Lösungen verlangt.
Besonders hohe Anforderungen an Dichteregulation waren in Gebieten nötig, die keinerlei Anwachsen der Bevölkerung zuließen. Das ist zum Beispiel auf Inseln der Fall. Die zulässige Kapazität K (vgl. Kap. 2.2.1.) ist hier recht genau festgelegt und vor allem auch jedem einzelnen unmittelbar anschaulich. Auf manchen Südseeinseln (Polynesien) wurden (formal-statistisch sehr präzis arbeitende) Regulationsmaßnahmen durch Abtöten von Neugeborenen erreicht. In Hungerzeiten scheint dieser Mechanismus auch etwa im antiken Griechenland, in China und in Japan verbreitet gewesen zu sein. In Europa kannte man ein zeitweise vielleicht weit verbreitetes Abtöten von Neugeborenen bis mindestens ins 18. Jahrhundert (sicher bekannt etwa von London in der Mitte des 18. Jahrhundert; vgl. EHRLICH u. Mitarb. 1977), doch läßt sich die Bedeutung dieser Maßnahmen für die Bevölkerungsentwicklung heute nicht mehr abschätzen.

In zahlreichen **alten Hochkulturen** sind eine Vielzahl von weiteren Einrichtungen vorhanden gewesen, das Bevölkerungswachstum zu bremsen. Wieweit sie allerdings tatsächlich speziell zu diesem Zweck eingesetzt wurden, ist schwer zu beurteilen. Neben der eben beschriebenen Kleinkindtötung und den in sehr vielen Kulturen seit langem verbreiteten Abtreibungspraktiken, sind uns aus der Geschichte folgende weitere geburtenregulierende Maßnahmen bekannt geworden: Das Eindringen von Sperma in die Scheide wird bewußt unterbunden durch Einführen von Stoffstücken, die mit spermatizid wirkenden Substanzen aus Dornakazien, Datteln, Krokodilskot oder Akaziengummi getränkt waren, oder aber durch einen Koitus interruptus (bekannt aus dem alten Ägypten bzw. Israel). Zusätzlich kann die Eheschließung zwischen bestimmten Bevölkerungsschichten verboten sein (antikes Griechenland, Indien, und viele andere Kulturen), oder man propagiert direkt auch homosexuelle Beziehungen bei Männern wie auch bei Frauen (ebenfalls Griechenland). Die Verwendung eines Kondoms war zumindest im Spätmittelalter schon bekannt, ebenso die Scheidenspülung. Auch die bewußte heterosexuelle Abstinenz, wie sie durch Abwanderung in Klöster in vielen Hochkulturen auftrat, hat vielleicht mitgeholfen, die Geburtenrate in Grenzen zu halten. – Es scheint, daß sich in vielen festgelegten Sozialsystemen irgendeine Form der Geburtenkontrolle eingebürgert hat oder – richtiger ausgedrückt – einbürgern mußte. Ins Ungleichgewicht kamen aber diese Kontrollen dann, wenn auch die Sozialsysteme eine Änderung erfuhren.

3. Wanderungen: Wanderungen als Folgen lokaler Übervölkerungen hat es immer wieder gegeben, denn Geburten- und Sterberaten kamen im Laufe der menschlichen Geschichte oftmals aus dem Gleichgewicht. Im **Spätglazial** wurde beispielsweise Amerika von Asien aus besiedelt und erlaubte eine relativ starke Vermehrung im bisher menschenleeren Kontinent. Die Populationsdichten waren je nach Kultur gering, wie bei den nomadisierenden Indianern in manchen Gebieten Nordamerikas und im Amazonasbecken, teilweise auch wesentlich höher, wie bei den

mittel- und südamerikanischen Hochkulturen. – Die **Völkerwanderungen** zur Zeit der Antike und im Mittelalter hatten ihre Ursachen zu einem großen Teil in einer Nahrungsverknappung. Da damals Europa schon dicht besiedelt war, ließen sich keine Freiräume finden, und der Bevölkerungsanstieg wurde gewaltsam durch Kriege in Schach gehalten. Bis zur Karolingerzeit blieb die europäische Bevölkerung annähernd konstant oder ging vielleicht auch zurück. Ein Hauptmechanismus der Dichteregulation war hier wohl die Erhöhung der Sterberate. – Seit dem Mittelalter wurden dann verbesserte landwirtschaftliche Methoden bekannt (Dreifelderwirtschaft usw.) und viele Wälder gerodet, was wieder ein Anwachsen der europäischen Bevölkerung zuließ.
Eine große Auswanderungswelle von Europa nach Amerika setzte ein, nachdem in Europa im 15.–17. Jahrhundert eine Dichte von etwa 30 Einwohner pro km^2 erreicht war. Heute sind auch die USA bei einer Dichte von etwa 25 pro km^2 angelangt, können allerdings Nahrungsprodukte in großem Umfang exportieren, weil sie energieaufwendige Anbaumethoden entwickelt haben (vgl. S. 113). Sie sind daher auf einen Import von Energiereserven angewiesen und beziehen ihn zur Zeit von bevölkerungsschwachen, erdölreichen Gebieten. – Die westeuropäischen Länder haben z. T. eine sehr hohe Bevölkerungsdichte von z. B. über 400 pro km^2 in den Niederlanden erreicht. Derart stark bevölkerte Gebiete mit zugleich hohem Lebensstandard sind allerdings heute nur möglich, weil Nahrungs- und Energiereserven aus anderen Weltteilen zur Verfügung stehen (in diesem Fall u. a. Getreide aus den USA und Erdöl aus den Nahoststaaten).

Im folgenden müssen wir uns etwas detaillierter mit einigen **Gesetzmäßigkeiten** der aktuellen menschlichen Bevölkerungsdynamik befassen. Die Tab. **21** ist eine Zusammenstellung der Lebensdaten der US-Frauen

Tabelle **21** Überlebenstafel (l_x) und Fertilitätstafel (m_x) für US-Frauen im Jahre 1973 (nach KREBS).

Altersgruppe	Gruppenmittelpunkt	l_x	m_x	$l_x \cdot m_x$
0– 9	5,0	0,9819	0,0000	0,0000
10–14	12,5	0,9796	0,0031	0,0030
15–19	17,5	0,9774	0,1415	0,1383
20–24	22,5	0,9740	0,2861	0,2787
25–29	27,5	0,9704	0,2692	0,2612
30–34	32,5	0,9659	0,1330	0,1285
35–39	37,5	0,9593	0,0521	0,0500
40–44	42,5	0,9493	0,0128	0,0122
45–49	47,5	0,9339	0,0007	0,0007
ab 50	–	–	0,0000	0,0000
			0,8985	$0{,}8725 = R_0 = \sum l_x m_x$

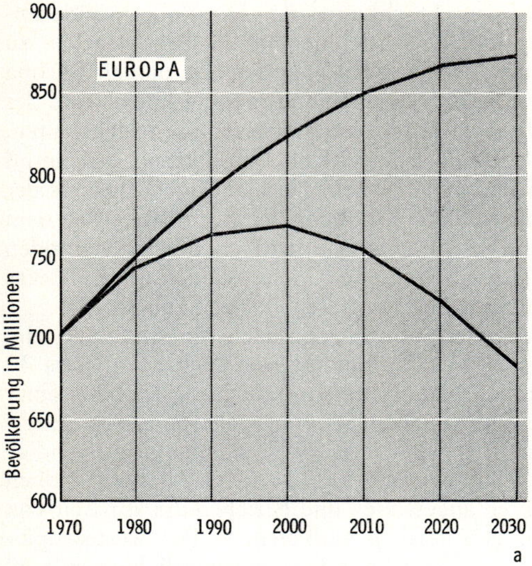

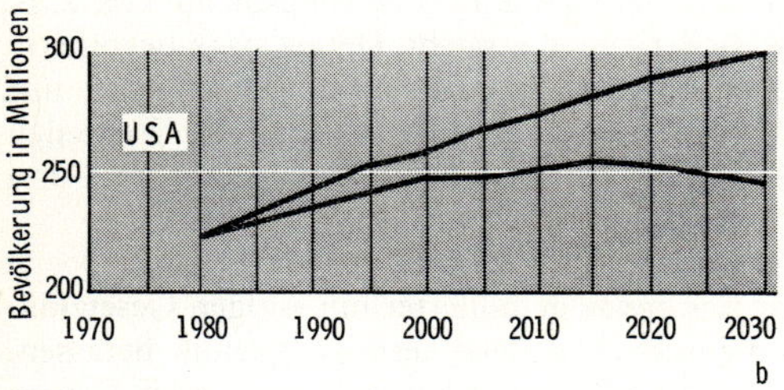

Abb. **73** **a** Berechnete Bevölkerungsentwicklung von Europa (einschließlich UdSSR) bei unterschiedlichen Annahmen: Die untere Kurve gilt dann, wenn die Gesamtfertilitätsrate bis 1986 auf 1,5 fällt und dann dort konstant bleibt. Die obere Kurve gilt dann, wenn die Gesamtfertilitätsrate gerade unterhalb der Ersatzfortpflanzung (von 2,1–2,3) bleibt. **b** Berechnete Bevölkerungsentwicklung der USA. Untere Kurve: Die Gesamtfertilitätsrate fällt auf etwa 1,7. Obere Kurve: Die Gesamtfertilitätsrate liegt bei 2,1 (also etwa Ersatzfortpflanzung), Einwanderung nicht berücksichtigt (nach 7).

im Jahre 1973, ähnlich dem früher beschriebenen Schema (vgl. S. 24): In der ersten Kolonne sind die Altersgruppen, in der zweiten die Gruppenmittelpunkte angegeben. Der Prozentsatz überlebender Frauen (l_x) ist in der 3. Kolonne, der Prozentsatz weiblicher Nachkommen pro Altersgruppe in der 4. Kolonne dargestellt. Schließlich gibt die letzte Kolonne das Produkt $l_x m_x$ an. Nach den Werten dieser Kolonne kann man z. B. ablesen, daß die 20–29jährigen Frauen zusammen etwa 62% zur Nachkommenschaft beisteuerten. Die Summe aller $l_x m_x$-Werte ist mit 0,87 allerdings deutlich unter 1. Das bedeutet, daß die amerikanische Bevölkerung, obwohl insgesamt noch stark ansteigend, bereits in einer reduzierten Reproduktionsphase war. Würde nämlich dieser Wert auch in der Zukunft beibehalten, so würde die US-Bevölkerung zwar noch längere Zeit weiterwachsen, weil noch ein hoher Prozentsatz der Bevölkerung im Reproduktionsalter ist; aber zu Beginn des 21. Jahrhunderts würde ein Kulminationspunkt durchlaufen, worauf die Bevölkerung wieder zurückginge. Der Wert von R_o ist allerdings in wohl sämtlichen irdischen Bevölkerungen ständigen Änderungen unterworfen. In den USA lag er 1967 noch bei 1,21 und 1971 noch bei 1,08. Ähnliches gilt in Europa. In der Schweiz fiel der Wert von R_0 von 1,27 im Jahre 1964 auf 0,71 im Jahre 1978. In der Abb. 73 sind sowohl für die USA wie für Europa (inkl. der gesamten UdSSR) je zwei Kurven dargestellt, die die Bevölkerungsentwicklung zeigen, wenn unterschiedliche Annahmen über die zukünftige Entwicklung des Wertes von R_0 getroffen werden. In der menschlichen Bevölkerungsstatistik berechnet man oft auch die „Gesamtfertilitätsrate" als Summe aller m_x und bezieht dabei die Knabengeburten mit ein (auch als „Totale Fertilitätsrate", TFR, bezeichnet). Dieser Wert, der somit die mittlere Kinderzahl pro Familie anzeigt, ist etwas größer als $2R_0$. Unter Gleichgewichtsbedingungen beträgt er etwa 2,1–2,3. Die Kurven der Abb. 73 **b** entsprechen Gesamtfertilitätsraten von 1,7–2,1. Falls sie in Wirklichkeit außerhalb dieser Grenzen zu liegen kommen werden, so wird auch die Bevölkerungsentwicklung entsprechend anders verlaufen.

Die Sterberaten zeigen in Europa und Nordamerika, wie schon erwähnt, einen ziemlich gleichmäßigen langsamen Abstieg seit vielen Jahrzehnten. Die Geburtenraten nehmen zwar auch seit etwa 200 Jahren ab, zeigen aber typischerweise langfristige Oszillationen, wie das in der Abb. 74 wieder am Beispiel der USA aufgezeigt wird: Die Geburtenrate sank in den 20er Jahren unseres Jahrhunderts, hatte einen unteren Tiefpunkt in den wirtschaftlich schlechten 30er Jahren, einen Wiederanstieg in den 40er Jahren mit einer Kulmination während der 50er Jahre (in den USA als Baby-Boom-Phase bekannt), an die sich wieder ein Abstieg anschloß. Der Rückgang der Geburtenrate am Ende der 50er Jahre und während der 60er Jahre ist nur zum Teil durch einen Rückgang der Geburten pro Ehepaar hervorgerufen worden. Zum anderen ist er auch eine Folge des Rückganges im Prozentsatz fortpflanzungsfähiger Frauen. Die Bevölkerungsstruktur hat sich also verändert. Wie könnte man nun bevölkerungsstatistisch eine konstante Gesamtpo-

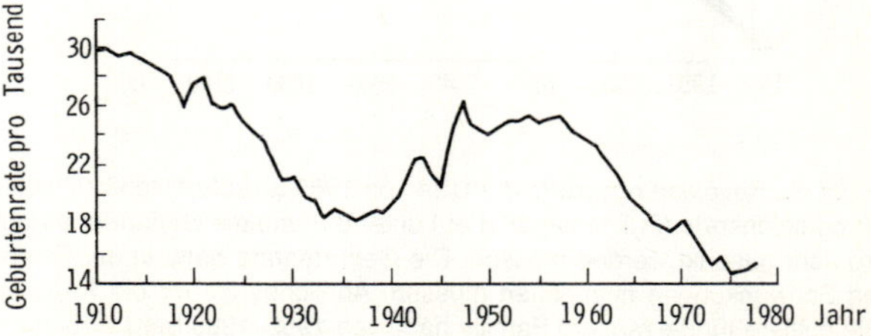

Abb. **74** Entwicklung der Geburtenrate der USA von 1910–1977. Der langfristig fallenden Tendenz entspricht eine Reduktion der Mortalitätsrate. Die u. a. durch wirtschaftlich und politisch wechselhafte Zeiten verursachten Schwankungen der Geburtenrate haben auch zu Schwankungen in der Nettoreproduktionsrate und damit im Bevölkerungswachstum geführt (nach verschiedenen Autoren).

pulation erreichen, und welches wären die Auswirkungen auf die Bevölkerungsstruktur? Nehmen wir zunächst an, die Sterberaten verlaufen ohne größere Schwankungen so weiter wie bisher. Hätte man sich im Jahre 1965, als die Gesamtfertilitätsrate (d. h. die mittlere Kinderzahl) noch weit über 2 lag, entschlossen, die Bevölkerung der USA ab sofort konstant zu halten, so hätte man diese Gesamtfertilitätsrate durch irgendwelche Maßnahmen (z. B. durch ein „Geburtenverbot" für junge Frauen) augenblicklich auf 1,2 reduzieren und bis zum Jahre 1985 einhalten müssen. Die Folge wäre eine starke Überalterung der Bevölkerung gewesen. Die Geburtenrate hätte längere Zeit trotzdem wieder zugenommen, wäre später aber in ein Oszillieren gekommen, wie das die Abb. 75a zeigt, und hätte sich nur langsam auf einen Mittelwert eingependelt. Die mittlere Familiengröße und die Alterszusammensetzung der US-Bevölkerung wären ebenfalls während Jahrhunderten star-

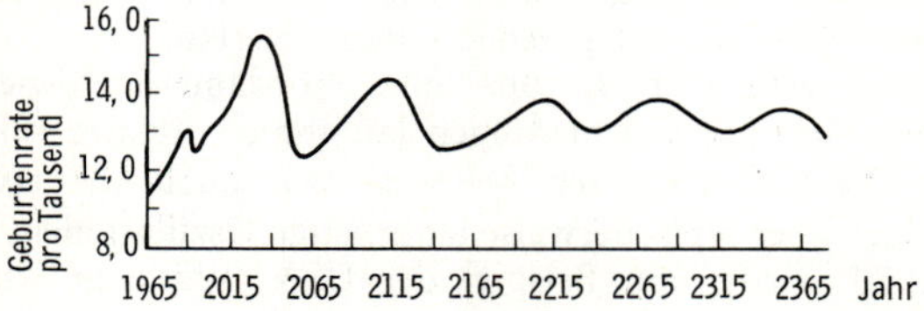

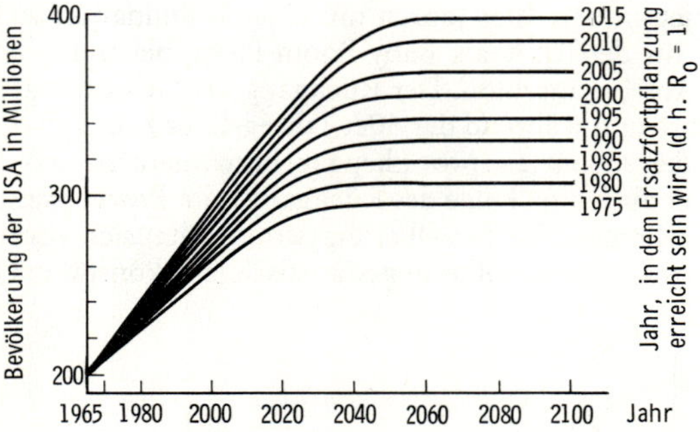

Abb. **75** **a** Um die Bevölkerungsgröße der USA von 1965 an sofort stabil zu halten, hätte die Nettoreproduktionsrate (R_0) schlagartig auf unter 0,6 und die Geburtenrate auf etwas über 8‰ pro Jahr gesenkt werden müssen. Die Geburtenrate hätte in der Folgezeit die dargestellten Schwankungen mitmachen müssen. Ähnliches gilt für die Nettoreproduktionsrate. Die mittlere Kinderzahl pro Familie hätte von 1965–1985 bei 1,2 Kindern liegen müssen. **b** Entwicklung des Bevölkerungswachstums der USA nach dem Jahre 1965 (als $R_0 = 1{,}3$ war), wenn die Ersatzfortpflanzung (also ein R_0 von 1,0) in verschiedenen Jahren (von 1975–2015) erreicht worden wäre. Ein- und Auswanderung nicht berücksichtigt. – **a** und **b** zeigen modellmäßig auch die Schwierigkeiten, die bei eventuellen Steuerungen der Bevölkerungsentwicklungen in anderen Ländern auftreten können (nach FREJKA aus 2).

ken Schwankungen unterworfen gewesen. Aus wirtschaftlichen und sozialen Überlegungen wird man daher von solchen augenblicklichen Lösungen absehen. Hätte man ein Programm entwickelt, die Gesamtfertilitätsrate nur allmählich auf den Wert 2 zu senken, so wäre die Bevölkerungsentwicklung nach dem Prinzip der Abb. **75b** verlaufen. Inzwischen ist, wie wir gesehen haben, die Gesamtfertilitätsrate bereits „von sich aus" auf etwa 1,8 gesunken; die dargestellten Beziehungen zeigen aber modellmäßig, was man für die Bevölkerungsentwicklung der Entwicklungsländer in Betracht ziehen muß, für die derart detaillierte Daten praktisch nirgends zur Verfügung stehen: Wird die Bevölkerungsgröße über die Geburtenrate gesteuert, so verhält sie sich wie ein **träges System** und neigt leicht zu **Oszillationen!** Sämtliche der heutigen Bemühungen zur Geburteneindämmung in den Entwicklungsländern können erst nach vielen Jahrzehnten zu stabilen Bevölkerungsdichten führen; oder aber es treten die starken Schwankungen in der Alterszusammensetzung mit all ihren Folgen auf. Wir müssen daher mit einem weiteren starken Ansteigen der Bevölkerung in den Entwicklungsländern rechnen, müssen aber unbedingt die Einsicht für eine Geburtenkontrolle wecken. Die Trägheit und die Oszillationseigenschaften dieses Systems werden oft nicht mit allen ihren Konsequenzen erfaßt, weil sie für die meisten Menschen nicht unmittelbar anschaulich sind.

Es gibt **heutzutage** viele verschiedene Möglichkeiten zur **Geburtenkontrolle**. Am wichtigsten und zugleich effektivsten dürfte es sein, bei der Bevölkerung rasch wachsender Länder Zielvorstellungen zu entwickeln, die auf eine geringe **Kinderzahl** pro Familie ausgerichtet sind. Das ist v. a. in wenig gebildeten Bevölkerungen ein schwieriges Unternehmen und muß mit Anhebung der Bildung und der Kenntnis über direkt empfängnisverhütende Maßnahmen kombiniert werden. Auch gesetzgeberische Maßnahmen müssen vielleicht zusätzlich angewendet werden, die die Kinderarbeit verbieten oder eine Altersversorgung garantieren. Denn Kinder werden in Entwicklungsländern oft aus Gründen der zusätzlichen finanziellen Sicherheit gewünscht. – Bei Umfragen lag 1960 die Wunschgröße für die Kinderzahl in Europa im Durchschnitt bei 2–3, in den USA, der Türkei oder in Thailand bei 3–4, in Chile, Kanada, Südkorea und Ghana bei 4–6.

Ein weiterer wichtiger Faktor kann die Propagierung eines späten **Heiratsalters** und damit Gebärungsalters sein. Wird danach noch die gleiche Gesamtkinderzahl erzeugt, wie sie bei frühem Heiratsalter erzeugt worden wäre, ergibt sich im wesentlichen nur ein aufschiebender Effekt des Bevölkerungsanstiegs. Gewöhnlich nimmt aber dabei auch die Intensität des Wunsches nach einer großen Kinderzahl ab.

Auch die Propagierung einer relativ langen **Stillzeit** durch Muttermilch kann die Geburtenintervalle direkt verlängern und damit die Geburtenrate senken.

Ein wichtiger Faktor ist die Aufklärung über Möglichkeiten und Wirksamkeit verschiedener Methoden der **Empfängnisverhütung**. Hier kommen je nach Kultur, Tradition, Bildungsstand und Gesetzgebung unterschiedliche Möglichkeiten in Betracht. In Europa und Nordamerika wenden nach Umfragen mehr oder weniger alle Frauen, die zur Zeit keine Kinder wünschen, irgendeine Methode

der Empfängnisverhütung an (Ausnutzung der empfängnisfreien Tage, Antikonzeptionspille, Einsetzen von Pessaren oder Intrauterinspiralen usw.). Die Verbreitung der Pille und ähnlicher Mittel ist in vielen, vor allem katholischen Ländern verboten oder erst spät (z. B. in Spanien) freigegeben worden.
Sterilisation vor allem des Mannes ist etwa in Indien, Pakistan, China und den USA verbreitet und gewinnt zunehmend größere Bedeutung in ganz Asien und auch auf dem amerikanischen Kontinent. In West- und Osteuropa wird sie verhältnismäßig selten vorgenommen; am weitesten scheint sie hier in Großbritannien und den Niederlanden verbreitet zu sein. Sie ist teilweise freiwillig möglich (USA, Schweiz, Großbritannien), teilweise mit finanziellen Lock- oder auch Druckmitteln erwünscht (Indien), teilweise nur bei medizinischer Indikation erlaubt (BRD).
Verbot oder Legalisierung der **Schwangerschaftsunterbrechung** haben sehr unterschiedliche Auswirkungen auf die Geburtenzahlen und sind relativ schwierig zu beurteilen. Nicht zuletzt wird auch die Sterberate davon beeinflußt. Gerade in katholischen Entwicklungsländern mit ihrer hohen Zahl illegaler und unsachgemäßer Abtreibungen stirbt jährlich ein zwar nicht sicher bekannter, bestimmt aber beachtlicher Prozentsatz fortpflanzungsfähiger Frauen an den Folgen der Eingriffe und reduziert damit direkt die jährliche Bevölkerungszuwachsrate. Anderseits schoß in Rumänien nach der Durchsetzung eines Abtreibungsverbots (1966) die Geburtenrate auf etwa das Doppelte in die Höhe und pendelte sich erst danach aufgrund besserer Verhütungsmaßnahmen auf niedrigere Werte ein. Derartige „Overhoot“-Effekte sind im übrigen bei vielen Änderungen der **Gesetzesgrundlagen** in der Geburtenkontrolle zu beobachten. Eine genügende Aufklärung der Bevölkerung über die praktischen Methoden der Empfängnisverhütung stabilisiert aber selbst bereits stark die Geburtenrate, so daß eine Reduktion der Geburtenrate als unmittelbare Folge legalisierter Schwangerschaftsunterbrechungen relativ gering bleibt. Zur Zeit ist eine Unterbrechung der Schwangerschaft in den ersten drei Monaten (z. T. auch danach, z B. in manchen US-Staaten) möglich in Österreich, Frankreich, Dänemark, Schweden, Norwegen, DDR, Polen, UdSSR, USA, Japan, China, Singapur und Tunesien. Sehr unterschiedlich gefaßte „soziale Indikationen“ gelten in der BRD, Italien, Finnland, Irland, Israel, Jugoslawien, Cypern, Indien, Iran, Sambia und in Südaustralien. Relativ restriktive Gesetzgebungen (meist nur medizinische Indikation) gelten in den meisten lateinamerikanischen Staaten (Ausnahmen: Uruguay und Kuba), in Spanien, in Rumänien, Bulgarien, der Tschechoslowakei, Ungarn, Marokko, Südkorea und Kamerun (1) (Stand 1979).

Es gibt eine Vielzahl weiterer Methoden der Geburtenkontrolle, die teilweise erst als Möglichkeiten existieren. Auch finanzielle Maßnahmen könnten direkt zur Geburteneinschränkung angewendet werden. Gewisse zwangsweise verordnete Maßnahmen, die direkt auch die individuelle Freiheit einschränken, könnten in vielen Entwicklungsländern in Zukunft notwendig werden.
Falls eine höhere Geburtenrate gewünscht wird, als sie zur Zeit existiert, so lassen sich viele der oben genannten Maßnahmen umkehren. So haben Rumänien, Ungarn und Bulgarien die freie Entscheidung über die Schwangerschaftsunterbrechung aus diesem Grunde unterbunden. Wie wirksam finanzielle Maßnahmen sein können, hat das Beispiel der DDR gezeigt, wo 1975 noch Geburtenraten von 10,6‰ und Sterberaten von 13,5‰ auftraten (Zuwachsrate somit – 2,9‰ pro Jahr). Mitte 1976 wurden erhebliche finanzielle Lockmittel angeboten und verbesserte Sozialmaßnahmen für die Dauer der Schwangerschaft einge-

führt. Schon 1977 erlangte die Geburtenrate den Wert von 13,3 (bei einer Sterberate von 13,4). Derartige geburtenfördernde Maßnahmen haben in verschiedenen Ländern je nach Zivilisation und Bildungsstand der Bevölkerung vermutlich unterschiedliche Auswirkungen und werden je nach staatlichen Möglichkeiten und Rechtsauffassungen unterschiedlich ergriffen werden.

Die gegenwärtigen niederen r-Werte der Bevölkerungen **Mitteleuropas** (vgl. Tab. **20**) sind durch mehrere Faktoren bestimmt: So haben z. B. die BRD und Österreich im Altersaufbau ihrer Bevölkerungen 3 markante Einschnitte, die durch den Geburtenausfall im 1. Weltkrieg, während der Wirtschaftskrise zu Beginn der 30er Jahre und am Ende des 2. Weltkriegs verursacht sind. Diese starken exogenen Einflüsse haben in der Weiterentwicklung der Population sekundär weitere Oszillationen hervorgerufen und u. a. zu einem starken Geburtenrückgang ab Mitte der 60er Jahre beigetragen. Damals hat sich in Mitteleuropa aber auch eine Tendenz zu einem späteren Gebäralter bei der Frau verbreitet. Schließlich haben zu den vorangegangenen starken Geburtenzahlen auch die Gastarbeiter aus den südeuropäischen Ländern beigetragen. So sind z. B. von 1955–1970 ca. eine Million Gastarbeiter in die kleine Schweiz gezogen. Sie waren zum großen Teil in ihren reproduktiven Jahren und haben auch andere Zielvorstellungen über die angestrebte Kinderzahl mitgebracht. Der starke Geburtenschwall um 1960 wird sich im Laufe der folgenden Jahrzehnte in höhere Altersgruppen verschieben und voraussichtlich etwa ab dem Jahre 2015 die Rentenversicherung belasten. Die zukünftige Bevölkerungspolitik sollte dringend derartige Geburtenoszillationen zu dämpfen suchen.

5.2. Globaler Stoffhaushalt der Erde

Alle Ökosysteme der Erde stehen irgendwie miteinander in Beziehung. Größere Veränderungen in einzelnen Ökosystemen können Veränderungen im globalen – die gesamte Erde umfassenden – Energiefluß und Stoffhaushalt haben.

Über kurze Zeiträume ist der **Gesamtstoffbestand** der Erde recht konstant. Die Erde erhält zwar vom Weltall Protonen, α-Teilchen und subatomare Partikel (zusammenfassend als „Sonnenwind" oder kosmische Strahlung bezeichnet) sowie in geringerem Umfang auch schwerere Atome und kosmischen Staub. Sie verliert anderseits konstant H_2, He und die als Künstliche Himmelskörper ins All transportierte Masse. Im Erdinneren und auch in der Atmosphäre finden andauernd Änderungen in der Isotopenzusammensetzung statt, die als Folgen der natürlichen und künstlichen Radioaktivität auftreten. Alle diese Umsätze sind aber für eine kurzfristige Bilanzierung vernachlässigbar. Erst in erdgeschichtlichen Dimensionen (hunderten von Millionen Jahren) gewinnen sie eine zunehmende Bedeutung.

Die gegenwärtigen Konzentrationen der Elemente im Gestein, im Wasser, in der Atmosphäre und in den Lebewesen sind nur durch die

Erdgeschichte, die die geologischen und die paläobiologischen Befunde berücksichtigt, erklärbar. Das Gestein der Erdkruste (eine Schicht, die je nach Region ca. 10–50 km tief unter die feste Erdoberfläche reicht) wird fortwährend vom Material des darunterliegenden oberen Erdmantels ergänzt, indem durch die mittelozeanischen Schwellen basaltische Lava aus dieser flüssigen Zone aufsteigt und zum Auseinanderdriften einer größeren Anzahl von „Platten" der Erdkruste führt. Die Menge, die ständig nachströmt, ist immerhin so groß, daß die Platten, z. B. Nordamerika und Europa, mit etwa 1–10 cm pro Jahr auseinanderweichen. In den Gegenden der Tiefseegräben verschwindet anderseits Krustenmaterial wieder in die aufgeweichte obere Mantelzone. Material aus dem Erdinneren kommt zudem regelmäßig durch Vulkanismus an die Oberfläche. Dadurch kommt ein langfristiger Stoffkreislauf der festen Ablagerungen zustande. Die gegenwärtigen Ionenkonzentrationen im Meerwasser sind zu einem großen Teil leichtlösliche Bestandteile (Na^+, K^+, Cl^-, SO_4^{2-}), die nur zu einem Teil wieder in den Gesteinskreislauf eingehen. Auch Wasser (H_2O) und gasförmige Elemente (O_2, CO_2, N_2) gehen nur teilweise wieder in den Gesteinskreislauf ein. Diese Elemente haben sich daher in der „Biosphäre" (der belebten Zone der Erde) im Laufe der Erdgeschichte angereichert. Die Tab. **22** faßt die prozentualen Elementzusammensetzungen von Erdkruste, Meerwasser und Bakterien zusammen.

Tabelle **22** Gewichtsprozente der Elementarzusammensetzung.

Erdkruste		Meerwasser (ohne H und O)		Bakterien	
O	46,6%	Cl	58,0%	C	45–55%
Si	27,7%	Na	32,4%	O	20%
Al	8,1%	Mg	4,0%	N	10–15%
Fe	5,0%	S	2,8%	H	10%
Ca	3,6%	Ca	1,2%	P	2– 6%
Na	2,8%	K	1,2%	übrige ca.	3%
K	2,6%	Br	0,2%		
Mg	2,1%	C	0,1%		
übrige	1,5%	übrige	0,1%		
	100,0%		100,0%		

Die Konzentrationsangaben für die Erdkruste, das Meerwasser und auch für die Gase in der Atmosphäre und im Wasser können als aktuelle Zustandsvariablen im Großökosystem Erde gesehen werden. Im Laufe der **Erdgeschichte** machte die Erde eine einseitig gerichtete Sukzession durch. So dürfte sich seit mehreren Milliarden Jahren das freie Wasser auf der Erde kontinuierlich vermehrt haben. Es entstammt aus dem freigesetzten H_2O des Erdinnern, das über Vulkanismus und ähnliche Erscheinungen an die Oberfläche gelangte. Auch der Sauerstoff wurde zunehmend vermehrt. Er entstammte einerseits aus der UV-Dissoziation der H_2O-Moleküle, zum anderen und später zunehmend wichtigeren Anteil, aus der O_2-Produktion CO_2-fixierender Organismen. Die O_2-Konzentration der Luft war möglicherweise noch im Jungpaläozoikum (vor 400 Mio. Jahren) erst halb so groß wie heute. Da Kalkablagerungen vor dem Kambrium (vor 600 Mio. Jahren) fehlen, war offenbar zuvor die Möglichkeit zur biogenen Kalkbildung nicht gegeben, weil vielleicht zu viel CO_2 im Wasser gelöst war oder auch zuwenig Ca^{2+} zur Verfügung stand. Salzausscheidungen in Küstengebieten (Evaporite) traten erstmals im Kambrium auf (vor 600 Mio. Jahren); geeignete Kombinationen der Temperatur und der Salzkonzentrationen wurden also wohl erst damals erreicht. Größere biogene Kohlenspeicherungen sind erst seit dem Karbon (vor 300-350 Mio Jahren) bekannt. Immer wieder starben im Laufe der Erdgeschichte ganze Tiergruppen aus. Die heute reich entwickelten vorwiegend marinen Gruppen der Ostracoden, der Bryozoen oder der Seeigel waren zeitweise fast ausgestorben, so namentlich am Ende des Erdaltertums und Beginn des Erdmittelalters. Viele Tiergruppen sind damals auch ganz ausgestorben, wie z. B. die Trilobiten. Eine andere kritische Phase lag am Ende der Kreidezeit (vor 70 Mio. Jahren), als u. a. die Ammoniten ausstarben. Wir kennen die Ursachen hierfür nicht, können aber annehmen, daß Änderungen in den physikalisch-chemischen Umweltbedingungen eine gewisse Rolle spielten. Wir wissen, daß die heutigen Eiskappen der Pole erdgeschichtlich nur vorübergehende Erscheinungen sind. Ein Abschmelzen hat wohl nicht zuletzt auch eine Salzkonzentrationserniedrigung des Meerwassers zur Folge, was wenig anpassungsfähige, stenohaline Meeresformen beeinträchtigen könnte. Auch Änderungen im Energiefluß und damit im Klima der Erde mögen immer wieder eine Rolle beim Rückgang ganzer Organismengruppen gespielt haben. Das ist vielleicht bei einer verstärkten Vulkantätigkeit, dabei zunehmendem CO_2-Ausstoß und Änderung im Wärmehaushalt der Erde möglich. Es gibt daneben auch **kurzfristige Klimaschwankungen** im Laufe einiger Jahrzehnte bis einiger Jahrtausende auf der Erde. Solche Umwälzungen sind Probleme, die wir uns auch als mögliche Folgen zivilisatorischer Aktivität vorstellen können. Wir können die Probleme des Energieflusses und des Stoffhaushaltes der Erde hier nicht näher behandeln, sondern wollen nur auf die ständigen Schwankungen hinweisen und uns auf die Erläuterung einer einzigen wichtigen Zustandsvariablen, der CO_2-Konzentration in der Erdatmosphäre, beschränken (1–5).

Die Erdatmosphäre enthält bekanntlich rund 0,03 Vol.–% **CO_2**. Da CO_2 die Strahlungsenergie der Sonne im Infrarotbereich absorbiert, würde eine höhere CO_2-Konzentration wohl auch zu einer Erhöhung der mittleren Erdtemperatur führen. Nun weiß man, daß die CO_2-Konzentration um 1850 wohl erst bei etwa 290 ppm (= 0,029%) lag, zur Zeit aber bei etwa 330–340 ppm liegt (Abb. 76). Der jährliche Zuwachs ist lokal unterschiedlich und variiert zwischen etwa 0,5–1,5 ppm. Der Unterschied zwischen April und Oktober ist in manchen Gebieten recht groß, so etwa im Zentrum von Long Island (USA), wo er im April 15 ppm mehr als im Oktober beträgt. Im Südpazifik beträgt dieser Unterschied etwa 5 ppm (vgl. Abb. 76), in den Gebieten der Tropenwälder ist er noch viel geringer. Daß die CO_2-Konzentration gerade im Frühjahr auf der Nordhalbkugel am niedrigsten ist, ist wahrscheinlich ein Hinweis darauf, daß die großen Landmassen mit

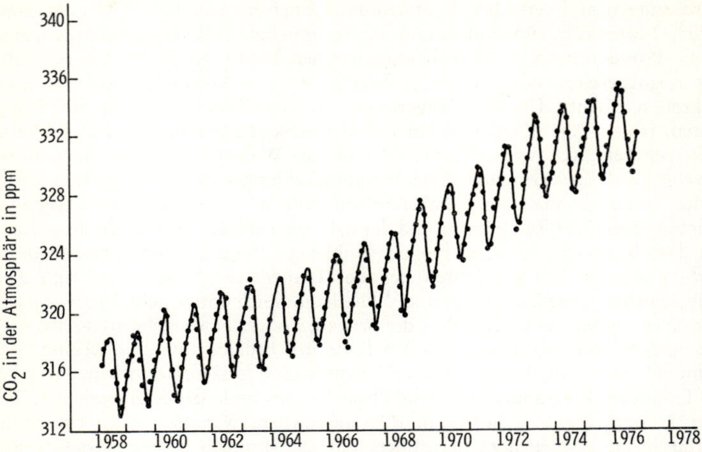

Abb. **76** CO_2-Gehalt der Atmosphäre auf Hawaii. Man beachte einerseits den langfristigen Anstieg und anderseits die jahreszeitlichen Schwankungen (aus 7).

ihrer höheren Primärproduktion als die Ozeane (vgl. auch Tab. **11**) in der nördlichen Hemisphäre einen entscheidenden Einfluß haben. Eine Bestätigung dieser Hypothese ist es auch, daß der jahreszeitliche Unterschied in der CO_2-Konzentration gerade auf der Nordhalbkugel größer als auf der Südhalbkugel ist.

Worauf ist nun der Anstieg in der CO_2-Konzentration zurückzuführen? Man denkt natürlich zunächst an die kontinuierliche, starke Verbrennung der fossilen Brennstoffe. Aber erst die Kenntnis der Größen aller wichtigen C-Pools der Erdatmosphäre und der Erdkruste, sowie die Kenntnis der Umsatzraten kann uns die Problematik etwas erläutern. Viele Werte fehlen uns allerdings noch. In der Abb. 77 bedeuten die Zahlen 10^{15} g oder Milliarden Tonnen Kohlenstoff. Der als CO_2 in der Atmosphäre gespeicherte C-Gehalt ist mit 700 Milliarden Tonnen etwa gleich groß, wie der in der Vegetation gespeicherte (600–800 Mrd. t). Ein etwa 2–3 mal größerer Anteil liegt als totes organisches Material der Böden vor (1000–3000 Mrd. t). Im Meer müssen wir die über der Thermokline gelegene Schicht von der Tiefenzone getrennt untersuchen. Die Biomasse des Meeres, die vorwiegend in der oberen Schicht lebt, enthält nur etwa 2 Milliarden Tonnen C, doch liegt eine viel größere Menge C als gelöstes organisches Material vor (30 Mrd. t in der Oberschicht und 1000–3000 Mrd. t in der Tiefenschicht). Die gesamte organisch gebundene C-Menge dürfte also auf dem Festland nur etwas höher sein als im gesamten Weltmeer (2000–4000 gegen 1000–3000 Mrd. t). Ein riesiger C-Pool ist aber das im Tiefenwasser gelöste CO_2

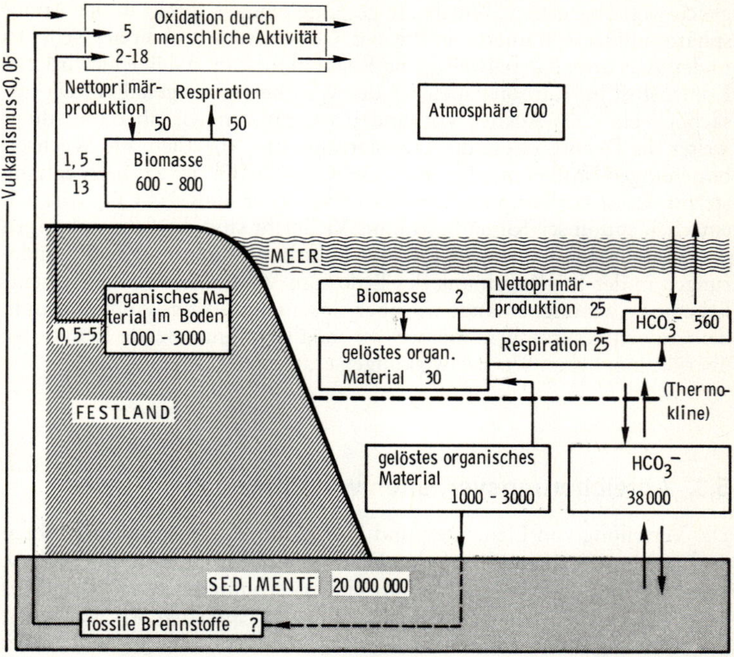

Abb. **77** CO_2-Kreislauf auf der Erde. Die Werte bedeuten 10^{15} g C = Milliarden Tonnen C. Die jährliche Zunahme in der Atmosphäre beträgt z. Zt. etwa $2{,}3 \cdot 10^{15}$ g C oder 0,3% (nach verschiedenen Autoren).

(38 000 Mrd. Tonnen). Über den Austausch zwischen dem Oberflächenwasser und dem durch die Thermokline weitgehend abgetrennten Tiefenwasser ist wenig bekannt. Die Landvegetation nimmt jährlich etwa 50 Milliarden Tonnen C auf und gibt ungefähr ebensoviel ab. Innerhalb des Ozeanwassers wird die Umsatzrate auf etwa die Hälfte geschätzt (25 Mrd. t pro Jahr). Ein zusätzlicher Faktor ist nun in geschichtlicher Zeit die Abholzung von Wäldern. Schon im Altertum wurden große Gebiete in den Mittelmeerländern abgeholzt; im Mittelalter und der Neuzeit sank in Mitteleuropa die Waldbedeckung von ehemals vielleicht 90% auf 20%. In der neuesten Zeit wird v. a. in den Tropen stark abgeholzt. Hierdurch wird einerseits direkt die pflanzliche Biomasse abgetragen, anderseits wird aber stets auch der Boden mit seinem bisher gebundenen C-Gehalt durch Erosion und durch Oxidation dezimiert. Die jährliche C-Zufuhr vom Festland in die Atmosphäre beträgt zur Zeit daher 2–18 Mrd. t. Durch die Verbrennung der fossilen Brennstoffe werden ferner gegenwärtig etwa 5 Mrd. t. C (also etwa

gleich viel) abgegeben. Würde die gesamte Abgabe direkt in der Atmosphäre additiv summiert, müßte der CO_2-Anstieg viel höher sein. Es findet aber offenbar teilweise eine Regulation statt. Vielleicht wird viel Kohlenstoff im Karbonatspeicher des Weltmeeres festgehalten. Da tatsächlich ein CO_2-Anstieg vorhanden ist, müssen wir aber unbedingt weiter die Depotgrößen, die Transferraten und vor allem die Wechselbeziehungen studieren, die mit dem CO_2-Gehalt in Zusammenhang stehen. Es ist vorläufig auch gar nicht so sicher, daß das CO_2 wirklich entscheidend unser Klima bestimmt. Vielleicht sind die Schwankungen der Sonnenstrahlungsintensität (der Solarkonstanten) oder die Änderungen in der Rückstrahlung der Erde zum Weltraum von viel wesentlicherer Bedeutung. Solange wir aber einseitig gerichtete Änderungen in der Umwelt verursachen, müssen wir möglichst umfassende Kenntnisse über die möglichen Wechselwirkungen erarbeiten (6–8).

5.3. Anreicherungsverhalten von Umweltchemikalien

Die Verteilung von Elementen und Verbindungen zwischen unbelebten und belebten „Phasen" auf der Erde ist stets zugunsten einer Phase verschoben. Ist die Konzentration einer Verbindung, eines Elementes oder eines Isotops in Organismen höher, so sprechen wir von einer **Anreicherung** oder Akkumulation (bioconcentration) gegenüber der Umgebung. Nehmen wir ein Beispiel: In einem marinen Planktonkrebs *(Calanus finmarchicus)* ist die prozentuale Verteilung der Elemente gegenüber dem umgebenden Meerwasser verschoben. So liegen, auf Frischgewichtsbasis bezogen, die Elemente O, H, Cl, Na und Mg im Krebs in etwas geringerem prozentualem Anteil vor. Dafür sind S, Ca und K etwas häufiger. N, Fe, C und vor allem P sind aber sogar um mehr als den Faktor 1000 angereichert. Wird der Krebs in einem Becher mit Wasser, in dem DDT gelöst vorliegt, gehalten, so findet man schon nach kurzer Zeit eine über 1000fach höhere Konzentration im Tier, als im umgebenden Wasser. Auch diese Verbindung zeigt also eine hohe Anreicherung im Tier.

Das Problem der biologischen Anreicherung ist seit einiger Zeit sehr wichtig geworden, da zunehmend mehr „Umweltchemikalien" durch menschliche Aktivität auf der Erde verteilt und – je nach ihren Eigenschaften – in manchen Organismen und namentlich auch im Menschen stark angereichert werden können. Dabei treten einerseits manche Chemikalien häufiger auf als früher, wie etwa Quecksilber, Cadmium, Phosphat und Stickstoffverbindungen im Gewässer oder CO_2 in der Atmosphäre. Eine große Zahl ist aber überhaupt erst in den letzten Jahrzehnten in den irdischen Stoffkreislauf eingeschleust worden. Hierzu gehören **Pestizide** (Mittel zur Schädigung gewisser Organismen,

z. B. Insektizide, Herbizide, Fungizide), **Nahrungsmittelzusatzstoffe, Kosmetika, Waschmittel, chlorierte Lösungsmittel, Aufheller** und **Weichmacher**. Die Weltproduktion organischer Chemikalien dürfte zur Zeit bei 150–200 Mio. Tonnen pro Jahr liegen, oder – anders ausgedrückt – bei etwa 1–1,5 g pro m^2 Landoberfläche. Manche dieser Verbindungen wirken schon bei sehr geringen Konzentrationen auf das Wachstum, die Reproduktion und andere Eigenschaften ein und können, wenn sie in den Stoffkreislauf von Ökosystemen eintreten, die bestehenden Gleichgewichte stören. Zum anderen besteht aber auch die Gefahr, daß die menschliche Nahrung beim Genuß bereits erheblich „kontaminiert" ist und zu gesundheitsschädlichen Konzentrationen im Menschen führt. Wir wollen uns im folgenden auf einige wenige Prinzipien im Verhalten von Umweltchemikalien beschränken und vor allem aquatische Ökosysteme betrachten, die diesbezüglich schon etwas eingehender untersucht worden sind.

Ein **organisches Pestizid** kann über Luftverfrachtung, Erosion oder aber durch direkte Anwendung im Wasser in ein Gewässerökosystem gelangen. In einem abgeschlossenen **Gewässerökosystem** verändert sich die Gesamtmenge aufgrund von 2 möglichen Vorgängen:

1. Es ist eine **Verflüchtigung** an die Atmosphäre oder ein **Abtransport** in ein anderes Ökosystem möglich. Lokal wird dadurch die Pestizidkonzentration zwar verringert, global wird sie allerdings nicht verändert, solange das Pestizid nicht völlig zersetzt wird.
2. Die Pestizidkonzentration kann sich dadurch ändern, daß die Verbindung in eine andere Form übergeht, beispielsweise durch **Oxidations-** und **Hydroxilierungsreaktionen.** Zusätzlich spielen im Ökosystem eine große Zahl von Konkurrenzreaktionen und Entmischungsvorgängen eine Rolle. So gibt es **Adsorptionsgleichgewichte** zwischen suspendierten belebten und unbelebten Partikel und vor allem auch dem Sediment. Ist die Verbindung durch Diffusion ins Innere eines **Organismus** gelangt, so unterliegt sie hier weiteren Verteilungs-, Eliminations- und Abbauvorgängen. Auch **enzymatische Umwandlungen** sind jetzt grundsätzlich möglich. Ferner ist jetzt ein Schadstoffübertritt von einem Nahrungskettenglied in das nächste möglich. Für das allgemeine Verhalten organischer Pestizide **in Organismen** kann man für Wasser- und Landökosysteme einige mehr oder weniger allgemeingültige Regeln aufstellen (13, 16):

a) Je **lipophiler** eine Verbindung ist, um so stärker ist ihre Anreicherungskapazität (d. h. ihre Fähigkeit zur Anreicherung) in Organismen, denn auch das Fett ist in den Organismen gegenüber der Umgebung stark „angereichert". Der Eintritt in die Organismen erfolgt über diejenigen Oberflächenbezirke, die auch für Wasser, Gase und andere gelöste Verbindungen durchlässig sind (vgl. Kap. 3.4.1.), d. h. bei Kleinorganismen oft über die ganze Körperoberfläche, bei größeren vor allem über Kiemen oder den Magen-Darm-

Trakt. Die meisten Verbindungen erreichen dadurch ein Gleichgewicht zwischen der Wasserphase und dem Organismus innerhalb weniger Minuten bis einigen Tagen. (Abb. **78a, b**).

b) **Warmblüter** zeigen oft eine ausgeprägte Fähigkeit, lipophile Verbindungen zu hydroxylieren oder mit Glucuronsäure und Schwefelsäure zu koppeln. Für den Einzelorganismus ist das oft ein Detoxifikationsmechanismus und eine Einrichtung, den Schadstoff über den Urin wieder loszuwerden. Für das gesamte Ökosystem ist dies allerdings nur eine Umwandlung des Schadstoffs. Fische und viele andere primäre Wassertiere zeigen weniger ausgeprägte Hydroxylierungen oder sonstige Umwandlungen zur Erhöhung der Wasserlöslichkeit des Schadstoffs. Sie sind oft weitgehend der aktuellen Außenkonzentration ausgesetzt, doch kann beispielsweise die Miesmuschel das 1-Naphtol wenigstens teilweise in polarere Verbindungen umwandeln (2). Nimmt die Außenkonzentration ab, so vermindert sich auch die Konzentration im Organismus wieder (Abb. **78c**).

c) **Pflanzen** enthalten oft viele Peroxidasen und führen damit eine Oxidation der Pestizide in Epoxide, Phenole und andere Verbindungen durch. Da Pflanzen kein Exkretionssystem haben, verbleiben diese Verbindungen gewöhnlich im Pflanzenkörper und können durch Primärkonsumption in Tiere gelangen. Viele Verbindungen, wie etwa die auf Anilin- oder Triazinbasis (das sind N-haltige Pestizide), werden an makromolekulare Strukturen, wie Lignin und Protein, gebunden und sind damit für die Pflanzen nicht mehr toxisch. Die Bedeutung dieser fest gebundenen Metabolite (Umwandlungsprodukte) für Konsumenten ist noch nicht klar.

d) **Mikroorganismen** nehmen viele Stoffe ebenfalls rasch auf, sind unter normalen Bedingungen aber wahrscheinlich nicht wesentlich am Abbau dieser Stoffe im Ökosystem beteiligt. Allerdings lassen sich oft „Spezialisten" heranzüchten; im natürlichen Wasser oder Boden spielen sie aber eine geringe Rolle. Die wirkliche Bedeutung der Mikroorganismen für den Ab- und Umbau von Umweltchemikalien ist aber noch recht unklar.

Im aquatischen Milieu ist ein **„Nahrungsketteneffekt"**, also eine zunehmend höhere Anreicherung von den Primärproduzenten zu den Endkonsumenten, als Folge eines zunehmenden „Konzentrierungsprozesses", normalerweise nicht verwirklicht und würde in dieser allgemeinen Form auch den physikalisch-chemischen Gesetzen der Adsorptions-, Löslichkeits- und Diffusionsgleichgewichte widersprechen. Wenn allerdings Endkonsumenten einen höheren Fettgehalt haben, sind höhere Konzentrationen organischer Verbindungen dort auch zu erwarten. Dasselbe gilt, wenn sie kontaminierte Nahrung gefressen haben und in einem sehr geringen Wasseraustausch mit der Umgebung stehen, also den Schadstoff nicht mehr loswerden können, weil die Eliminationsgeschwindigkeit sehr gering ist. Auch dauert die Elimination von Schad-

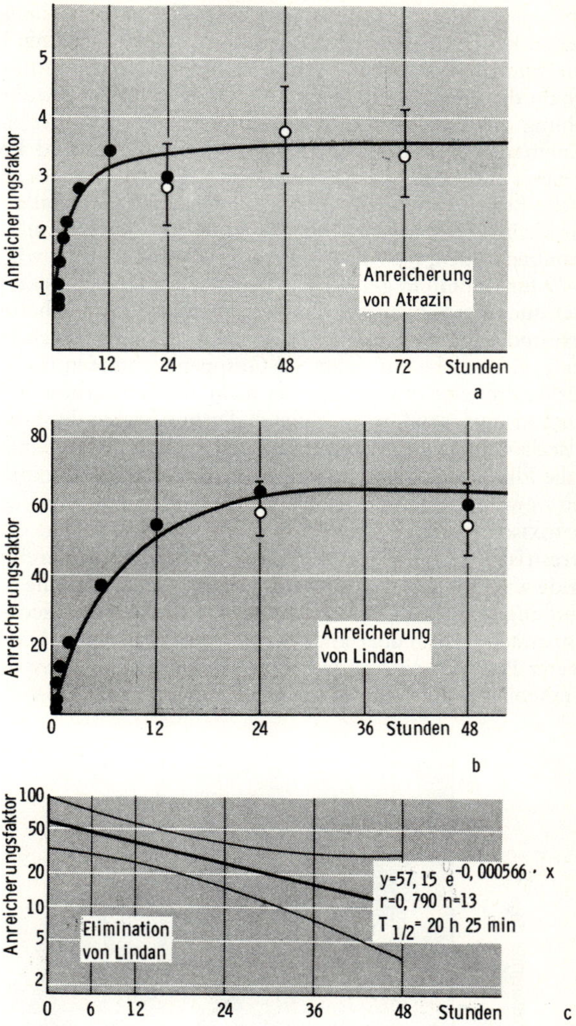

Abb. **78** Anreicherung und Elimination von Pestiziden in Süßwassertieren (Schnecke, *Ancylus fluviatilis*). **a** Anreicherungsfaktor (auf Frischmasse bezogen) für das Herbizid Atrazin in Abhängigkeit von der Zeit. ● = Anreicherung allein aus der Wasserphase, o = Anreicherung auch über die stark kontaminierte Nahrung (Diatomeen). **b** Anreicherungsfaktor (auf Frischmasse bezogen) für das Insektizid Lindan (● und o wie bei **a**). **c** Elimination von Lindan bei Umsetzen der Schnecke in reines Wasser, dargestellt als Anreicherungsfaktor gegenüber dem ursprünglichen Milieu. Die Elimination folgt einer e-Funktion (dicke Linie; dünne Linie = 95% Vertrauensbereich) (aus 13).

stoffen aus größeren Organismen im großen ganzen länger als aus kleineren. Durch die Kombination derartiger Eigenschaften haben zum Beispiel manche Wasservögel sehr hohe Pestizidkonzentrationen. Schon innerhalb der eigentlichen Wasserbiozönose ist aber gewöhnlich keine Beziehung zur Stellung im Nahrungskettennetz zu beobachten. Im einzelnen sind die Verhältnisse aber sehr komplex und können hier nicht näher dargestellt werden (10, 18).

Ähnliche Beziehungen gelten auch für viele **Schwermetalle.** Auch hier zeigen kleinere Organismen oft eine raschere Elimination als größere, Warmblüter zudem oft eine raschere als Wechselwarme, wie dies in der Abb. 79 für **Cadmium** gezeigt wird. „Nahrungsketteneffekte" treten im Wasser auch bei Schwermetallen kaum auf. Die Anreicherungsmechanismen sind sehr verschieden: Cadmium wird beispielsweise an manche Proteine, v. a. solche mit vielen SH-Gruppen, gebunden. Es bewirkt eine verstärkte Proteinsynthese, die aber nicht zu einem erhöhten Wachstum des Organismus, sondern zu höheren Turnoverraten des Proteins führt. Dies ist dann in gewissem Sinne ein Detoxifikationsmechanismus, denn über die Elimination der Proteine kann auch das Cd eliminiert werden. Stehen zu wenig Aminosäuren für die Proteinsynthese zur Verfügung, so ist die toxische Wirkung oft stärker (z. B. beim Menschen).

In **terrestrischen Ökosystemen** ist die Kontamination durch organische Pestizide wesentlich komplexer als in aquatischen. Manche organischen Verbindungen, z. B. PCB, findet man hier in eher geringen Konzentrationen, andere zeigen aber auch starke Anreicherungen. Die Übergänge von einer Phase in eine andere (die „Transferraten") werden hier oft noch erheblich schlechter verstanden als im Gewässer (18).

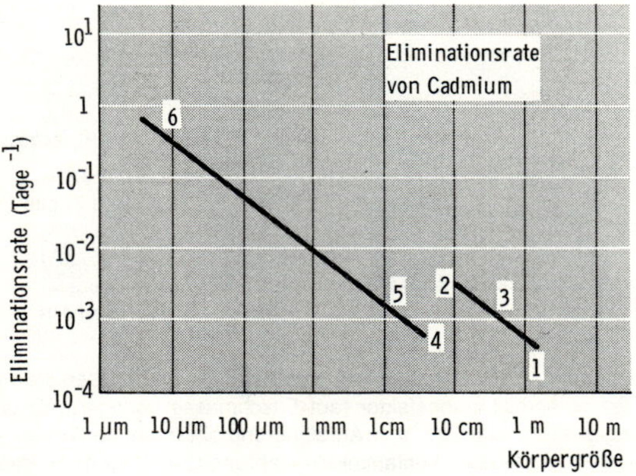

Abb. **79** Eliminationsrate (in der Dimension Tag^{-1}) von Cadmium bei Organismen unterschiedlicher Körpergröße. Landorganismen: **1** Mensch, **2** Maus, **3** Hund; Wasserorganismen: **4** Auster, **5** andere Muschel, **6** Phytoplankton (nach 7).

6. Anhang

6.1. Mathematische und physikalische Umrechnungen

1 bar	$= 0{,}9869$ atm $= 750$ Torr $= 10^5$ Pa
1 cal	$= 4{,}1868$ J
$1\ \text{cal} \cdot \text{cm}^{-2} \cdot \text{min}^{-1}$	$= 6{,}98 \cdot 10^2\ \text{W} \cdot \text{m}^{-2} = 1\ \text{Langley} \cdot \text{min}^{-1} \approx 6 \cdot 10^4\ \text{lx}$
$1\ \text{cal} \cdot \text{h}^{-1}$	$= 0{,}0012\ \text{J} \cdot \text{s}^{-1}$
e	$= 2{,}71828$
1 Hz (Hertz)	$= 1\ \text{s}^{-1}$
1 J (Joule)	$= 0{,}239\ \text{cal} = 1\ \text{W} \cdot \text{s} = 10^7\ \text{erg}$
$1\ \text{J} \cdot \text{m}^{-2} \cdot \text{s}^{-1}$	$= 1{,}43 \cdot 10^{-3}\ \text{cal} \cdot \text{cm}^{-2} \cdot \text{min}^{-1} = 1\ \text{W} \cdot \text{m}^{-2}$
1 K	$= 1°$ Kelvin $\approx 1°$ C, $0°$ C $= 273{,}16$ K
1 kcal	$= 1000\ \text{cal} = 4187\ \text{J} = 4{,}187\ \text{kJ} = 1{,}163\ \text{W} \cdot \text{h}$
ld	= logarithmus dualis $= \log_2 = 3{,}3219 \cdot \log$
ln	= logarithmus naturalis $= \log_e = 2{,}3026 \cdot \log$
log	= dekadischer Logarithmus $= 0{,}43429 \cdot \ln$
1 Pa (Pascal)	$= 1\ \text{N} \cdot \text{m}^{-2} = 10^{-5}\ \text{bar} = 0{,}0075$ Torr
1 Torr	$= 1{,}33 \cdot 10^{-3}\ \text{bar} = 133{,}32$ Pa
1 W (Watt)	$= 1\ \text{J} \cdot \text{s}^{-1} = 0{,}102\ \text{m} \cdot \text{kp} \cdot \text{s}^{-1} = 860\ \text{cal} \cdot \text{h}^{-1}$

6.2. Einige Schätz- und Umrechnungsgrößen für lebende Organismen

1 g organisches C entspricht bei gemischten Pflanzen- und Tiergemeinschaften etwa:

2– 2,5 g	aschefreie Trockenmasse
6–10 g	Frischmasse
40–70	kJ

Der **Wassergehalt** entspricht häufig folgendem Anteil am Frischgewicht:

Bakterien		70–85%
Flechten		–75%
viele Moose		–85%
Torfmoose, Pilzfruchtkörper		–90%
Höhere Pflanzen:	viele Samen	5–15%
	frisches Holz	50%
	Wurzeln	70–95%
	weiches Laub	80–90%
	Früchte	85–95%
Tiere:	Landtiere oft	60–80%
	Wassertiere oft	75–98%

Der **Aschegehalt** entspricht häufig folgendem Anteil am gesamten Trockengewicht:

Bakterien		8 –10 %
Pilze		7 – 8 %
Planktonalgen ohne Skelett		5 %
Tange		10 –20 %
Diatomeen		–50 %
Moose		2 – 4 %
Farne		6 –10 %
Höhere Pflanzen:	Blätter und Nadeln von Bäumen	3 – 4 %
	Holz	0,4– 0,5%
	Rinde und Borke	3 – 8 %

Das **C/N-Verhältnis** beträgt ungefähr:

Bakterien	4:1
Planktonalgen	15:1– 5:1
Landpflanzen	50:1–25:1
Tiere	6:1– 4:1
(Laubstreu)	50:1–30:1
(Humus)	40:1–10:1

Energie-Umrechnungsgrößen (ungefähre mittlere Werte):

Kohlenhydrate		17 kJ/g
Eiweiß		18 kJ/g
Lipoide		39 kJ/g
1 g CO_2-Abgabe (≈ 0,37 g C)	entspricht	7,54 kJ
1 ml CO_2-Abgabe	entspricht	14,9 J
1 ml O_2-Aufnahme	entspricht	19,6 J

6.3. Umrechnung amerikanischer Einheiten

1 ft-candle	=	10,764 lx
1 in (inch)	=	0,0254 m
1 ft (foot)	=	12 inch = 0,3048 m
1 yd (yard)	=	36 inch = 0,9144 m
1 mile	=	1609,34 m
1 acre	=	4046,86 m^2 = 0,405 ha
1 US-gal	=	$3,78541 \cdot 10^{-3}$ m^3
1 gal (gallon)	=	$4,54609 \cdot 10^{-3}$ m^3
1 oz (ounce)	=	28,35 g
1 lb (pound)	=	453,59 g

7. Literaturverzeichnis

1. Zur Geschichte der Ökologie und ihrer Probleme

1 Cushing, D. H., J. J. Walsh: The Ecology of the Seas. Introduction. Blackwell, Oxford 1976

2 Elster, H.-J.: History of limnology. Mitt. Int. Ver. Limnol. 20 (1974) 7

3 Hutchinson, G. E.: An Introduction to Population Ecology. Yale University Press, London 1978

4 Krebs, Ch.: Ecology. Harper & Row, 2. Aufl., New York 1978

5 Schwenke, H.: Hundert Jahre marine Ökosystemforschung. Verh. Ges. Ökol. 1977 (1978) 13

2.1. Wachstum von Populationen

1 Allen, J. D.: Life history patterns in zooplankton. Amer. Nat. 110 (1976) 165

2 Grime, J. P., R. Hunt: Relative growth-rate: its range and adaptive significance in a local flora. J. Ecol. 63 (1975) 393

3 Heinbokel, J. F.: Studies on the functional role of tintinnids in the Southern California bight. I. Grazing and growth rates in laboratory cultures. Mar. Biol. 47 (1978) 177

4 McElhone, M. J.: A population study of littoral dwelling Naididae (Oligochaeta) in a shallow mesotrophic lake in North Wales. J. anim. Ecol. 47 (1978) 615

5 Schlegel, H. G.: Allgemeine Mikrobiologie, 4. Aufl. Thieme, Stuttgart 1976

6 Singh, S. M., E. Zouros: Genetic variation associated with growth rate in the American oyster (Crassostrea virginica). Evolution 32 (1978) 342

7 Streit, B.: A note on the nutrition of Stylaria lacustris (Oligochaeta: Naididae). Hydrobiologia 61 (1978) 273

8 Taylor, W. D.: Maximum growth rate, size and commonness in a community of bacterivorous ciliates. Oecologia 36 (1978) 263

9 Wyatt, I. J., S. J. Brown: The influence of light intensity, daylength and temperature on increase rates of four glasshouse aphids. J. appl. Ecol. 14 (1977) 391

2.2. Regulation der Populationsgröße

1 Abramsky, Z., C. R. Tracy: Population biology of a „noncycling" population of prairie voles and a hypothesis on the role of migration in regulating microtine cycles. Ecology 60 (1979) 349

2 Arditi, R.: Relation of the Canadian lynx cycle to a combination of wheather variables: A stepwise multiple regression analysis. Oecologia 41 (1979) 219

3 Halbach, U., J. Jakobs: Population ecology. Fortschr. Zool. 25 (1979) Heft 2/3

4 von Holst, D.: Sozialverhalten und Stressreaktionen – eine populationsphysiologische Untersuchung an Tupajas. Mitt. DFG 4 (1972) 44

5 May, E. J.: Stability of the interaction between Didinium and Paramaecium: Effects of dispersal and predator time lag. Ecology 59 (1978) 733

6 McClure, M. S.: Self-regulation in populations on the elongate hemlock scale, Fiorinia externa (Homoptera: Draspididae). Oecologia 39 (1979) 25

7 Mech, D. L.: The wolfes of Isle Royale. Fauna Nat. Parks U. S. Washington, Ser. 7 (1966)

8 Myers, J. H., Ch. J. Krebs: Population cycles in rodents. Sci. Amer. 6 (1974) 38

9 Ramkrishna, D.: Statistical models of cell populations. Advanc. Biochem. Eng. 11 (1979) 1

10 Rose, R. K., M. S. Gaines: The reproductive cycle of Microtus ochrogaster in Eastern Kansas. Ecol. Monogr. 48 (1978) 21
11 Slade, N. A.: Statistical detection of density dependence from a series of sequential censuses. Ecology 58 (1977) 1094
12 Streit, B.: Zur Strategie der Besiedlung, der Konsumption und des Wachstums bei benthischen Primärkonsumentenpopulationen. Verh. Ges. Ökol. (1977/78) 223
13 Swingland, I. R., C. M. Lessells: The natural regulation of giant tortoise populations on Aldabra Atoll. Movement polymorphism, reproductive success and mortality. J. anim. Ecol. 48 (1979) 639
14 Tamarin, R. H.: Demography of the beach vole (Microtus breweri) and the meadow vole (Microtus pennsylvanicus) in Southeastern Massachusetts. Ecology 58 (1977) 1310
15 Tamarin, R. H.: Dispersal, population regulation, and K-selection in field mice. Amer. Nat. 112 (1978) 545
16 To, L. P., R. H. Tamarin: The relation of population density and adrenal gland weight in cycling and non-cycling voles (Microtus). Ecology 58 (1977) 928
17 Wendland, V.: Dreijähriger Rhythmus im Bestandswechsel der Geldhalsmaus (Apodemus flavicollis Melchior). Oecologia 20 (1976) 301
18 Zimen, E.: Der Wolf. Meyster, Wien 1978

2.3. Verteilung und Ausbreitung der Organismen im Raum

1 Baker, R. R.: The Evolutionary Ecology Of Animal Migration. Hodder & Stoughton, London 1978
2 Barash, D. P.: Sociobiologie und Verhalten. Parey, Hamburg 1979
3 Brown, J. H., A. Kodric-Brown: Turnover rates in insular biogeography: Effect of immigration on extinction. Ecology 58 (1977) 445
4 Bullock, St. H., R. B. Primack: Comparative experimental study of seed dispersal on animals. Ecology 58 (1977) 681
5 Clark, W. C.: Spatial structure relationship in a forest insect system: simulation models and analysis. Mitt. Schweiz. Ent. Ges. 52 (1979) 235
6 Elliott, J. M.: Statistical analysis of samples of benthic invertebrates. Freshw. Biol. Associat., Scient. Publ., No. 25, 2. Aufl. (1977)
7 Harestad, A. S., F. L. Bunnell: Home range and body weight – a reevaluation. Ecology 60 (1979) 389
8 Hendrichs, H.: Die soziale Organisation von Säugetierpopulationen. Säugetierkdl. Mitt. 26 (1978) 81
9 Hölldobler, B.: Recruitment behavior, home range orientation and territoriality in harvester ants, Pogonomyrmex. Behav. Ecol. Sociobiol. 1 (1976) 3
10 Janett, F. J.: The density-dependent formation of extended maternal families of the montane vole, Microtus montanus nanus. Behav. Ecol. Sociobiol. 3 (1978) 245
11 Kruuk, H.: Foraging and spatial organisation of the European badger, Meles meles L. Behav. Ecol. Sociobiol. 4 (1978) 75
12 Leuthold, W.: African Ungulates. Springer, Berlin 1977
13 Nolte, D. J.: The gregarization of locusts. Biol. Rev. 49 (1974) 1
14 Okubo, A.: Diffusion and Ecological Problems: Mathematical Models. Springer, Berlin 1980
15 Schenker, R., B. Streit: Saisonale Verteilungsmuster von Mikroarthropoden. Revue Suisse Zool. 87 (1980) im Druck
16 Schmidt-Koenig, K., W. T. Keeton: Animal Migration, Navigation, And Homing. Springer, Berlin 1978
17 Staniforth, R. J., P. B. Cavers: The importance of cottontail rabbits in the dispersal of Polygonum spp. J. appl. Ecol. 14 (1977) 261

2.4. Demographie komplexer Populationen

1 Birley, M. H.: The estimation of the net reproductive rate (R_o) of multivoltine pest populations from census data. J. anim. Ecol. 47 (1978) 689

2 Ernst, W. H. O.: Population biology of Allium ursinum in Northern Germay. J. Ecol. 67 (1979) 347

3 Fiuczynski, D.: Zur Populationsökologie des Baumfalken (Falco subbuteo L., 1758). Zool. Jb. Syst. 105 (1978) 193

4 Grigg, R. W.: Population dynamics of two gorgonian Corals. Ecology 58 (1977) 278

5 Noble, J. C., A. D. Bell, J. L. Harper: The population biology of plants with clonal growth. The morphology and structural demography of Carex arenaria. J. Ecol. 67 (1979) 983.

6 Perrins, C.: Die Welt der Vögel. Herder, Freiburg 1976

7 Pinder, J. E. III., J. G. Wiener, M. H. Smith: The Weibull distribution: A new method of summarizing survivorship data. Ecology 59 (1978) 175

8 Rusch, D. A., W. G. Reeder: Population ecology of Alberta Red Squirrels. Ecology 59 (1978) 400

9 Smith, A. T.: Comparative demography of pikas (Ochotona): Effect of spatial and temporal age-specific mortality. Ecology 59 (1978) 133

10 Wilson, E. O.: Sociobiology, Belknap Press of Harvard University Press, Cambridge 1975

11 Wyatt, I. J., P. F. White: Simple estimation of intrinsic increase rates for aphids and tetranychid mites. J. appl. Ecol. 14 (1977) 757

2.5. Evolution und Selektion populationsökologischer Kenngrößen

1 Ar, A., Y. Yom-Tov: The evolution of parental care in birds. Evolution 32 (1978) 655

2 Ballester, A., J. M. Albo, E. Vieitej: The allelopathic potential of Erica scoparia. Oecologia 30 (1977) 55

3 Calow, P.: Life Cycles. Chapman & Hall, London 1978

4 Case, T. J.: A general explanation for insular body size trends in terrestrial vertebrates. Ecology 59 (1978) 1

5 Cole, L. C.: The population consequences of life-history phenomena. Quart. Rev. Biol. 29 (1954) 103

6 Friedmann, J., F. Orshan, Y. Ziger-Cfir: Suppression of annuals by Artemisia herba-alba in the Negev desert of Israel. J. Ecol. 65 (1977) 413

7 Law, R.: The cost of reproduction in annual meadow grass. Amer. Nat. 113 (1973) 3

8 Lynch, M.: Fitness and optimal body size in zooplankton populations. Ecology 58 (1977) 763

9 Macevicz, S., G. Oster: Modeling social insect populations. II. Optimal reproductive strategies in annual eusocial insect colonies. Behav. Ecol. Sociobiol. 1 (1978) 265

10 McNaughton, S. J.: „r" and „K" selection in Typha. Amer. Nat. 109 (1975) 251

11 Newell, S. J., E. J. Tramer: Reproductive strategies in herbaceous plant communities during succession. Ecology 59 (1978) 228

12 Pianka, E. R.: On „r" and „K" selection. Amer. Nat. 104 (1970) 592

13 Ricklefs, R. E.: On the evolution of reproductive strategies in birds. Amer. Nat. 111 (1977) 453

14 Ross, M. D.: The evolution of gynodioecy and subdioecy. Evolution 32 (1978) 174

15 Schaffer, W. M., M. L. Rosenzweig: Selection for optimal life histories. II. Multiple equilibria and the evolution of alternate reproductive strategies. Ecology 58 (1977) 60

16 Southwood, T. R. E.: Bionomic strategies and population parameters. In: Theoretical Ecology, hrsg. von R. May. Blackwells, Oxford 1976

17 Stearns, S. C.: The evolution of life history traits: a critique of the theory and a review of the data. Ann. Rev. Ecol. Syst. 8 (1977) 154

18 Streit, B.: Morphometric relationships and feeding habits of two species of Chaetogaster, Ch. limnaei and Ch. diastrophus (Oligochaeta). Arch. Hydrobiol., Suppl. 48 (1977) 424

19 Thibault, R. E.: Ecological and evolutionary relationships among diploid and triploid unisexual fishes associated with the bisexual species, Poeciliopsis lucida (Cyprinodontiformes: Poecilidae). Evolution 32 (1978) 613

2.6. Zwischenartliche Konkurrenzsysteme

1 Anderson, R. C., A. J. Katz, M. R. Anderson: Allelopathy as a factor in the success of Helianthus mollis Lam. J. chem. Ecol. 4 (1978) 9

2 Boyer, J. F.: Reproductive compensation in Tribolium castaneum. Evolution 32 (1978) 519

3 Gliessmann, S. R., C. H. Muller: The allelopathic mechanisms of dominance in Bracken (Pteridium aquilinum) in Southern California. J. chem. Ecol. 4 (1978) 337

4 Hubbell, S. P., L. K. Johnson: Competition and nest spacing in a tropical stingless bee community. Ecology 58 (1977) 949

5 Inonye, D. W.: Resource partitioning in bumblebees: experimental studies of foraging behavior. Ecology 59 (1978) 672

6 Jacobs, J.: Coexistence of similar zooplankton species by differential adaptation to reproduction and escape, in an environment with fluctuating food and enemy densities. Oecologia 29 (1977) 233, 30 (1977) 313, 35 (1978) 35

7 Leviten, P. J.: Resource partitioning by predatory gastropods of the genus Conus on subtidal Indopacific coral reefs: the significance of prey size. Ecology 59 (1978) 614

8 Lynch, M.: Complex interactions between natural coexploiters. – Daphnia and Ceriodaphnia. Ecology 59 (1978) 552

9 McGauley, D. E.: Demographic and genetic responses of two strains of Tribolium castaneum to a novel environment. Evolution 32 (1978) 398

10 Meredith, D. H.: Interspecific agonism in two parapatric species of chipmunks (Eutamias) Ecology 58 (1977) 423

11 Mitchell, R.: Introduction to Environmental Microbiology. Prentice Hall, London 174

12 Schumacher, H.: Korallenriffe. BLV Verlagsgesellschaft, München 1976

13 Tilman, D.: Resource competition between planktonic algae: An experimental and theoretical approach. Ecology 58 (1977) 338

14 Werner, P. A.: Colonization success of a „biennial“ plant species: experimental field studies of species cohabitation and replacement. Ecology 58 (1977) 840

15 Winkler, S.: Einführung in die Pflanzenökologie, 2. Aufl. Fischer, Stuttgart 1980

2.7. Räuber-Beute-Systeme

1 Bell, M. A., Th. R. Haglund: Selective predation of threespine sticklebacks (Gasterosteus aculeatus) by garter snakes. Evolution 32 (1978) 304

2 Benke, A. C.: Interactions among coexisting predators: a field experiment with dragonfly larvae. J. anim. Ecol. 47 (1978) 335

3 Blum, M. S., J. B. Wallace, R. M. Duffield, J. M. Brand, H. M. Fales, E. A. Sokoloski: Chrysomelidial in the defensive secretion of the leaf beetle Gastrophysa cyanea Melsheimer. J. chem. Ecol. 4 (1978) 47

4 Duffield, R. M., M. S. Blum, J. B. Wallace, H. A. LLoyd, F. E. Regnier: Chemistry of the defensive secretions of the caddisfly Pycnopsyche scabripenais (Trichoptera: Limnephilidae). J. chem. Ecol. 3 (1977) 649
5 Eggers, D. M.: The nature of prey selection by planktivorous fish. Ecology 58 (1977) 46
6 Gilbert, J. J.: Defenses of males against cannibalism in the rotifer Asplanchna: Size, shape, and failure to elicit tactile feeding responses. Ecology 58 (1977) 1128
7 Habte, M., M. Alexander: Protozoan density and the coexistence of protozoan predators and bacterial prey. Ecology 59 (1978) 140
8 Hilborn, R.; Some long term dynamics of predator – prey models with diffusion. Ecol. Modell. 6 (1979) 23
9 Huffaker, C. B.: Experimental studies on predation: dispersion factors and predator-prey oscillations. Hilgardia 27 (1958) 343
10 Jones, C. G., R. D. Firn: The role of photoectysteroids in Bracken Fern, Pteridium aquilinum (L.) Kuhn as a defense against phytophagous insect attack. J. chem. Ecol. 4 (1978) 117
11 Luckinbill, L. S.: The effects of space and enrichment on a predator-prey system. Ecology 55 (1974) 1142
12 Reichman, O. J., D. Oberstein: Selection of seed distribution types by Dipodomys merriami and Perognathus amplus. Ecology 58 (1977) 636

2.8. Deterministische und stochastische Interaktionsmodelle

1 Berichte der ökologischen Außenstation Schlüchtern: Ökologie-Spiele. Heft 3. Frankfurt a. M. 1979
2 Crowley, P. H.: Effective size and the persistence of ecosystems. Oecologia 35 (1978) 185
3 Lewis, E. R.: Linear population models with stochastic time delays. Ecology 58 (1977) 738
4 Pielou, E. C.: Mathematical Ecology. Wiley, New York 1977
5 Poole, R. W.: An Introduction to Quantitative Ecology, McGraw-Hill, New York 1974
6 Slatkin, M.: The dynamics of a population in a markovian environment. Ecology 59 (1978) 249

2.9. Komplexe Populationssysteme

1 Barnard, C. J.: Predation and the evolution of social mimicry in birds. Amer. Nat. 113 (1979) 613
2 Bentley, S., J. B. Whittaker: Effects of grazing by a chrysomelid beetle, Gastrophysa viridula, on competition between Rumex obtusifolius and Rumex crispus. J. Ecol. 67 (1979) 79
3 Maschwitz, U., Y. P. Tho: Phenols as defensive secretion in a Malayan cockroach, Archiblatta hoeveni Vollenhoven. J. chem. Ecol. 4 (1978) 375
4 McNaughton, S. J.: Grazing as an optimization prozess: grass – ungulate relationships in the Serengeti. Amer. Nat. 113 (1979) 691
5 McNaughton, S. J., L. L. Wolf: General Ecology, 2. Aufl. Holt, Rinehart & Winston, New York 1979
6 Sih, A.: Stability and prey behavioural responses to predator density. J. anim. Ecol. 48 (1979) 79
7 Thompson, D. J.: Towards a realistic predator-prey model: The effect of temperature on the functional response and life history of larvae of the damselfly, Ischnura elegans. J. anim. Ecol. 47 (1978) 757
8 Valerio, C. E.: A unique case of mutualism. Amer. Nat. 109 (1975) 235

9 Waage, J. K.: Foraging for patchily-distributed hosts by the parasitoid, Nemeritis canescens. J. anim. Ecol. 48 (1979) 353
10 Wilcox, D. L., J. W. MacCluer: Coevolution in predator-prey systems: A saturation kinetic model. Amer. Nat. 113 (1979) 163
11 Zach, R., J. B. Falls: Prey selection by captive ovenbirds (Aves: Parulidae). J. anim. Ecol. 47 (1978) 929
12 Zwölfer, H.: Regulationsprozesse in Ökosystemen – ein Beitrag aus dem Bereich der biologischen Schädlingsbekämpfung. Verh. dtsch. zool. Ges. (1977) 242

3.1. Stoffwechseltypen und Umweltbedingungen

1 Cleffmann, G.: Stoffwechselphysiologie der Tiere. Ulmer, Stuttgart 1979
2 Gottschalk, G.: Bacterial Metabolism. Springer, Berlin 1978
3 Penzlin, H.: Lehrbuch der Tierphysiologie, 2. Aufl. Fischer, Jena 1977
4 Thauer, R. K., G. Fuchs: Methanogene Bakterien. Naturwissenschaften 66 (1979) 89
5 Zumft, W. G., J. Cárdenas: The inorganic biochemistry of nitrogen bioenergetic processes. Naturwissenschaften 66 (1979) 81

3.2. Energiebilanzen heterotropher Organismen

1 Banse, K.: On weight dependence of net growth efficiency and specific respiration rates among field populations of invertebrates. Oecologia 38 (1979) 111
2 Calow, P.: Conversion efficiencies in heterotrophic organisms. Biol. Rev. 52 (1977) 385
3 Dykhuizen, D.: Selection for tryptophan auxotrophs of Escherichia coli in glucose-limited chemostats as a test of the energy conservation hypothesis of evolution. Evolution 32 (1978) 125
4 Gilbert, J. J., H. L. Allen: Chlorophyll and primary productivity of some green, freshwater sponges. Int. Rev. ges. Hydrobiol. 58 (1973) 633
5 Grodzinski, W., R. Z. Klekowski, A. Duncan: Methods for Ecological Bioenergetics. In: IBP Handbook, Bd. XXIV. Blackwell, Oxford 1975
6 Heron, A. C.: Population ecology of a colonizing species: the pelagic tunicate Thalia democratica. II. Oecologia 10 (1972) 294
7 Howell, J., R. C. Fisher: Food conversion efficiency of a parasitic wasp, Nemeritis canescens. Ecol. Entom. 2 (1977) 143
8 Kilgave jr., D. L., K. B. Armitage: Energetics of yellowbellied marmot populations. Ecology 59 (1978) 78
9 Lehninger, A. L.: Bioenergetik, 2. Aufl. Thieme, Stuttgart 1974
10 Nagai, S.: Mass and energy balances for microbial growth kinetics. Advanc. biochem. Eng. 11 (1979) 49
11 Randolph, P. A., J. C. Randolph, K. Mattingly, M. M. Foster: Energy costs of reproduction in the cotton rat, Sigmodon hispidus. Ecology 58 (1977) 31
12 Robertson, A. I.: The relationship between annual production: biomass ratios and lifespans for marine macrobenthos. Oecologia 38 (1979) 193
13 Sepers, A. B. J.: The utilization of dissolved organic compounds in aquatic environments. Hydrobiologia 52 (1977) 39
14 Streit, B.: Studies on carbon tunover in the freshwater snail Ancylus fluviatilis (Basommatophora). Experientia 32 (1976) 478

3.3. Biochemische und energetische Anpassungswege

1 Bloom, A. J., J. H. Troughton: High productivity and photosynthetic flexibility in a CAM plant. Oecologia 38 (1979) 35

2 Doliner, L. H., P. A. Jolliffe: Ecological evidence concerning the adaptive significance of the C_4 dicarboxylic acid pathway of photosythesis. Oecologia 38 (1979) 23

3 Ehleringer, J. R.: Implications of quantum yield differences on the distributions of C_3 and C_4 grasses. Oecologia 31 (1978) 255

4 Englund, B.: Algal nitrogen fixation on the lava field of Heimaey, Iceland. Oecologia 34 (1978) 45

5 Granhall, U. (Hrsg.): Environmental role of nitrogen-fixing blue-green algae and asymbiotic bacteria. Swedish Natural Science Research Council, Stockholm 1978

6 Gulmon, S. L., A. J. Bloom: C_3 photosynthesis and high temperature acclimation of CAM in Opuntia basilaris Engelm. and Bigel. Oecologia 38 (1979) 217

7 Hewitt, E. J., C. V. Cutting (eds.): Nitrogen Assimilation of Plants. London 1979

8 Hochachka, P. W., N. Somero: Strategien biochemischer Anpassung. Thieme, Stuttgart 1980

9 Lorenzen, H.: Biochemische Grundlagen ökologischer Anpassungen bei Pflanzen. Fischer, Stuttgart 1979

10 Paerl, H. W.: Optimization of carbon dioxide and nitrogen fixation by the blue-green alga Anabaena in freshwater blooms. Oecologia 38 (1979) 275

11 Parthier, B.: Die biologische Fixierung des atmosphärischen Stickstoffs. Biol. Rdsch. 16 (1978) 345

12 Rathnam, C. K. M.: Metabolic regulation of carbon flux during C_4 photosynthesis. I. Z. Pflanzenphysiol. 87 (1978) 65. II. Planta 145 (1979) 13

13 Rundel, P. W., J. A. Rundel, H. Ziegler, W. Stichler: Carbon isotope ratios of Central Mexican Crassulaceae in natural and greenhouse environments. Oecologia 38 (1979) 45

3.4. Spezielle Anpassungen bei aquatischen Tieren

1 Armitage, K. B., L. Chi-Hsiang: Temperature acclimatization in the filtering rates and oxygen consumption of Daphnia ambigua Scourfield. Comp. Biochem. Physiol. 62A (1979) 807

2 Brandt, E.: Anpassungen von Tubifex tubifex Müller (Annelida, Oligochaeta) an die Temperatur, den Sauerstoffgehalt und den Ernährungszustand. Arch. Hydrobiol. 84 (1978) 269

3 Brock, T. D.: Thermophilic Microorganisms and Life at High Temperatures. Springer, Berlin 1978

4 Carey, F. G.: Fishes with warm bodies. Sci. Amer. 228 (1973) 36

5 Edwards, D. C., J. D. Huebner: Feeding and growth rates of Polinices duplicatus preying on Mya arenaria at Barnstable Harbor, Massachusetts. Ecology 58 (1977) 1218

6 Foster, W., J. Treherne: Insects of marine saltmarshes: problems and adaptations. In: Marine Insects, hrsg. von L. Cheng. North Holland Publishing Co., Amsterdam 1976

7 Geller, W.: Die Nahrungsaufnahme von Daphnia pulex in Abhängigkeit von der Futterkonzentration, der Temperatur, der Körpergröße und dem Hungerzustand der Tiere. Arch. Hydrobiol., Suppl. 48 (1975) 47

8 Hopkins, C. D., W. F. Heiligenberg: Evolutionary designs for electric signals and electroreceptors in Gymnotoid fishes of Surinam. Behav. Ecol. Sociobiol. 3 (1978) 113

9 Kapoor, N. N.: Osmotic regulation and salinity tolerance of the stonefly nymph Paragnetina media. J. Insect. Physiol. 25 (1979) 17

10 Kausch, H., C. Zimmermann: Nahrungsausnutzung und Wachstum junger Sandfelchen (Coregonus fera JURINE 1835) bei Fütterung mit Teichplankton. Arch. Hydrobiol., Suppl. 48 (1976) 1389

11 Lang, H. H.: Surface wave discrimination between prey and nonprey by the back swimmers Notonecta glauca L. (Hemiptera, Heteroptera). Behav. Ecol. Sociobiol. 6 (1980) 233

12 Martin, G. G.: A new function of rhabdites: Mucus production for ciliary gliding. Zoomorph. 91 (1978) 235. – Ciliary gliding in lower invertebrates. Zoomorph. 91 (1978) 249

13 Nachtigall, W.: Biophysik des Schwimmens. In: Biophysik, hrsg. von W. Hoppe u.a. Springer, Berlin 1978

14 Pilleri, G.: Die Geheimnisse der blinden Delphine. Hallwag, Bern 1975.

15 Pilleri, G. (Hrsg.): Investigations on Cetacea, Bd. IV. Hirnanatomisches Institut, Berne 1972

16 Precht, H., J. Christophersen, H. Hensel, W. Larcher: Temperature and Life. Springer, Berlin 1973

17 Riggs, A. (Hrsg.): The Alpha Helix expedition to the Amazon for the study of fish bloods and hemoglobins. Comp. Biochem. Physiol. 62 (1979)

18 Sastry, A. N.: Metabolic adaptation of Cancer irroratus developmental stages to cyclic temperatures. Mar. Biol. 51 (1979) 243

19 Streit, B.: Experimentelle Untersuchungen zum Stoffhaushalt von Ancylus fluviatilis (Gastropoda – Basommatophora), I, II. Arch. Hydrobiol., Suppl. 47 (1975) 458, 48 (1975) 1

20 Walz, N.: The energy balance of the freshwater mussel Dreissena polymorpha Pallas in laboratory experiments and in Lake Constance, I – IV. Arch. Hydrobiol., Suppl. 55 (1978) 83

21 Wessing, A. (Hrsg.): Exkretion. Fortschr. d. Zool. 23/3.4 (1975)

22 West, J. B.: Respiratory Physiology. Williams & Wilkins, Baltimore 1974

23 Wichard, W.: Die Köcherfliegen. Ziemsen, Wittenberg-Lutherstadt 1978

3.5. Spezielle Anpassungen bei terrestrischen Tieren

1 Abraham, R.: Über die Flugaktivität einiger Pteromalidae (Hymenoptera: Chalcidoidea) in Abhängigkeit von Temperatur und relativer Luftfeuchtigkeit. Zool. Jb. Syst. 105 (1978) 489

2 Anderson, R. V., C. R. Tracy, Z. Abramsky: Habitat selection in two species of short-horned grasshoppers. The role of thermal and hydric stresses. Oecologia 38 (1979) 359

3 Ball, G. E. et al.: Carabid beetles. Den Haag 1979

4 Baust, J. G., R. E. Morrissey: Strategies of low temperature adaptation. Proc. XV. Int. Congr. Entom., Washington 1976, S. 173

5 Bentley, P. J., T. Yorio: Evaporative water loss in Anura Amphibia: A comparative study. Comp. Biochem. Physiol. 62 A (1979) 1005

6 Bernays, E. A., R. F. Chapman: Deterrent chemicals as a basis of oligophagy in Locusta migratoria (L.). Ecol. Entom. 2 (1977) 1

7 Bohm, B. C., N. F. Hadley: Tritium determined water flux in the free-roaming desert tenebrionid beetle, Eleodes armata. Ecology 58 (1977) 407

8 Campbell, G. S.: An Introduction to Environmental Biophysics. Springer, Berlin 1977

9 Clutton-Brock, T. H. (Hrsg.): Primate Ecology: Studies of Feeding and Ranging Behaviour in Lemurs, Monkeys and Apes. Academic Press, London 1977

10 Cook, A. G.: Nutrient chemicals as phagostimulants for Locusta migratoria (L.). Ecol. Entom. 2 (1977) 113

11 Dethier, V. G.: The Hungry Fly. A. Physiological Study of the Behavior Associated with Feeding. Harvard University Press, London 1976

12 Edney, E. B.: Water Balance in Land Arthropods, Springer, Berlin 1977
13 Fuchs, S.: The response to vibrations of the substrate and reactions to the specific drumming in colonies of carpenter ants (Camponotus, Formicidae, Hymenoptera). Behav. Ecol. Sociobiol. 1 (1978) 155
14 Heatwole, H.: Reptile Ecology. University of Queensland Press, St. Lucia 1976
15 Hinds, D. S.: Acclimatization of thermoregulation in desert-inhabiting jackrabbits (Lepus alleni and Lepus californicus). Ecology 58 (1977) 246
16 Hölldobler, B., R. C. Stanton, H. Markl: Recruitment and foodretrieving behavior in Novomessor (Formicidae, Hymenoptera). I. Chemical signals. II. Vibration signals. Behav. Ecol. Sociobiol. 4 (1978) 163, 183
17 Horsfield, D.: Relationships between feeding of Philaenus spumarius (L.) and the amino acid concentration in the xylem sap. Ecol. Entom. 2 (1977) 259
18 Huey, R. B., E. R. Pianka: Seasonal variation in thermoregulatory behavior and body temperature of diurnal Kalahari lizards. Ecology 58 (1977) 1066
19 Joern, A.: Feeding patterns in grasshoppers (Orthoptera: Acrididae): Factors influencing diet specialization. Oecologia 38 (1979) 325
20 Luff, M. L.: Diel activity patterns of some field Carabidae. Ecol. Entom. 3 (1978) 53
21 Marten, K., P. Marler: Sound transmission and its significance for animal vocalization. I. Temperate habitats. II. Tropical forest habitats. Behav. Ecol. Sociobiol. 2 (1978) 271, 291
22 May, M. L.: Thermoregulation and reproductive activity in tropical dragonflies of the genus Micrathyria. Ecology 58 (1977) 787
23 Nash, J.: The effect of daily fluctuating temperatures on the oxygen consumption of Oniscus asellus L. Comp. Biochem. Physiol. 62A (1979) 983
24 Neumann, D., F. Heimbach: Das Wachstum des Kohlweißlings bei konstanten und tagesperiodisch wechselnden Temperaturen. Oecologia 20 (1975) 135
25 Piiper, J.: Vergleichende Physiologie des Gasaustausches bei Wirbeltieren. Verh. dtsch. zool. Ges. (1978) 133
26 Plagemann, A., J. Küppers, U. Thurm: Elektroosmose: Grundlage aktiver Aufnahme atmosphärischen Wassers bei Lepisma. Verh. dtsch. zool. Ges. (1978) 298
27 Rautenberg, W.: Die Regulation der Körpertemperatur bei gleich- und wechselwarmen Sauropsiden. Verh. dtsch. zool. Ges. (1978) 44
28 Schnell, G. D., J. J. Hellack: Bird flight speeds in nature: optimized or a compromise. Amer. Nat. 113 (1979) 53
29 Schnitzler, H.-U.: Die Detektion von Bewegungen durch Echoortung bei Fledermäusen. Verh. dtsch. zool. Ges. (1978) 16
30 Sensemann, D. M.: Starch: A potent feeding stimulant for the terrestrial slug Ariolimax californicus. J. chem. Ecol. 3 (1977) 707
31 Snyder, G. K.: Water loss and oxygen consumption in tropical Sphaerodactylus. Oecologia 38 (1979) 107
32 Stallone, J. N.: Seasonal changes in the water metabolism of woodrats. Oecologia 38 (1979) 203
33 Suter, R. B.: Cyclosa turbinata (Araneae, Araneidae): Prey discrimination via web-borne vibrations. Behav. Ecol. Sociobiol. 3 (1978) 283
34 Thermoregulation in ectotherms. Amer. Zool. 19 (1979) 191 (special issue)
35 Thiele, H.-U.: Carabid Beetles in Their Environments. Springer, Berlin 1977
36 Wehner, R.: Mustererkennung bei Insekten: Lokalisation und Identifikation visueller Objekte. Verh. dtsch. Zool. Ges. (1979) 19

3.6. Spezielle Anpassungen bei terrestrischen Pflanzen

1 Albert, R.: Salt regulation in halophytes. Oecologia 21 (1975) 57
2 Baumeister, W., W. Ernst: Mineralstoffe und Pflanzenwachstum, 3. Aufl. Fischer, Stuttgart 1978

3 Busby, J. R., L. C. Bliss, C. D. Hamilton: Microclimate control of growth rates and habitats of the boreal forest mosses, Tomenthypnum nitens and Hylocomium splendens. Ecol. Monogr. 48 (1978) 95
4 Eickmeier, W. G.: Photosynthetic recovery in the resurrection plant Selaginella lepidosphylla after wetting. Oecologia 39 (1979) 93
5 Flückiger, W., J. J. Oertli, H. Flückiger-Keller: The effect of wind gusts on leaf growth and foliar water relations of Aspen. Oecologia 34 (1978) 101
6 Gaudet, J. J.: Uptake, accumulation, and loss of nutrients by papyrus in tropical swamps. Ecology 58 (1977) 415
7 Kreeb, K.: Methoden der Pflanzenökologie. Fischer, Stuttgart 1977
8 Lange, O. L., E. D. Schulze, M. Evenari, L. Kappen, U. Buschbom: The temperature-related photosynthetic capacity of plants under conditions. Oecologia 34 (1978) 89
9 Maier, M., L. Kappen: Cellular compartmentalization of salt ions and protective agents with respect to freezing tolerance of leaves. Oecologia 38 (1979) 303
10 Mengel, K., E. A. Kirkby: Principles of Plant Nutrition. International Potash Institute, Worblaufen-Bern 1978
11 Mohr, H., P. Schopfer: Lehrbuch der Pflanzenphysiologie, 3. Aufl. Springer, Berlin 1978
12 Rahimi, A., W. Bussler: Die Entwicklung und der Zn-, Fe- und P-Gehalt höherer Pflanzen in Abhängigkeit vom Zinkangebot. Z. Pflanzenern. Bodenkd. 142 (1979) 15
13 Richardson, S. G., F. B. Salisbury: Plant responses to the light penetrating snow. Ecology 58 (1977) 1152

4.1. Energiefluß, Stoffkreislauf und räumliche Struktur

1 Lieth, H.: Über die Primärproduktion der Pflanzendecke der Erde. Angew. Bot. 46 (1972) 1
2 Lieth, H., R. H. Whittaker: Primary productivity of the biosphere. Ecol. Stud. 14 (1975) 1
3 Lynch, J. M., N. J. Poole: Microbial Ecology: A Conceptual Approach. Blackwell, Oxford 1979
4 Scheffer, F., P. Schachtschabel, H.-P. Blume, K. H. Hartge: Lehrbuch der Bodenkunde. 10. Aufl. Enke, Stuttgart 1979

4.2. Langzeitkonstanz, Sukzession und Artendiversität

1 Baroni-Urbani, C. (1980): A statistical table for the degree of coexistence between two species. Oecologia 44 (1980) 287
2 Beukema, J. J., W. de Bruin, J. J. M. Jansen: Biomass and species richness of the macrobenthic animals living on the tidal flats of the Dutch Wadden Sea: Long-term changes during a period with mild winters. Neth. J. Sea Res. 12 (1978) 58
3 Davidson, D. W.: Species diversity and community organization in desert seed-eating ants. Ecology 58 (1977) 711
4 Debano, L. F., C. E. Conrad: The effect of fire on nutrients in a Chaparral ecosystem. Ecology 59 (1978) 489
5 Dindal, D. L., L. J. Metz: Community structure of Collembola affected by fire frequency. In: The Role of Arthropods in Forest Ecosystems, hrsg. von W. J. Mattson. Springer, Berlin 1977
6 Hörnfeldt, B.: Synchronous population fluctuations in voles, small game, owls and Tularemia in northern Sweden. Oecologia 32 (1978) 141
7 Horn, H. S.: Forest succession. Sci. Amer. 233 (1975) 90
8 Huston, M.: A general hypothesis of species diversity. Amer. Nat. 113 (1979) 81
9 Järvinen, O.: Geographical gradients of stability in European land bird communities. Oecologia 38 (1979) 51

10 Knapp, R.: Vegetation Dynamics. Junk, Den Haag 1974

11 Kozlowski, T., C. Ahlgren: Fire and ecosystems. Academic Press, New York 1974

12 Löffler, H. (Hrsg.): Neusiedlersee. Junk, Den Haag 1979

13 Lussenhop, J.: Soil arthropod response to prairie burning. Ecology 57 (1976) 88

14 Nagel, P., A. Schäfer: Die biotische Diversität als Faktor der Systemanalyse. Amazoniana 6 (1978) 329

15 Osman, R. W.: The establishment and development of a marine epifaunal community. Ecol. Monogr. 47 (1977) 37

16 Reed, C.: Species diversity in aquatic microecosystems. Ecology 59 (1978) 481

17 Remmert, H.: Ökologie. 2. Aufl. Springer, Berlin 1980

18 Ringelberg, J., K. Kersting: Properties of an aquatic micro-ecosystem. I. Arch. Hydrobiol. 83 (1978) 47. II. Helgoländer wiss. Meeresunters. 30 (1977) 134

19 Ritchie, J. C., G. A. Yarranton: The late-quaternary history of the boreal forest of Central Canada, based on standard pollen stratigraphy and principal components analysis. J. Ecol. 66 (1978) 199

20 Rotenberry, J. T.: Components of avian diversity along a multifactorial climatic gradient. Ecology 59 (1978) 693

21 Shure, D. J., H. L. Ragsdale: Patterns of primary succession on granite outcrop surfaces. Ecology 58 (1977) 993

22 Stark, N. M.: Fire and nutrient cycling in a Douglas-fir/larch forest. Ecology 58 (1977) 16

23 Terborgh, J.: Bird species diversity on an Andean elevational gradient. Ecology 58 (1977) 1007

24 Vareschi, E.: The ecology of Lake Nakuru. Oecologia 32 (1978) 1, 37 (1979) 321

25 Zahl, S.: Jackknifing an index of diversity. Ecology 58 (1977) 907

4.3.1. Der See als Ökosystem

1 Erb, D., D. Neumann, H.-T. Ratte: Tagesperiodische Vertikalwanderungen der in Flachgewässern beheimateten Larven von Chaoborus crystallinus (Diptera: Culicimorpha). Entom. Gen. 5 (1979) 163

2 Feierabend, R.: Untersuchungen über freie und gelöste Aminosäuren in natürlichen Gewässern. Arch. Hydrobiol. 84 (1978) 454

3 Güde, H.: Model experiments on regulation of bacterial polysaccharide degradation in lakes. Arch. Hydrobiol., Suppl. 55 (1978) 157

4 Halfon, E., H. Unbehauen, C. Schmid: Model order estimation and system identification theory and application to the modelling of ^{32}P kinetics within the trophogenic zone of a small lake. Ecol. Mod. 6 (1979) 1

5 Harris, G. P., B. B. Piccinin: Photosynthesis by natural phytoplankton populations. Arch. Hydrobiol. 80 (1977) 405

6 Imboden, D. M., R. Gächter: A dynamic lake model for trophic state prediction. Ecol. Mod. 4 (1978) 77

7 Jónasson, P. M.: Ecology and production of the profundal benthos in relation to phytoplankton in Lake Esrom. OIKOS, Suppl. 14 (1972) 1

8 Ostrofsky, M. L.: Trophic changes in reservoirs: An hypothesis using phosphorus budget models. Int. Rev. ges. Hydrobiol. 63 (1978) 481

9 Riemann, B.: Phosphorus budget for a non-stratified Danish lake and horizontal differences in phytoplankton growth. Arch. Hydrobiol. 79 (1977) 357

10 Schwoerbel, J.: Einführung in die Limnologie, 3. Aufl. Fischer, Stuttgart 1977

11 Streit, B., P. Schröder: Dominierende Benthosinvertebraten in der Geröllbrandungszone des Bodensees. Arch. Hydrobiol., Suppl. 55 (1978) 211

12 Tessenow, U.: Lösungs-, Diffusions- und Sorptionsprozesse in der Oberschicht von Seesedimenten. I.–IV. Arch. Hydrobiol., Suppl. 38 (1972) 353 ff

13 Tilzer, M. M., Chr. R. Goldman: Importance of mixing, thermal stratification and light adaptation for phytoplankton productivity in Lake Tahoe (California – Nevada). Ecology 59 (1978) 810

14 Uhlmann, D.: Hydrobiologie. Fischer, Stuttgart 1975

15 Uhlmann, D.: The upper limit of phytoplankton production as a function of nutrient load, temperature, retention time of the water and euphotic zone depth. Int. Rev. ges. Hydrobiol. 63 (1978) 353

4.3.2. Fließgewässer als Ökosysteme

1 Bärlocher, F., B. Kendrick: The role of aquatic hyphomycetes in the trophic structure of streams. In: D. T. Wicklow, G. C. Carroll: The fungal community. Decker Inc., New York 1980.

2 Bohle, H. W.: Beziehungen zwischen dem Nahrungsangebot, der Drift und der räumlichen Verteilung bei Larven von Baetis rhodani (Pictet) Ephemeroptera: Baetidae). Untersuchungen in künstlichen Fließwasseranlagen. Arch. Hydrobiol. 84 (1978) 500

3 Glänzer, U., W. Haber, A. Kohler: Experimentelle Untersuchungen zur Belastbarkeit submerser Fließgewässer – Makrophyten. Arch. Hydrobiol. 79 (1977) 193

4 deHaar, U. (Hrsg.): Hydrologischer Atlas der Bundesrepublik Deutschland. Boldt, Boppard 1978

5 Hynes, H. B. N.: Ecology of Running Waters. Liverpool University Press, Liverpool 1970

6 McIntire, C. D., J. A. Colby: A hierarchical model of lotic ecosystems. Ecol. Monogr. 48 (1978) 167

7 Padgett, W. J., A. S. Papadopoulos: Stochastic models for prediction of BOD and DO in streams. Ecol. Mod. 6 (1979) 289

8 Schröder, P.: Zur Ernährungsbiologie der Larven von Odagmia ornata MEIGEN (Diptera: Simuliidae). Teil 1 ff. Arch. Hydrobiol. Suppl. 1980 im Druck

9 Streit, B.: Populationsdynamik von Chaetogaster limnaei (Oligochaeta) in einer Population von Ancylus fluviatilis. Arch. Hydrobiol., Suppl. 47 (1974) 106

10 Streit, B.: Energy flow in four different field populations of Ancylus fluviatilis (Gastropoda – Basommatophora). Oecologia 22 (1976) 261

11 Wallace, J. B., J. R. Webster, W. R. Woodall: The role of filter feeders in flowing waters. Arch. Hydrobiol. 79 (1977) 506

12 Wilhelm, F.: Hydrologie, Glaziologie, 3. Aufl. Westermann, Braunschweig 1976

13 Wuhrmann, K., E. Eichenberger, H. A. Leidner, D. Wüest: Über den Einfluß der Strömungsgeschwindigkeit auf die Selbstreinigung in Fließgewässern. Schweiz. Z. Hydrol. 37 (1975) 253

14 Zeil, W.: Allgemeine Geologie, Bd. 1., 12. Aufl. Enke, Stuttgart 1980

4.3.3. Der Laubmischwald als Ökosystem

1 Albertsen, M.: Kohlendioxid-Haushalt in der Gasphase der ungesättigten Bodenzone, dargestellt am Beispiel eines Podsols. Z. Pflanzenern. Bodenkd. 142 (1979) 39

2 Altmüller, R.: Untersuchungen über den Energieumsatz von Dipterenpopulationen im Buchenwald (Luzulo-Fagetum). Pedobiol. 19 (1979) 245

3 Beese, F., R. R. van der Ploeg: Simulation des Anionen-Transports in ungestörten Bodensäulen unter stationären Fließbedingungen. Z. Pflanzenern. Bodenkd. 142 (1979) 69

4 Crow, T. R.: Biomass and reproduction in three contiguous forests in Northern Wisconsin. Ecology 59 (1978) 265

5 Edwards, N. T., W. F. Harris: Carbon cycling in a mixed deciduous forest floor. Ecology 58 (1977) 431
6 Funke, W.: Rolle der Tiere im Wald-Ökosystem des Solling. In: Ökosystemforschung, hrsg. von H. Ellenberg. Springer, Berlin 1973
7 Gosz, J. R., R. T. Holmes, G. E. Likens, F. H. Bormann: The flow of energy in a forest ecosystem. Sci. Amer. 238/3 (1978) 93
8 Grim, R.: Der Energieumsatz der Arthropodenpopulationen im Ökosystem Buchenwald. Verh. Ges. Ökol. (1976/1977) 125
9 Hanlon, R. D. G., J. M. Anderson: The effects of Collembola grazing on microbial activity in decomposing leaf litter. Oecologia 38 (1979) 93
10 Hartge, K. H.: Einführung in die Bodenphysik. Enke, Stuttgart 1978
11 Herlitzius, R., H. Herlitzius: Streuabbau in Laubwäldern. Untersuchungen in Kalk- und Sauerhumusbuchenwäldern. Oecologia 30 (1977) 147
12 Likens, G. E., F. H. Bormann, R. S. Pierce, J. S. Eaton, N. M. Johnson: Biogeochemistry of a forested ecosystem. Springer, New York 1977
13 Loquet, M., T. Bhatnagar, M. Bouché, J. Rouelle: Essai d'estimation de l'influence écologique des lombriciens sur les microorganismes. Pedobiol. 17 (1977) 400
14 Mattson, W. J., N. D. Addy: Phytophagous insects as regulators of forest primary production. Science 190 (1975) 515
15 Mattson, W. J.: The Role of Arthropods in Forest Ecosystems. Springer, New York 1977
16 Millot, G.: Clay. Sci. Amer. 240/4 (1979) 76
17 Mishra, B., P. K. Khanna, B. Ulrich: A simulation model for organic phosphorus transformation in a forest soil ecosystem. Ecol. Model. 6 (1979) 31
18 Nielsen, B. O.: Food resource partition in the beech leaffeeding guild. Ecol. Entom. 3 (1978)193
19 Nielsen, B. O., A. Ejlersen: The distribution pattern of herbivory in a beech canopy. Ecol. Entom. 2 (1977) 293
20 Ottow, J. C. G.: Chemie und Biochemie des Humuskörpers unserer Böden. Naturwissenschaften 65 (1978) 413
21 Schauermann, J.: Zur Abundanz und Biomassendynamik der Tiere in Buchenwäldern des Solling. Verh. Ges. Ökol. (1976) 113
22 Swift, M. J., O. W. Heal, M. Anderson: Decomposition of terrestrial ecosystems. Blackwell, Oxford 1979
23 Weidemann, G.: Struktur der Zoozönose im Buchenwald-Ökosystem des Solling. Verh. Ges. Ökol. (1976) 59

4.3.4. Vergleich verschiedener terrestrischer Ökosysteme

1 Brinson, M. M.: Decomposition and nutrient exchange of litter in an alluvial swamp forest. Ecology 58 (1977) 601
2 Cole, C. V., G. S. Innis, J. W. B. Stewart: Simulation of phosphorus cycling in semiarid grass lands. Ecology 58 (1977) 1
3 Detling, J. K., W. J. Parton, H. W. Hunt: A simulation model of Bontelona gracilis biomass dynamics on the North American short grass prairie. Oecologia 38 (1979) 167
4 Douce, K. G., D. A. Crossley: Acarina abundance and community structure in an arctic coastal tundra. Pedobiol. 17 (1977) 32
5 Ellenberg, H.: Vegetation Mitteleuropas und der Alpen. Ulmer, Stuttgart 1978
6 Elton, C.: The structure of invertebrate populations inside neotropical rain forest. J. anim. Ecol. 42 (1973) 55
7 Elton, C.: Conservation and the low population density of invertebrates inside neotropical rain forest. Biol. Conserv. 7 (1975) 3
8 Feller, M. C.: Nutrient movement through Western Hemlock – Western Redcedar ecosystems in Southwestern British Columbia. Ecology 58 (1977) 1269

9 Fittkau, E., H. Klinge: On biomass and trophic structure of the Central Amazonian rain forest ecosystems. Biotropica 5 (1973) 1
10 Frankie, G.: Tropical forest phenology and pollinator plant coevolution. In: Coevolution of Animals and Plants, hrsg. von Gilbert, Raven. University Texas Press, Austin 1975
11 Gautier, J.-Y., J.-C. Lefeuvre, G. Richard, P. Trehen: Ecoéthologie. Masson, Paris 1978
12 Hunt, H. W.: A simulation model for decomposition in grasslands. Ecology 58 (1977) 469
13 Keeley, J. E.: Seed production, seed populations in soil, and seedling production after five for two congeneric pairs of sprouting and non-sprouting chapparal shrubs. Ecology 58 (1977) 820
14 Lamotte, M.: The structure and function of a tropical savannah ecosystem. Ecol. Stud. 11 (1975) 179
15 Lamprecht, J.: On diet, foraging behaviour and interspecific food competition of jackals in the Serengeti National Park, East Africa. Z. Säugetierkd. 43 (1978) 210
16 Maser, Ch., J. M. Trappe, R. A. Nussbaum: Fungal-small mammal interrelationships with emphasis on Oregon coniferus forests. Ecology 59 (1978) 799
17 Matsumoto, T.: The role of termites in an equatorial rain forest ecosystem of West Malaysia. I. Population density, biomass, carbon, nitrogen and calorific content and respiration rate. II. Leaf litter consumption on the forest floor. Oecologia 22 (1976) 153, 38 (1979) 261
18 McNaughton, S. J.: Serengeti migratory wildebeest: facilitation of energy flow by grazing. Science 191 (1976) 92
19 Meentemeyer, V.: Macroclimate and lignin control of litter decomposition rates. Ecology 59 (1978) 465
20 Noy-Meir, I.: Desert ecosystems: environment and producers. Higher trophic levels. ARES 4 (1974) 25, 5 (1975) 195
21 Onuff, C. P., J. M. Teal, I. Valiela: Interactions of nutrients, plant growth and herbivory in a mangrove ecosystem. Ecology 58 (1977) 514
22 Poinsot-Balaguer, N.: Dynamique des communantes de Collemboles en milieu xérique méditerranéen. Pedobiol. 16 (1976) 1
23 Quezel, P.: Circum-mediterraneum forest ecosystems. Nature a. Resourc. 12,3 (1976) 16
24 Reuss, J. O., G. S. Innis: A grassland nitrogen flow simulation model. Ecology 58 (1977) 379
25 Rice, E. L., M. A. B. Mallik: Causes of decreases in residual carbohydrase activity in soil during old-field succession. Ecology 58 (1977) 1297
26 Rose, G. B.: Calcium cycling and trophic relationships of arthropods in a ^{45}Ca-tagged cornfield. Oecologia 38 (1979) 127
27 Rzóska, J.: The upper Nile swamps, a tropical wetland study. Freshwat. Biol. 4 (1974) 1
28 Sarmiento, G., M. Monasterio: A critical consideration of the environmental conditions associated with the occurrence of savanna ecosystems in tropical America. Ecol. Stud. 11 (1975) 223
29 Schlesinger, W. H.: Community structure, dynamics and nutrient cycling in the Okenfenokee Cypress swamp-forest. Ecol. Monogr. 48 (1978) 43
30 Sinclair, A. R.: The resource limitation of trophic levels in tropical grassland ecosystems. J. anim. Ecol. 44 (1975) 497
31 White, D. A., T. E. Weiss, J. M. Trapani, L. B. Thien: Productivity and decomposition of the dominant salt marsh plants in Louisiana. Ecology 59 (1978) 751

4.3.5. Marine Ökosysteme

1 Arntz, W. E.: Zielsetzung und Probleme struktureller Benthosuntersuchungen in der marinen Ökosystemforschung. Verh. Ges. Ökol. 1977 (1978) 35
2 Arntz, W. E.: The »upper part« of the benthic food web: The role of macrobenthos in the Western Baltic. Rapp. P.-v. Réun. Cons. int. Explor. Mer 173 (1978) 85

3 Berland, B. R., D. J. Bonin, S. Y. Maestrini: Facteurs limitant la production primaire des eaux oligotrophes d'une aire côtiere méditeranéenne (Calanque d'En-Van, Marseille). Int. Rev. ges. Hydrobiol. 631 (1978) 451

4 Boje, R., M. Tomczak: Upwelling Ecosystems. Springer, Berlin 1978

5 Bowman, M. J., W. E. Esais: Oceanic Fronts in Coastal Processes. Springer, Berlin 1978

6 Briggs, J. C.: Marine Zoogeography. McGraw-Hill, New York 1974

7 Chapman, V. J.: Wet Coastal Ecosystems. Elsevier, Amsterdam 1977

8 Cushing, D. H., J. J. Walsh (Hrsg.): The Ecology of The Seas. Blackwell, Oxford 1976

9 Dietrich, G., K. Kalle, W. Krauss, G. Siedler: Allgemeine Meereskunde, 3. Aufl. Borntraeger, Berlin 1975

10 Hoppe, H.-G.: Relations between active bacteria and heterotrophic potential in the sea. Netherl. J. Sea Res. 12 (1978) 78

11 Lenihan, J., W. W. Fletcher: The Marine Environment. Blackie, Glasgow 1977

12 Lenz, J.: On detritus as a food source for pelagic filter – feeders. Mar. Biol. 41 (1977) 39

13 Lubchenco, J., B. A. Menge: Community development and persistence in a low rocky intertidal zone. Ecol. Monogr. 59 (1978) 67

14 Lugo, A., S. Snedaker: The ecology of mangroves. ARES 5 (1975) 39

15 Luther, G.: Bewuchsuntersuchungen auf Natursteinsubstraten im Gezeitenbereich des Nordsylter Wattenmeeres. Helgoländer wiss. Meeresunters. 28 (1976) 145. 29 (1976) 318. 29 (1977) 375

16 Meadows, P. S., J. I. Campbell: An introduction to marine science. Blackie, Glasgow 1978

17 Nicotri, M. E.: Grazing effects of four marine intertidal herbivores on the microflora. Ecology 58 (1977) 1020

18 Nöthlich, I.: Beziehungen zwischen Trübungsverteilung und hydrographischen Faktoren im Süß- und Brackwasser des Elbe-Aestuars. Trophische Struktur und Bioaktivität der Planktongesellschaft im unteren limnischen Bereich des Elbe-Aestuars. Arch. Hydrobiol., Suppl. 43 (1978) 1, 33

19 Peterson, C. H.: The importance of predation and competition in organizing the intertidal epifaunal communities of Barnegat Inlet, New Jersey. Oecologia 39 (1979) 1

20 Reinheimer, G. Microbial Ecology of a Brackish Water Environment. Springer, Berlin 1977

21 Reise, K.: Experiments on epibenthic predation in the Wadden Sea. Helgoländer wiss. Meeresunters. 31 (1978) 55

22 Rodriquez, G.: Some aspects of the ecology of tropical estuaries. Ecol. Stud. 11 (1975) 313

23 Sorokin, Yu. I.: Microbial production in the coral-reef community. Arch. Hydrobiol. 83 (1978) 281

24 Tan, T. L., H.-J. Rüger: Denitrifiers in sediments of the Weser estuary and the German Bight: Densities of nitrate-dissimilating and nitrite-dissimilating bacteria. Veröff. Inst. Meeresforsch. Bremerh. 17 (1979) 189

25 Tardent, P.: Meeresbiologie. Thieme, Stuttgart 1979

26 Virnstein, R. W.: The importance of predation by crabs and fishes of benthic infauna in Chesapeake Bay. Ecology 58 (1977) 1199

4.4. Stabilität, Elastizität und Belastbarkeit von Ökosystemen

1 Hall, C. A. S., J. W. Day: Ecosystem Modelling in Theory and Practice: An Introduction with Case Histories. Wiley & Sons, New York 1977

2 Harwell, M. A., W. P. Crapper, H. L. Ragsdale: Nutrient recycling and stability: A reevaluation. Ecology 58 (1977) 6

3 Holling, C. S.: Resilience and stability of ecological systems. Ann. Rev. Ecol. Syst. 4 (1973) 1

4 Jeffers, J. N. R.: An Introduction to Systems Analysis: With Ecological Applications. Arnold, London 1978

5 Lampert, W.: Stabilität, Elastizität und Regeneration aquatischer Ökosysteme. Biol. in uns. Zeit 8 (1978) 33

5.1. Menschliche Bevölkerungsentwicklung

1 Cook, R. J., B. M. Dickens: A. decade of international change in abortion law: 1967–1977. Amer. J. Publ. Health 68 (1978) 637

2 Ehrlich, P., A. Ehrlich, J. P. Holdren: Ecoscience. Freeman, San Francisco 1977

3 Esenwein-Rothe, I.: Modelle für eine Bevölkerungsprojektion und die Grenze ihrer Aussagekraft. Jb. Nationalökon. Stat. 193 (1978) 54

4 Kolata, G. B.: Kung Hunter-Gatherers: Feminism, diet, and birth control. Science 185 (1974) 932

5 Lee, R. B., I. DeVore: Kalahari Hunter-Gatherers. Harvard University Press, Cambridge 1976

6 Pimentel, D., M. Pimentel: Food, Energy and Society. Arnold, London 1979

7 Westoff, C. F.: Marriage and fertility in the developed countries. Sci. Amer. 239/6 (1978) 35

5.2. Globaler Stoffhaushalt der Erde

1 Hommes, A.: Principles of Physical Geology, 3. Aufl. Nelson, London 1978

2 Krömmelbein, K.: Historische Geologie, 10., 11. Aufl. Enke, Stuttgart 1977

3 Krumbein, W. E.: Environmental Biogeochemistry and Geomicrobiology, Bd. I–III. Ann Arbor Science, Ann Arbor 1978

4 Pearson, R.: Climate and Evolution. Academic Press, London 1979

5 Raup, D. M., S. M. Stanley: Principles of Paleontology. 2. Aufl. Freeman, San Francisco 1978

6 Schönwiese, C. D.: Klimaschwankungen. Springer, Berlin 1979

7 Williams, J.: Carbon dioxide, climate and society. Pergamon Press, Oxford 1978

8 Woodwell, G. M.: The carbon dioxide question. Sci. Amer. 238 (1978) 34

5.3. Anreicherungsverhalten von Umweltchemikalien

1 Brown, A. W. A.: Ecology of Pesticides. Wiley & Sons, New York 1978

2 Ernst, W.: Metabolic transformations of $1(1-^{14}C)$Naphthol in bioconcentration studies with the common mussel Mytilus edulis. Veröff. Inst. Meeresforsch. Bremerh. 17 (1979) 233

3 Gerlach, S. A.: Meeresverschmutzung, Diagnose und Therapie. Springer, Berlin 1976

4 Geissbühler, H.: Advances in Pesticide Science, Bd. I–III. Pergamon Press, Oxford 1979

5 Gunkel, G., B. Streit: Mechanisms of bio-accumulation of a herbicide (atrazine, s-triazine) in a freshwater mollusc (Ancylus fluviatilis Müll.) and a fish (Coregonus fera Jurine). Water Research. In press

6 Heisig, G., G. Gunkel: Distribution of a herbicide (atrazine, s-triazine) in Daphnia pulex: a new approach for determination. Arch. Hydrobiol. Suppl. (1980) im Druck

7 Jørgensen, S. E.: Modelling the distribution and effect of heavy metals in an aquatic ecosystem. Ecol. Model. 6 (1979) 199

8 Kalmaz, E. V., G. D. Kalmaz: Transport, distribution and toxic effects of polychlorinated biphenyls in ecosystems. Rev. Ecol. Model. 6 (1979) 223

9 Khan, M. A. Q.: Pesticides in Aquatic Environments. Plenum Press, New York 1977

10 Korte, F.: Ökologische Chemie. Thieme, Stuttgart 1980

11 Maas, G., W. Pestemer: Nebenwirkungen chemischer Unkrautbekämpfungsmittel. Rentsch, Erlenbach-Zürich 1975

12 Murray, C. N., M. Hoppenheit, H. Rade: Accumulation of americium 243 in selected brackish and marine invertebrates. Helgoländer wiss. Meeresunters. 31 (1978) 34

13 Streit, B.: Aufnahme, Anreicherung und Freisetzung organischer Pestizide bei benthischen Süßwasserinvertebraten. Teil 1–3. Arch. Hydrobiol., Suppl. 55 (1978) 1, 55 (1979) 349, 373

14 Streit, B.: Untersuchungen zum Wasseraustausch (mittels ^3H_2O) zwischen Süßwassertieren und ihrer Umgebung. Revue Suisse Zool. 87 (1980) im Druck

15 Transuranium nuclides in the environment. International Atomic Energy Agency, Wien 1976

16 Trautmann, A., B. Streit: Sorption von Lindan (γ-Hexachlorcyclohexan) an Nitzschia actinastroides (Lemm.) v. Goor (Diatomeae) unter verschiedenen Wachstumsbedingungen. Arch. Hydrobiol., Suppl. 55 (1979) 324

17 von Westernhagen, H., V. Dethlefsen, H. Rosenthal, G. Fürstenberg, J. Klinckmann: Fate and effects of cadmium in an experimental marine ecosystem. Helgoländer wiss. Meeresunters. 34 (1978) 471

18 World Health Organization: Polychlorinated biphenyls and terphenyls. Genf 1976

19 Zitko, V.: Relationships governing the behavior of pollutants in aquatic ecosystems and their use in risk assessment. Can. Tech. Rep. Aquat. Sci. (1980) in press

Sachverzeichnis

Von der Vielzahl der zitierten Tier- und Pflanzennamen sind nur die allerwichtigsten aufgenommen.

A

B

F

G

K

L

M

N

O

P

Q

R